Α. ΚΟΛΟΚΟΤΡΩΝΗΣ   Ν. ΠΑΠΑΔΟΓΕΩΡΓΑΚΗΣ

ΟΔΟΝΤΙΑΤΡΙΚΕΣ ΠΡΑΞΕΙΣ ΣΕ ΕΙΔΙΚΟΥΣ ΑΣΘΕΝΕΙΣ

FYLATOS PUBLISHING

FYLATOS PUBLISHING

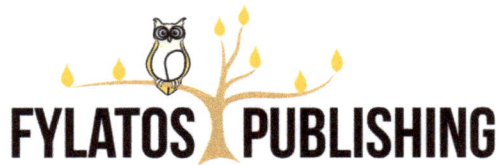

Copyright για ελληνική έκδοση
© Εκδόσεις Φυλάτος, © Fylatos Publishing, Θεσσαλονίκη 2015

Συγγραφείς: Αλέξανδρος Κολοκοτρώνης,
                Νικόλαος Παπαδογεωργάκης

© Εκδόσεις Φυλάτος, © Fylatos Publishing
e-mail. contact@fylatos.com
web: www.fylatos.com
Σχεδιασμός Εξωφύλλου: © Εκδόσεις Φυλάτος
Σελιδοποίηση-Σχεδιασμός: © Εκδόσεις Φυλάτος
ISBN: 978-618-5163-25-9

ΟΔΟΝΤΙΑΤΡΙΚΕΣ ΠΡΑΞΕΙΣ ΣΕ ΕΙΔΙΚΟΥΣ ΑΣΘΕΝΕΙΣ

Καθηγητής Αλέξανδρος Ε. Κολοκοτρώνης
Εργαστήριο Στοματολογίας, Οδοντιατρικό Τμήμα, Α.Π.Θ.

Καθηγητής Νικόλαος Γ. Παπαδογεωργάκης
Υπεύθυνος Κλινικής Στοματικής και Γναθοπροσωπικής Χειρουργικής
της Οδοντιατρικής Σχολής Ε.Κ.Π.Α. στο Γ.Ν.Α. «Ο Ευαγγελισμός»

Εκδόσεις Φυλάτος
Fylatos Publishing
MMXV

ΠΕΡΙΕΧΟΜΕΝΑ

ΠΡΟΛΟΓΟΣ

Στην οδοντιατρική κλινική πράξη, πολύ συχνά, ο οδοντίατρος καλείται να προσφέρει τις υπηρεσίες του σε «ειδικούς ασθενείς». Με τον όρο ειδικός ασθενής, αναφέρεται κάθε ασθενής στον οποίο η παροχή οδοντιατρικής περίθαλψης διέπεται από ιδιαιτερότητες. Στον οργανισμό ειδικών ασθενών και συγκεκριμένα των ασθενών με βεβαρυμένο ιατρικό ιστορικό, καθώς και των γυναικών που κυοφορούν, συνέβησαν, συμβαίνουν ή μπορεί να συμβούν (και κατά τη διάρκεια των οδοντιατρικών πράξεων ή αμέσως μετά) αιματολογικές, βιοχημικές, ορμονικές, ανοσολογικές, αιμοδυναμικές, κ.λπ. εκτροπές από το φυσιολογικό. Έτσι, η εκτέλεση μιας ιατρικής πράξης, όσο απλή κι αν είναι αυτή, μπορεί να απορυθμίσει την εύθραυστη ισορροπία στην οποία βρίσκεται ο οργανισμός του ειδικού ασθενή και να τον εκθέσει σε κινδύνους, ακόμα και για τη ζωή του ή σε περιπτώσεις γυναικών που κυοφορούν και για τη ζωή του κυήματος. Φυσικά, όλοι οι ειδικοί ασθενείς δεν αντιμετωπίζονται με τον ίδιο τρόπο, αλλά, από περίπτωση σε περίπτωση, η αντιμετώπισή τους διαφοροποιείται.

Οι διαφοροποιήσεις, σχετίζονται με την:

• *Υποκείμενη νόσο.* Για παράδειγμα αναφέρεται ότι απαιτείται διαφορετική αντιμετώπιση για έναν ασθενή που πάσχει από αιμορροφιλία, από έναν άλλο που πάσχει από μία βαλβιδοπάθεια. Στην αιμορροφιλία, ο κύριος κίνδυνος για τη ζωή του ασθενή προέρχεται εξαιτίας της αιμορραγίας που μπορεί να προκύψει κατά την εκτέλεση μιας χειρουργικής οδοντιατρικής πράξης, ενώ αντίθετα στις βαλβιδοπάθειες, εξαιτίας του κινδύνου ανάπτυξης λοιμώδους ενδοκαρδίτιδας.

• *Βαρύτητα της υποκείμενης νόσου.* Για παράδειγμα αναφέρεται ότι απαιτείται διαφορετική αντιμετώπιση για έναν σακχαροδιαβητικό ασθενή του οποίου οι τιμές της γλυκόζης στο περιφερικό φλεβικό αίμα είναι <150 mg/dl, από έναν άλλον, του οποίου οι τιμές της γλυκόζης είναι >230 mg/dl. Στην πρώτη περίπτωση, ο ασθενής δεν είναι ιδιαίτερα επιρρεπής στην ανάπτυξη λοιμώξεων, ενώ στη δεύτερη, οι πιθανότητες ανάπτυξης μετεγχειρητικής λοίμωξης είναι εξαιρετικά αυξημένες. Εξαιτίας αυτού του γεγονότος, σε ασθενείς με χαμηλές τιμές σακχάρου στο περιφερικό αίμα, πριν από την εκτέλεση μιας χειρουργικής πράξης, δεν απαιτείται η χορήγηση αντιμικροβιακής χημειοπροφύλαξης ενώ αντίθετα, σε ασθενείς με πολύ υψηλές τιμές σακχάρου, κατά κανόνα απαιτείται η χορήγηση αντιμικροβιακής χημειοπροφύλαξης.

• *Γενική κατάσταση του ασθενούς.* Για παράδειγμα αναφέρεται ότι διαφορετική αντιμετώπιση απαιτείται για έναν ασθενή που πάσχει από μια χρόνια λευχαιμία που βρίσκεται σε οξεία υποτροπή και ως εκ τούτου οι εργαστηριακές του εξετάσεις καταγράφουν μεγάλες παθολογικές εκτροπές, από έναν άλλο που πάσχει από μία χρόνια λευχαιμία που βρίσκεται σε ύφεση και του οποίου οι εργαστηριακές εξετάσεις μπορεί να είναι φυσιολογικές ή να καταγράφουν μικρές μόνο παθολογικές εκτροπές. Στην πρώτη περίπτωση ελλοχεύει αυξημένος ο κίνδυνος εκδήλωσης σημαντικών και επικίνδυνων για τη ζωή του ασθενή επιπλοκών (π.χ. αιμορραγία, λοιμώξεις, κ.λπ.), ενώ στη δεύτερη περίπτωση, ο κίνδυνος αυτός είναι σαφώς περιορισμένος.

• **_Θεραπεία που υποβλήθηκε ή υποβάλλεται ο ασθενής._** Για παράδειγμα αναφέρεται ότι διαφορετική αντιμετώπιση απαιτείται για έναν ασθενή που υποβλήθηκε σε ακτινοθεραπεία στη στοματογναθοπροσωπική χώρα από έναν άλλο ο οποίος δεν υποβλήθηκε σε ακτινοθεραπεία. Στη πρώτη περίπτωση, ο ασθενής διατρέχει αυξημένο κίνδυνο για την εκδήλωση οστεοακτινονέκρωσης εξαιτίας μιας οδοντιατρικής χειρουργικής πράξης, ενώ στη δεύτερη δεν υπάρχει ο κίνδυνος αυτός. Επίσης, διαφορετική αντιμετώπιση απαιτείται για έναν ασθενή που για μεγάλο χρονικό διάστημα λαμβάνει διφωσφονικά φάρμακα, από έναν άλλον που για μικρό χρονικό διάστημα λαμβάνει κορτικοστεροειδή. Στην πρώτη περίπτωση, είναι υπαρκτός ο κίνδυνος εκδήλωσης οστεονέκρωσης των γνάθων, ενώ στη δεύτερη δεν υπάρχει τέτοιος κίνδυνος.

Η χορήγηση οδοντιατρικής περίθαλψης σε ειδικούς ασθενείς, ανάλογα με την περίπτωση, μπορεί να γίνει σε νοσοκομειακό περιβάλλον ή σε εξωτερικό ιατρείο. Η απόφαση για τον αν ο ειδικός ασθενής πρέπει να δεχθεί την παροχή οδοντιατρικής περίθαλψης, σε νοσοκομειακό περιβάλλον ή αν του δοθεί σε εξωτερικό ιατρείο, είναι του οδοντιάτρου, πάντα σε συνεργασία με τον θεράποντα γιατρό του ασθενή, και φυσικά λαμβάνεται ύστερα από την αξιολόγηση πολλών παραμέτρων. Σε κάθε περίπτωση απαραίτητες προϋποθέσεις είναι:

• το οδοντιατρείο να είναι κατάλληλα εξοπλισμένο,
• ο οδοντίατρος θεωρητικά καταρτισμένος και κλινικά εκπαιδευμένος,
• η γενική κατάσταση του ασθενή να το επιτρέπει.

Οι γενικοί στόχοι για τη σωστή οδοντιατρική αντιμετώπιση ενός ειδικού ασθενή είναι οι παρακάτω:

• Σωστή θεραπευτική αντιμετώπιση, τόσο στην εκτέλεση των οδοντιατρικών πράξεων (επιλογή της χρονικής στιγμής της παρέμβασης και είδος θεραπείας) όσο και στη σωστή επιλογή των κατάλληλων φαρμάκων που υποστηρίζουν την οδοντιατρική πράξη (π.χ. επιλογή αναισθητικού), αλλά και το θεραπευτικό αποτέλεσμα (π.χ. επιλογή αντιμικροβιακού χημειοθεραπευτικού).

• Πρόληψη της εκδήλωσης επιπλοκών.

• Αντιμετώπιση επειγουσών καταστάσεων που τυχόν εκδηλωθούν κατά τη διάρκεια της οδοντιατρικής πράξης.

Η επιθυμία μας, αφενός να μεταδώσουμε στους προπτυχιακούς και μεταπτυχιακούς φοιτητές της οδοντιατρικής, αλλά και στους νεότερους γενικούς οδοντιάτρους, τις σχετικές γνώσεις που αποκτήσαμε κατά την υπερτριακονταετή μας πορεία στον ακαδημαϊκό χώρο, και αφετέρου να ενημερώσουμε τους παλαιότερους συναδέλφους για τα σύγχρονα δεδομένα, μας ώθησε στη συγγραφή αυτού του βιβλίου.

Η συγγραφή ενός βιβλίου με το συγκεκριμένο θέμα, είναι ένα πολύ δύσκολο έργο, καθώς σε εξαιρετικά πολλές περιπτώσεις η ομαδοποίηση των ασθενών για την κοινή θεραπευτική τους αντιμετώπιση είναι αδύνατη, με αποτέλεσμα να μην μπορούν να δοθούν συγκεκριμένες και γενικευμένες κατευθυντήριες οδηγίες. Αντίθετα, πολύ συχνά απαιτείται η αξιολόγηση κάθε μίας περίπτωσης ξεχωριστά. Επιπλέον, απαιτούνται εξειδικευμένες γνώσεις της ιατρικής παθολογίας. Στοχεύοντας στο να συγγράψουμε ένα έγκυρο, σύντομο και πρακτικό βιβλίο, περιορίσαμε τη συγγραφή στα σχετικά με τις βασικές ιατρικές γνώσεις που κρίθηκε απαραίτητο να γνωρίζει ο οδοντίατρος, για κάθε μία από τις οντότητες που περιλαμβάνονται στις σελίδες του, και πιο αναλυτικά στα σχετικά με την προσέγγιση των ειδικών ασθενών κάτω από την οδοντιατρική θεώρηση. Αντίθετα, αποφύγαμε την παράθεση πιο εξειδικευμένων γνώσεων όπως π.χ. της κλινικής εικόνας, της θεραπείας, κ.λπ. των οντοτήτων στις οποίες αναφερόμαστε και για τις οποίες ο αναγνώστης μπορεί να ανατρέξει σε ειδικά συγγράμματα Γενικής Παθολογίας, Στοματολογίας, κ.λπ. Επίσης, αποφύγαμε την αναφορά στην αντιμετώπιση στοματολογικών παθήσεων και νόσων που εκδηλώνονται εξαιτίας της υποκείμενης νόσου ή της θεραπευτικής παρέμβασης, καθώς η αντιμετώπισή τους δεν περιλαμβάνεται στους στόχους αυτού του βιβλίου. Για παράδειγμα δεν αναφερόμαστε στη θεραπευτική αντιμετώπιση της ακτινο- ή/και χημειο-βλεννογονίτιδας που αναπτύσσονται ως επιπλοκές της αντινεοπλασματικής θεραπείας.

Το βιβλίο περιλαμβάνει δύο μέρη. Με δεδομένο ότι σε μεγάλο αριθμό ειδικών ασθενών ως επιπλοκή μιας οδοντιατρικής πράξης μπορεί να εκδηλωθεί αιμορραγία ή λοίμωξη, στο πρώτο μέρος κρίθηκε σκόπιμο να γίνει μια σύντομη αναφορά: **α)** στις βασικές αιματολογικές εργαστηριακές εξετάσεις που πρέπει να γνωρίζει ο οδοντίατρος, καθώς επιβάλλεται να τις ερμηνεύει, **β)** στον μηχανισμό αιμόστασης και τον εργαστηριακό έλεγχο του εν λόγω μηχανισμού και **γ)** στις λοιμώξεις που αναπτύσσονται σε ασθενείς με ανοσοανεπάρκειες ή σε ασθενείς που βρίσκονται υπό ανοσοκαταστολή. Επίσης, στο μέρος αυτό γίνεται μια πολύ σύντομη αναφορά στα σχετικά με τον εξοπλισμό με ιατρικές συσκευές και στον εφοδιασμό με φάρμακα ενός σύγχρονου οδοντιατρείου, που θεωρούνται απαραίτητα για να μπορεί ο οδοντίατρος με υπευθυνότητα να περιθάλπει τους ειδικούς ασθενείς. Στο δεύτερο μέρος περιγράφονται τα σχετικά με τις βασικές ιατρικές γνώσεις για κάθε μία από τις οντότητες που περιλαμβάνονται στις σελίδες του, και πιο αναλυτικά στα σχετικά με την προσέγγιση των ειδικών ασθενών, κάτω από την οδοντιατρική θεώρηση. Αξιοσημείωτο είναι ότι στο τέλος του κάθε κεφαλαίου του δευτέρου μέρους, παρατίθεται ένας αριθμός ερωτήσεων οι περισσότερες από τις οποίες με τη μορφή των πολλαπλών επιλογών, στις οποίες καλείται να απαντήσει ο αναγνώστης. Τούτο αποτελεί και μια δοκιμασία αυτοαξιολόγησης των γνώσεων που προσέλαβε από την ανάγνωση του βιβλίου.

Τελειώνοντας, θεωρούμε υποχρέωσή μας να ευχαριστήσουμε τον εκδοτικό οίκο Fylatos Publishing που ανέλαβε την έκδοση του βιβλίου, το προσωπικό του εκδοτικού οίκου που επιμελήθηκε της έκδοσης και την εικαστικό κ. Κατερίνα Γκαγκάκη για τις συμβουλές της σχετικά με την αισθητική του βιβλίου.

Αλέξανδρος Κολοκοτρώνης, Νικόλαος Παπαδογεωργάκης

Α

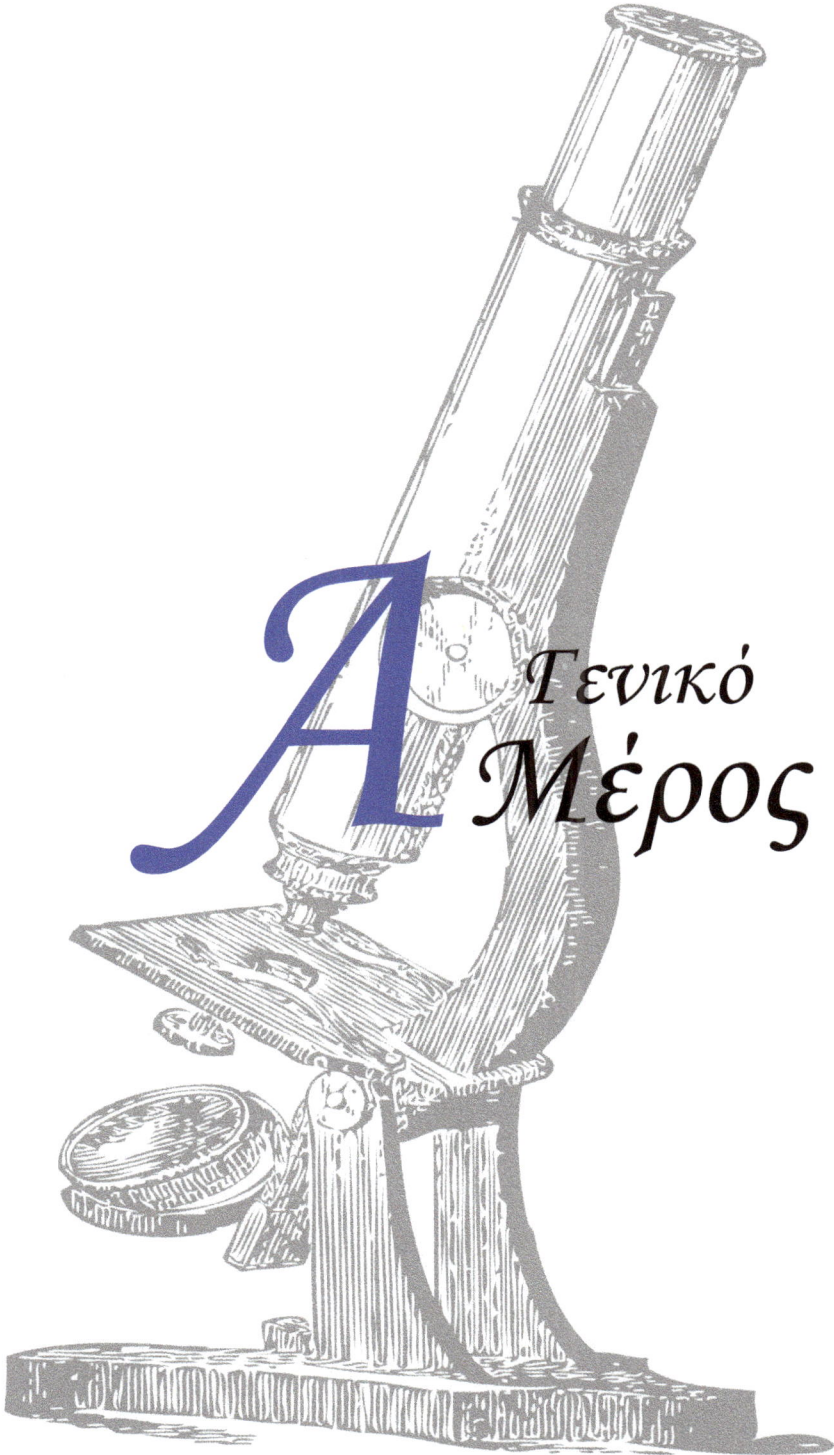

Γενικό
Μέρος

Ι. ΒΑΣΙΚΕΣ ΑΙΜΑΤΟΛΟΓΙΚΕΣ ΕΞΕΤΑΣΕΙΣ

Οι βασικές αιματολογικές εργαστηριακές εξετάσεις, η εκτέλεση των οποίων επιβάλλεται σχεδόν σε κάθε ασθενή με υποκείμενη νόσο και μια πολύ συνοπτική ερμηνεία τους, είναι οι παρακάτω:

ΕΞΕΤΑΣΕΙΣ ΠΟΥ ΣΧΕΤΙΖΟΝΤΑΙ ΜΕ ΤΑ ΕΡΥΘΡΑ ΑΙΜΟΣΦΑΙΡΙΑ

• **_Αριθμός ερυθρών αιμοσφαιρίων (ή ερυθροκυττάρων):_** Ο υπολογισμός τους γίνεται στο περιφερικό φλεβικό αίμα και οι φυσιολογικές τιμές τους δίνονται στον **πίνακα 1.**

♦ Μειωμένος αριθμός, υποδηλώνει αναιμία. Εκτός από τις νόσους του αιμοποιητικού και του λεμφικού συστήματος, μείωση του αριθμού τους μπορεί να παρατηρηθεί και σε πνευμονικές νόσους, σε κυανωτικές καρδιοπάθειες, σε κακοήθεις νεοπλασματικές νόσους, σε νεφροπάθειες, κ.ά.

♦ Αυξημένος αριθμός, υποδηλώνει ερυθροκυττάρωση ή πολυκυτταραιμία. Σε περιπτώσεις που ο αριθμός των ερυθρών αιμοσφαιρίων είναι αυξημένος, ο οδοντίατρος πρέπει να γνωρίζει ότι ο ασθενής παρουσιάζει αυξημένο κίνδυνο για θρομβοεμβολικό επεισόδιο.

• **_Μορφολογία ερυθρών αιμοσφαιρίων:_** Η παρατήρησή τους γίνεται σε δείγμα περιφερικού φλεβικού αίματος. Σε διάφορες νόσους του αίματος, μπορεί να παρατηρηθούν τροποποιήσεις στο μέγεθος και στο σχήμα των ερυθρών αιμοσφαιρίων, καθώς επίσης και στο χρώμα τους (ένταση και ομοιογένεια).

Τα τροποποιημένα ερυθρά αιμοσφαίρια φέρουν ονομασίες που προκύπτουν από τη μορφολογία τους. Για παράδειγμα αναφέρονται τα σφαιροκύτταρα. Τα σφαιροκύτταρα είναι ερυθρά αιμοσφαίρια με μικρότερο μέγεθος από το φυσιολογικό, με σφαιρικό σχήμα, και όχι με το αμφίκοιλο σχήμα των φυσιολογικών ερυθρών αιμοσφαιρίων. Σε πολλές περιπτώσεις, η παρουσία τροποποιημένων ερυθρών αιμοσφαιρίων βοηθά ή/και θέτει τη διάγνωση της νόσου. Για παράδειγμα αναφέρεται ότι τα σφαιροκύτταρα παρατηρούνται στην οικογενή σφαιροκυττάρωση και στις επίκτητες αιμολυτικές αναιμίες, τα δρεπανοκύτταρα αποκλειστικά και μόνο στη δρεπανοκυτταρική νόσο, τα μικροκύτταρα στη σιδηροπενική αναιμία και στην ομόζυγη β-θαλασσαιμία, κ.ο.κ. Στην **εικόνα 1** αναπαριστώνται σχηματικά τροποποιημένα ερυθρά αιμοσφαίρια.

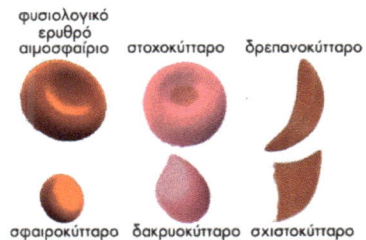

Εικόνα 1. Σχηματική αναπαράσταση φυσιολογικού ερυθρού αιμοσφαιρίου και κάποιων τροποποιημένων μορφών. Τα στοχοκύτταρα και τα δακρυοκύτταρα εμφανίζονται υπόχρωμα. Τα σφαιροκύτταρα και τα δακρυοκύτταρα είναι μικρότερα του φυσιολογικού. Το δρεπανοκύτταρο έχει σχήμα δρεπάνου και το σχιστοκύτταρο τριγωνικό σχήμα.

φυσιολογικό ερυθρό αιμοσφαίριο   στοχοκύτταρο   δρεπανοκύτταρο

σφαιροκύτταρο   δακρυοκύτταρο   σχιστοκύτταρο

• **Δικτυοερυθροκύτταρα (ΔΕΚ):** Είναι πρόδρομα (άωρα) ερυθροκύτταρα. Ο προσδιορισμός τους, γίνεται στο φλεβικό περιφερικό αίμα και εκφράζεται ως επί τοις % ποσοστιαία αναλογία. Οι φυσιολογικές τιμές τους δίνονται στον **πίνακα 1.** Με τη μέτρηση του αριθμού τους ελέγχεται η ερυθροποιία στον μυελό των οστών.

♦ Σε υποκείμενες νόσους στις οποίες δεν επηρεάζεται η λειτουργικότητα του μυελού των οστών (π.χ. σε περιπτώσεις μεθαιμορραγικών αναιμιών) καταγράφεται μεγάλη αύξηση του αριθμού των ΔΕΚ.

♦ Σε υποκείμενες νόσους στις οποίες επηρεάζεται η λειτουργικότητα του μυελού των οστών (π.χ. σε νεοπλασματικές νόσους, που συμβαίνει διήθηση του μυελού από τα νεοπλασματικά κύτταρα, σε λοιμώξεις, κ.λπ.) καταγράφεται μείωσή τους, παρά το γεγονός ότι συνήθως στις περιπτώσεις αυτές συνυπάρχει αναιμία. Η λειτουργικότητα του μυελού των οστών και η μείωση του αριθμού των ΔΕΚ μπορεί να επηρεαστεί και με τη λήψη ορισμένων φαρμάκων.

• **Αιματοκρίτης (Ht) και Αιμοσφαιρίνη (Hb):** Ο υπολογισμός τους γίνεται στο περιφερικό φλεβικό αίμα. Οι φυσιολογικές τιμές τους δίνονται στον **πίνακα 1.**

Οι μειωμένες τιμές, υποδηλώνουν αναιμία. Ανάλογα με τον βαθμό μείωσης, καθορίζεται και ο βαθμός της αναιμίας.

Ο οδοντίατρος πρέπει να γνωρίζει ότι για την εκτέλεση μικρών χειρουργικών πράξεων, ασφαλή όρια θεωρούνται οι τιμές του Ht που στους άνδρες κυμαίνονται μεταξύ 29% και 57% και στις γυναίκες μεταξύ 27% και 54%.

ΕΞΕΤΑΣΕΙΣ ΠΟΥ ΣΧΕΤΙΖΟΝΤΑΙ ΜΕ ΤΑ ΛΕΥΚΑ ΑΙΜΟΣΦΑΙΡΙΑ

• **Αριθμός λευκών αιμοσφαιρίων και λευκοκυτταρικός τύπος:** Ο υπολογισμός τους γίνεται στο περιφερικό φλεβικό αίμα. Οι φυσιολογικές τιμές τους δίνονται στον **πίνακα 1.** Η αύξηση του αριθμού των λευκών αιμοσφαιρίων χαρακτηρίζεται ως λευκοκυττάρωση και η μείωσή τους ως λευκοπενία.

♦ Η λευκοκυττάρωση μπορεί να είναι παροδική ή μόνιμη, και προκαλείται από ένα μεγάλο αριθμό νόσων, αλλά και από την επίδραση και άλλων παραγόντων. Νόσοι που προκαλούν λευκοκυττάρωση είναι οι λοιμώξεις που συνήθως προκαλούν μικρής έκτασης και παροδική λευκοκυττάρωση, φλεγμονώδεις νόσοι μη λοιμώδους αιτιολογίας και οι κακοήθεις νεοπλασματικές νόσοι, πολύ συχνά του αίματος όπως π.χ. οι λευχαιμίες, οι οποίες συνήθως προκαλούν μεγάλης έκτασης και μόνιμη λευκοκυττάρωση. Στους άλλους παράγοντες αναφέρονται διάφορα φάρμακα, διατροφικοί παράγοντες και το χρόνιο stress.

♦ Η λευκοπενία μπορεί επίσης να είναι παροδική ή μόνιμη, και προκαλείται από νόσους αλλά και από άλλους παράγοντες. Νόσοι που προκαλούν λευκοπενία είναι: λοιμώξεις, διάφορες ηπατοπάθειες, ορισμένες νόσοι αυτοάνοσης αιτιολογίας και νόσοι του αιμοποιητικού και λεμφικού συστήματος. Αξιοσημείωτο είναι το γεγονός ότι σχετικά σπάνια, ακόμη και σε περιπτώσεις λευχαιμιών, αντί για λευκοκυττάρωση μπορεί να παρατηρηθεί λευκοπενία (α/υπο-λευχαιμικές μορφές).

Πρέπει βέβαια να τονιστεί ότι τα λευκά αιμοσφαίρια δεν αποτελούν μία ενιαία ομάδα κυττάρων, αλλά μία ομάδα ετερογενών μεταξύ τους κυττάρων, τα οποία διακρίνονται σε κοκκώδη (ή κύτταρα της μυελικής σειράς) και σε άκοκκα. Στα κοκκώδη περιλαμβάνονται τα πολυμορφοπύρηνα, τα οποία διακρίνονται σε: ουδετερόφιλα, ηωσινόφιλα και βασεόφιλα. Στα άκοκκα περιλαμβάνονται τα: λεμφοκύτταρα και τα μονοκύτταρα (ή μεγάλα μονοπύρηνα). Η ποσοστιαία αναλογία των διαφόρων τύπων των λευκών αιμοσφαιρίων ονομάζεται λευκοκυτταρικός τύπος. Ο φυσιολογικός λευκοκυτταρικός τύπος αλλά και ο απόλυτος αριθμός κάθε είδους λευκών αιμοσφαιρίων, δίδονται στον **πίνακα 1.** Στον λευκοκυτταρικό τύπο, εκτός των παραπάνω κυττάρων, συχνά αναφέρονται και δύο ακόμα κύτταρα τα ραβδοπύρηνα και τα μεταμυελοκύτταρα. Τα δύο αυτά κύτταρα αποτελούν πρόδρομα (άωρα) κύτταρα των πολυμορφοπύρηνων κυττάρων και συνήθως βρίσκονται στο περιφερικό φλεβικό αίμα υγιών ατόμων, αλλά σε πολύ μικρές ποσοστιαίες αναλογίες.

Μία λευκοκυττάρωση ή αντίθετα μία λευκοπενία μπορεί να οφείλεται στην αύξηση ή την ελάττωση ενός μόνο από τους τύπους των λευκών αιμοσφαιρίων. Η ονομασία της προσδιορίζει και τον τύπο του κυττάρου που προκάλεσε τη λευκοκυττάρωση ή τη λευκοπενία. Έτσι, όταν η λευκοκυττάρωση οφείλεται στην αύξηση π.χ. των ουδετερόφιλων ονομάζεται ουδετεροφιλία, όταν οφείλεται στην αύξηση των ηωσινόφιλων, ονομάζεται ηωσινοφιλία, όταν οφείλεται στην αύξηση των λεμφοκυττάρων λεμφοκυττάρωση, κ.ο.κ. Αντίστοιχα, στις λευκοπενίες αναφέρονται οι όροι ουδετεροπενία, ηωσινοπενία, λεμφοπενία, κ.ο.κ.

♦ Ουδετεροφιλία, καταγράφεται κυρίως σε λοιμώξεις και ιδιαίτερα συχνά στις οξείες λοιμώξεις, σε νόσους του μεταβολισμού, σε κακοήθειες, στο διαβητικό κώμα, σε οξείες αιμορραγίες, ύστερα από εμβολιασμούς, σε μακροχρόνια θεραπεία με κορτικοστεροειδή, σε καπνιστές, κ.ά.

♦ Ουδετεροπενία, καταγράφεται σε ορισμένες λοιμώξεις κατά κύριο λόγο βακτηριακής αιτιολογίας (τύφο, βρουκελλώσεις), σε κάποιες ιώσεις (ιλαρά, γρίπη), σε αυτοάνοσες νόσους, σε θεραπεία με κυτταροστατικά φάρμακα, σε λήψη αντιθυρεοειδικών φαρμάκων, κ.ά. Μεγάλη μείωση του απόλυτου αριθμού των ουδετερόφιλων (<500 κύτταρα/ml) χαρακτηρίζεται ως ακοκκιοκυταραιμία.

Ο οδοντίατρος πρέπει να γνωρίζει ότι όταν ο απόλυτος αριθμός των ουδετερόφιλων κοκκιοκυττάρων είναι <1000 κύτταρα/ml υπάρχει αυξημένος κίνδυνος για ανάπτυξη λοιμώξεων. Όταν η μείωση είναι μεγαλύτερη (<500 κύτταρα/ml) υπάρχει κίνδυνος για τη ζωή του ασθενούς, και όταν η μείωση είναι πάρα πολύ μεγάλη (<100 κύτταρα/ml) υπάρχει εξαιρετικά μεγάλος κίνδυνος για ανάπτυξη σήψης (σηψαιμίας). Σημαντικός παράγοντας για την ανάπτυξη λοιμώξεων είναι και η χρονική διάρκεια της ουδετεροπενίας. Έτσι, όταν η ουδετεροπενία διαρκεί για χρονικό διάστημα >10 ημερών ο κίνδυνος για την ανάπτυξη λοιμώξεων θεωρείται σχεδόν αναπόφευκτος.

Πρέπει πάντως να τονιστεί ότι σε κάποιες περιπτώσεις, και κατά κύριο λόγο σε κακοήθεις νεοπλασματικές νόσους, αν και ο αριθμός των ουδετερόφιλων είναι φυσιολογικός ή και μεγαλύτερος του φυσιολογικού, η άμυνα του οργανισμού έναντι των λοιμώξεων μπορεί να είναι μειωμένη επειδή διαταράσσεται η λειτουργικότητα των ουδετερόφιλων. Η λειτουργικότητα των ουδετερόφιλων ελέγχεται με ειδικές εξετάσεις.

♦ Ηωσινοφιλία, καταγράφεται σε αλλεργίες (άσθμα, αγγειονευρωτικό οίδημα, κ.λπ.), σε παρασιτώσεις, σε κάποιες νόσους του δέρματος (έκζεμα, ψωρίαση,

19

πολύμορφο ερύθημα, κ.λπ.), στη νόσο του Hodgkin, στη νόσο του Addison, στη ρευματοειδή αρθρίτιδα, ύστερα από λήψη φαρμάκων, κ.ά.

♦ Ηωσινοπενία, καταγράφεται ύστερα από παρεντερική λήψη κορτικο-στεροειδών, σε κάποιες σχετικά σπάνιες στις ημέρες μας λοιμώξεις όπως π.χ. η διφθερίτιδα, και στο stress.

♦ Βασεοφιλία, καταγράφεται κατά κύριο λόγο σε χρόνιες φλεγμονώδεις νόσους και στον υποθυρεοειδισμό.

♦ Βασεοπενία, καταγράφεται στον υπερπαραθυρεοειδισμό και στην κύηση.

♦ Λεμφοκυττάρωση, καταγράφεται στη φυματίωση, στη σύφιλη, στη λοι-μώδη μονοπυρήνωση και σε άλλες, κατά κύριο λόγο ιογενείς λοιμώξεις (παρωτίτι-δα, ανεμευλογιά, κ.λπ.) στη νόσο του Crohn, σε λεμφώματα, στη χρόνια λεμφογενή λευχαιμία, κ.ά.

♦ Λεμφοπενία, καταγράφεται στο λεμφοσάρκωμα, στο λεμφοκοκκίωμα κ.ά.

♦ Μονοκυττάρωση, καταγράφεται στη λοιμώδη μονοπυρήνωση, στη φυ-ματίωση, στη βακτηριακή ενδοκαρδίτιδα, στη σαρκοείδωση, στον συστηματικό

Πίνακας 1. Οι φυσιολογικές τιμές των βασικών αιματολογικών εξε-τάσεων στο φλεβικό περιφερικό αίμα, ο φυσιολογικός λευκοκυτταρικός τύπος και ο φυσιολογικός απόλυτος αριθμός των λευκών αιμοσφαιρίων.

	♂	♀
Αριθμός ερυθρών (κύτταρα/ml)	4.500.000-6.000.000	3.900.000-5.100.000
Δικτυοερυθροκύτταρα (%-ερυθροκυττάρων)	0,5-1	0,5-1,5
Αιμοσφαιρίνη Hb (g/dl)	13,5-17,5	11,5-15,5
Αιματοκρίτης Ht (%)	40-52	36-48
Αριθμός λευκών (κύτταρα/ml)	4.000-11.000	
	Λευκοκυτταρικός τύπος	Απόλυτος αριθμός (κύτταρα/ml)
Ουδετερόφιλα πολυμορφοπύρηνα	50-70%	>6.000
Ηωσινόφιλα	1-4%	>250
Βασεόφιλα	0-1%	
Λεμφοκύτταρα	25-35%	>3.000
Μεγάλα μονοπύρηνα	2-8%	>500
Ραβδοπύρηνα	1-3%	
Μεταμυελοκύτταρα	3-6%	
Αριθμός αιμοπεταλίων (κύτταρα/μl)	150.000-400.000	

ερυθηματώδη λύκλο, στη νόσο του Crohn, στην ελκώδη κολίτιδα, στη χρόνια μυελογενή λευχαιμία, σε λεμφώματα, κ.ά.

♦ Μείωση του αριθμού των μονοκυττάρων δεν παρατηρείται.

ΕΞΕΤΑΣΕΙΣ ΠΟΥ ΣΧΕΤΙΖΟΝΤΑΙ ΜΕ ΤΑ ΑΙΜΟΠΕΤΑΛΙΑ

• **Αριθμός αιμοπεταλίων (ή θρομβοκυττάρων):** Ο υπολογισμός τους γίνεται στο περιφερικό φλεβικό αίμα και οι φυσιολογικές τιμές τους δίνονται στον πίνακα 1.

♦ Η μείωση του αριθμού τους, χαρακτηρίζεται ως θρομβοπενία και μπορεί να οφείλεται σε κακοήθεις νόσους του αίματος, σε νόσους ανοσολογικής αιτιολογίας, σε λήψη φαρμάκων ή μπορεί να είναι ιδιοπαθής. Ο οδοντίατρος πρέπει να γνωρίζει ότι η θρομβοπενία υποδηλώνει τάση για αιμορραγία (αιμορραγική διάθεση).

♦ Η αύξηση του αριθμού των αιμοπεταλίων χαρακτηρίζεται ως θρομβοκυττάρωση και μπορεί να οφείλεται σε βλάβη του μυελού των οστών (π.χ. από κακοήθεις νόσους) ή να αποτελεί δευτεροπαθή αντίδραση στη σπληνεκτομή, σε αιμορραγίες, στη σιδηροπενία, σε χρόνιες φλεγμονές, κ.ά. Ο οδοντίατρος πρέπει να γνωρίζει ότι ασθενείς με θρομβοκυττάρωση παρουσιάζουν αυξημένο κίνδυνο για θρομβοεμβολικά επεισόδια.

Πρέπει επίσης να τονιστεί ότι σε κάποιες νόσους (θρομβοπάθειες ή θρομβασθένειες), αν και ο αριθμός των αιμοπεταλίων είναι φυσιολογικός ή και μεγαλύτερος του φυσιολογικού, μπορεί να προκληθεί αιμορραγία επειδή παρατηρούνται διαταραχές στη λειτουργικότητα των αιμοπεταλίων. Η λειτουργικότητα των αιμοπεταλίων ελέγχεται με ειδικές εξετάσεις

ΕΞΕΤΑΣΗ ΤΟΥ ΜΥΕΛΟΥ ΤΩΝ ΟΣΤΩΝ

Στην αιματολογία, πολύ συχνά, η εξέταση δείγματος του μυελού των οστών είναι μια απαραίτητη ιατρική πράξη που υποστηρίζει ή/και θέτει τη διάγνωση. Η δειγματοληψία γίνεται ύστερα από τοπική αναισθησία, είτε με αναρρόφηση μυελικών κυττάρων με σύριγγα, είτε με βιοψία. Το δείγμα λαμβάνεται από το στέρνο ή την πύελο **(Εικ. 2).**

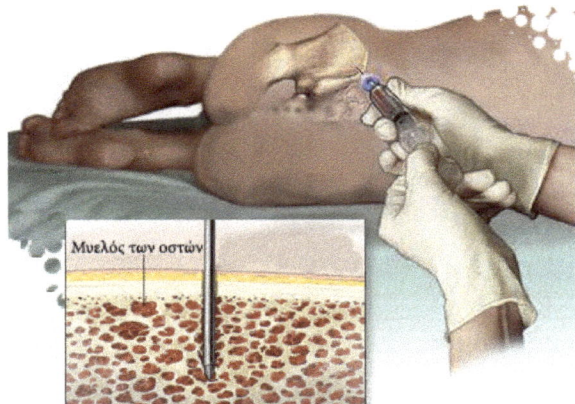

Εικόνα 2. Σχηματική αναπαράσταση αναρρόφησης μυελικών κυττάρων με σύριγγα, από την πύελο.

Μυελός των οστών

II. ΑΙΜΟΣΤΑΣΗ

Ως αιμόσταση ορίζεται το σύνολο των φυσιολογικών μηχανισμών, με τους οποίους επιτυγχάνεται η παύση μιας αιμορραγίας και η αποκατάσταση της ομαλής κυκλοφορίας του αίματος σε αγγείο που είχε τρωθεί.

Στους σύνθετους αιμοστατικούς μηχανισμούς συμμετέχουν:

- **Το ενδοθήλιο των αγγείων**
- **Τα αιμοπετάλια**
- **Πρωτεΐνες του αίματος και το Ca^{2+}**

Η αιμόσταση εξελίσσεται σε φάσεις, οι οποίες είναι οι:

● **Η πρωτογενής ή αρχική αιμόσταση.** Στη φάση αυτή συμβαίνει σύσπαση των τοιχωμάτων του αγγείου και σχηματισμός αιμοπεταλιακού θρόμβου, ο οποίος λέγεται και λευκός θρόμβος επειδή δεν περιέχει ερυθρά αιμοσφαίρια.

● **Η δευτερογενής αιμόσταση ή πήξη.** Στη φάση αυτή ενεργοποιούνται πρωτεΐνες του πλάσματος (παράγοντες πήξης) που οδηγούν στην παραγωγή θρομβίνης και τελικά στον σχηματισμό ινικής (ονομάζεται και μόνιμος ή ερυθρός θρόμβος επειδή περιέχει ερυθρά αιμοσφαίρια). Η ινική αποφράσσει το άνοιγμα του τραύματος του αγγείου, με αποτέλεσμα τη μόνιμη επίσχεση της αιμορραγίας.

● **Η ινωδόλυση.** Στη φάση αυτή διαλύεται ο μόνιμος θρόμβος που είχε σχηματισθεί, και αποκαθίσταται πλήρως η ομαλή ροή του αίματος στο αγγείο που είχε τρωθεί.

Στο σημείο αυτό κρίνεται σκόπιμο να αναφερθεί, με συντομία, ο μηχανισμός της πήξης του αίματος (ή δευτερογενούς αιμόστασης), έτσι ώστε ο οδοντίατρος να έχει τη δυνατότητα ερμηνείας των εξετάσεων με τις οποίες ελέγχεται η πήξη του αίματος.

Ο μηχανισμός πήξης του αίματος, εξελίσσεται με μία σειρά αλυσιδωτών αντιδράσεων που διαχωρίζονται σε τέσσερις φάσεις, οι οποίες είναι:

α) η προκαταρκτική (ή πρώτη φάση) και
β) οι τρεις κύριες φάσεις.

Στην προκαταρκτική φάση δρουν δύο συστήματα, τα: α) εξωγενές και β) ενδογενές. Η ενεργοποίηση του εξωγενούς συστήματος γίνεται από παράγοντες που

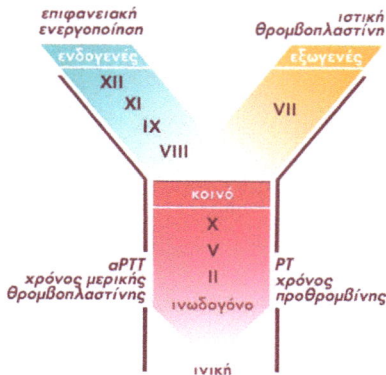

Εικόνα 3. Σχηματική αναπαράσταση του μηχανισμού πήξης του αίματος. Στο σχήμα επισημαίνονται και οι παράγοντες πήξης που ελέγχονται με τις εξετάσεις του χρόνου μερικής θρομβοπλαστίνης (aPTT) και του χρόνου προθρομβίνης (PT)

δεν περιέχονται στο αίμα αλλά οι οποίοι απελευθερώνονται από τους ιστούς. Η ενεργοποίηση του ενδογενούς συστήματος γίνεται από κύτταρα του αίματος και παράγοντες του πλάσματος. Η ενεργοποίηση και των δύο συστημάτων έχει ως αποτέλεσμα την ενεργοποίηση του παράγοντα Χ. Ο ενεργοποιημένος παράγοντας Χ πυροδοτεί την έναρξη της πρώτης από τις τρεις κύριες φάσεις του μηχανισμού πήξης. Στον **πίνακα 2,** αναφέρονται οι παράγοντες της πήξης του αίματος και στην **εικόνα 3** αναπαρίσταται σχηματικά ο μηχανισμός πήξης του αίματος.

Στην αιμόσταση, επιδρούν και ορισμένοι εξωτερικοί περιβαλλοντικοί παράγοντες, όπως είναι π.χ. ο καπνός και η αλκοόλη. Και οι δύο αυτοί παράγοντες, παρουσιάζουν αρνητική επίδραση. Συγκεκριμένα, στα άτομα που καπνίζουν καταγράφεται μείωση του χρόνου ζωής των αιμοπεταλίων, ενώ η χρόνια καθημερινή λήψη αλκοόλης (>40 ml/24ωρο) επιδρά ανασταλτικά στη λειτουργικότητα των αιμοπεταλίων. Στη μέθη από αλκοόλη, παρατηρούνται αναστρέψιμες διαταραχές της αιμόστασης και καταγράφεται αυξημένος χρόνος πήξης.

Όλοι οι παράγοντες πήξης, και με μοναδική εξαίρεση τον παράγοντα IV που είναι το Ca^{2+}, είναι πρωτεΐνες και συντίθενται στα κύτταρα του ήπατος. Ο παράγοντας VIII συντίθεται και σε άλλα κύτταρα, άλλων περιοχών του σώματος (π.χ. συντίθεται και στα ενδοθηλιακά κύτταρα των αγγείων). Η σύνθεση των δραστικών παραγόντων II, VII, IX και X, εξαρτάται άμεσα από τη βιταμίνη K.

Πίνακας 2. Οι παράγοντες πήξης του αίματος.

I	Ινωδογόνο
II	Προθρομβίνη
III	Θρομβοπλαστίνη ή αιμοπεταλιακός παράγοντας 3 ή PF3
IV	Ca^{2+}
V	Προαξελερίνη
VI	
VII	Προκομβερτίνη ή SPCA
VIII	Αντιαιμοφιλικός παράγοντας ή AHF
IX	Παράγοντας Christmas ή PTC
X	Παράγοντας Stuart-Prower
XI	Πρόδρομη θρομβοπλαστίνη πλάσματος ή PTA
XII	Παράγοντας Hageman
XIII	Σταθεροποιητής ινώδους ή FSF
	Προκαλλικρεΐνη πλάσματος ή παράγοντας Fletcher
	Υψηλού μοριακού βάρους ή HMWK
	Κινογόνο ή παράγοντας Zalgrald ή Flaujeat

Όταν δεν υφίσταται τραυματισμός, οι εν λόγω παράγοντες κυκλοφορούν στο αίμα σε ανενεργό μορφή. Όταν υφίσταται τραυματισμός, ενεργοποιούνται και γίνονται δραστικοί.

ΕΞΕΤΑΣΕΙΣ ΕΛΕΓΧΟΥ ΤΗΣ ΑΙΜΟΣΤΑΣΗΣ

Ένας πρώτος, αδρός (κατατοπιστικός) έλεγχος του αιμοστατικού μηχανισμού, περιλαμβάνει τις παρακάτω εξετάσεις:

• **Χρόνος ροής:** Με τη δοκιμασία αυτή ελέγχονται τα αγγεία στην πρωτογενή (ή αρχική) φάση της αιμόστασης, καθώς επίσης και η λειτουργικότητα των αιμοπεταλίων. Οι τιμές αναφοράς, ανάλογα με τη μέθοδο εξέτασης μπορεί να κυμαίνονται από 1 έως 3 λεπτά της ώρας (με τη μέθοδο Duke, στην οποία χρονομετρείται η ροή του αίματος ύστερα από παρακέντηση του λοβίου του αφτιού) ή από 1 έως 9 λεπτά (με τη μέθοδο Ivy, στην οποία χρονομετρείται η ροή του αίματος ύστερα από παρακέντηση του δέρματος του αντιβραχίου).

Η εξέταση δε χρησιμοποιείται σε μεγάλη κλίμακα επειδή δεν είναι πολύ ευαίσθητη και ως εκ τούτου δεν είναι εξαιρετικά αξιόπιστη.

Παρατεταμένος χρόνος ροής καταγράφεται στις θρομβοπενίες, στις θρομβοπάθειες (ή θρομβασθένειες) και στη νόσο von Willebrand. Σε νόσους που χαρακτηρίζονται από αγγειακές βλάβες τα αποτελέσματά της είναι ασταθή.

• **Αριθμός αιμοπεταλίων (ή θρομβοκυττάρων):** Τα σχετικά με αυτή την εξέταση προαναφέρθηκαν ήδη λίγο πιο πάνω, στο κεφάλαιο «Βασικές αιματολογικές εξετάσεις».

• **Χρόνος προθρομβίνης (PT/INR):** Με τη δοκιμασία PT ελέγχεται το εξωγενές σύστημα της πήξης και οι τρεις κύριες φάσεις της. Ουσιαστικά ελέγχονται οι παράγοντες I, II, V, VII και X **(Εικ. 3).** Οι τιμές αναφοράς της κλασικής δοκιμασίας PT είναι 11-13 δευτερόλεπτα. Σήμερα όμως, στις περισσότερες εργαστηριακές αναφορές, τα αποτελέσματα εκφράζονται με το Διεθνές Κανονικοποιημένο Πηλίκο (INR). Φυσιολογικές τιμές θεωρούνται οι τιμές που κυμαίνονται μεταξύ 1 και 1,3. Τιμές μεγαλύτερες του 4 είναι ενδεικτικές για αυξημένο κίνδυνο για αιμορραγία.

Παρατεταμένος χρόνος παρατηρείται σε αλκοολικούς, σε ασθενείς με χρόνιες διάρροιες ή/και εμέτους, σε ασθενείς που πάσχουν από ηπατικές νόσους, από κυανωτικές καρδιοπάθειες, νόσους του συνδετικού ιστού, υπερθυρεοειδισμό, κ.ά. Επίσης, παρατεταμένος χρόνος παρατηρείται σε ασθενείς που παίρνουν κάποια από τα μη στεροειδή αντιφλεγμονώδη φάρμακα (ινδομεθακίνη, ιβουπροφαίνη), φαινυντοΐνη, κ.ά. Η INR εξέταση πρέπει να χρησιμοποιείται για την παρακολούθηση ασθενών που ακολουθούν αντιπηκτική αγωγή με φάρμακα της ομάδας κουμαρίνης. Αντίθετα, δε χρησιμοποιείται σε ασθενείς που λαμβάνουν αντιαιμοπεταλιακά φάρμακα.

• **Χρόνος ενεργοποιημένης μερικής θρομβοπλαστίνης (aPTT):** Με τη δοκιμασία αυτή ελέγχεται το ενδογενές σύστημα της πήξης και οι τρεις κύριες φάσεις της. Ουσιαστικά ελέγχονται οι παράγοντες I, II, V, VIII, IX, X, XI και XII **(Εικ. 3).** Οι τιμές αναφοράς κυμαίνονται από 21 έως 35 δευτερόλεπτα. Είναι ευαίσθητη μέθοδος καθώς μπορεί να δίνει παθολογικές τιμές και σε περιπτώσεις έλλειψης παραγόντων σε επίπεδα χαμηλότερα του 15-30% των φυσιολογικών.

Παρατεταμένος χρόνος παρατηρείται σε ασθενείς που πάσχουν από αιμορροφιλίες, σε ασθενείς με νόσο του von Willebrand, σε ασθενείς που πάσχουν από νεφρική ανεπάρκεια και υποβάλλονται σε αιμοκάθαρση, κ.ά. Αν οι τιμές της εν λόγω δοκιμασίας είναι μεγαλύτερες από τα 100 δευτερόλεπτα, ο ασθενής βρίσκεται σε πολύ μεγάλο κίνδυνο εκδήλωσης αυτόματων αιμορραγιών. Η εν λόγω εξέταση χρησιμοποιείται για την παρακολούθηση ασθενών που ακολουθούν αντιπηκτική αγωγή με ηπαρίνη.

Μία παραλλαγή αυτής της δοκιμασίας και συγκεκριμένα ο χρόνος μερικής θρομβοπλαστίνης (PTT) και χρησιμοποιείται επίσης για την παρακολούθηση ασθενών που λαμβάνουν ηπαρίνη.

Εκτός όμως των δοκιμασιών αυτών, που όπως προαναφέρθηκε δίνουν μια πρώτη, αδρή πληροφόρηση, υπάρχουν και άλλες πιο εξειδικευμένες εξετάσεις που χρησιμοποιούνται από παθολόγους, ογκολόγους και αιματολόγους γιατρούς. Στις εξετάσεις αυτές περιλαμβάνονται: ο έλεγχος της λειτουργικότητας των αιμοπεταλίων, ο προσδιορισμός του ινωδογόνου του πλάσματος, η δοκιμασία παραγωγής θρομβοπλαστίνης, κ.λπ.

III. ΛΟΙΜΩΞΕΙΣ ΣΕ ΑΣΘΕΝΕΙΣ ΜΕ ΑΝΟΣΟΑΝΕΠΑΡΚΕΙΕΣ Ή ΣΕ ΑΣΘΕΝΕΙΣ ΥΠΟ ΑΝΟΣΟΚΑΤΑΣΤΟΛΗ

Σ' έναν ασθενή που πάσχει από μια νόσο που χαρακτηρίζεται από ανοσοανεπάρκεια ή σ' έναν ασθενή που, για θεραπευτικούς λόγους, τίθεται υπό ανοσοκαταστολή, η άμυνα του οργανισμού του δεν είναι το ίδιο αποτελεσματική στην καταπολέμηση λοιμογόνων παραγόντων, σε σχέση με την άμυνα ενός υγιούς ατόμου. Η αναποτελεσματικότητα του οργανισμού οφείλεται στο γεγονός ότι η ανοσοανεπάρκεια ή η ανοσοκαταστολή συμβαίνει σ' ένα ή περισσότερα, από τα τρία επίπεδα των αμυντικών μηχανισμών του. Μπορεί δηλαδή να οφείλεται σε διαταραχές που συμβαίνουν:

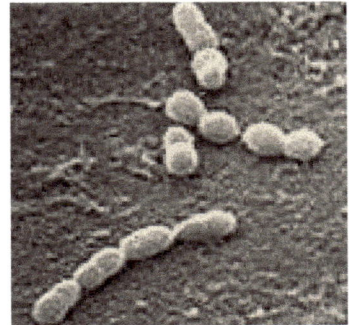

• *Στο πρώτο επίπεδο άμυνας, στο οποίο μετέχουν:*
♦ οι φυσικοί φραγμοί, δηλαδή το επιθήλιο των βλεννογόνων και η επιδερμίδα του δέρματος. Η ακεραιότητα του επιθηλίου και της επιδερμίδας εμποδίζει την είσοδο, την εγκατάσταση και τον πολλαπλασιασμό των λοιμογόνων παραγόντων στις βαθύτερες στιβάδες των ιστών, γεγονός που αποτελεί και το πρώτο στάδιο στην ανάπτυξη μιας λοίμωξης

♦ οι εκκρίσεις που παρουσιάζουν αντιμικροβιακή δράση. Είναι γνωστό ότι η στοματική κοιλότητα διαβρέχεται από το ολικό σάλιο που περιέχει ένα μεγάλο αριθμό αντιμικροβιακών παραγόντων, όπως π.χ. τη λυσοζύμη, τη λακτοφερρίνη, τον εκκριτικό λευκοκυτταρικό αναστολέα πρωτεάσης (SLPI) που παρουσιάζει αντιρρετροϊκή δράση και στην παρουσία του οποίου αποδίδεται η μη μετάδοση της HIV-λοίμωξης δια μέσου της στοματικής κοιλότητας, κ.ά.

Σχεδόν όλες οι αντιμικροβιακές ουσίες που περιέχονται στο σάλιο, σε in vitro δοκιμασίες, παρουσιάζουν αντιρρετροϊκή δράση, όμως σε συγκεντρώσεις πολύ υψηλότερες των φυσιολογικών. Ο SLPI είναι η μοναδική αντιμικροβιακή ουσία, η οποία σε in vitro δοκιμασίες παρουσιάζει αντιρρετροϊκή δράση, εμποδίζοντας την ανάπτυξη του HIV-1, σε συγκεντρώσεις που αντιστοιχούν στις φυσιολογικές τιμές. Οι φυσιολογικές τιμές του SLPI στο ολικό σάλιο, κυμαίνονται από 0,1 έως και 10 μg/ml.

- **Στο δεύτερο επίπεδο άμυνας, στο οποίο μετέχουν:**

♦ το συμπλήρωμα που είναι ένα σύστημα πρωτεϊνών, η αντιμικροβιακή δράση του οποίου προκύπτει κυρίως από τη συμμετοχή του στη φαγοκυττάρωση (οψωνινοποίηση των λοιμογόνων παραγόντων).

♦ τα φαγοκύτταρα τα οποία είναι: α) τα ουδετερόφιλα κύτταρα και β) τα μονοπύρηνα-μακροφάγα. Τα μονοπύρηνα-μακροφάγα κύτταρα, στο αίμα υφίστανται ως μονοπύρηνα, και όταν μεταναστεύουν στους ιστούς ως μακροφάγα. Τα εν λόγω κύτταρα εκτός από τη συμμετοχή τους στη φαγοκυττάρωση, εκκρίνουν και χημικούς μεσολαβητές (κυτταροκίνες). Οι κυτταροκίνες που συμμετέχουν σ' αυτό το στάδιο είναι οι ιντερφερόνες τύπου I (IFN-a, INF-b), ο παράγοντας νέκρωσης των όγκων (TNF, TNF-a), η λεμφοτοξίνη (TNF-b), ιντερλευκίνες (IL-1, IL-2) και οι ιντεργκρίνες.

♦ τα κύτταρα NK (ή φυσικά κύτταρα φονείς) τα οποία προκαλούν εξωκυττάρια καταστροφή (όχι με φαγοκυττάρωση) των κυττάρων που μολύνθηκαν με ιούς ή με βακτήρια τα οποία αναπτύσσονται ενδοκυττάρια, δηλαδή μέσα στα κύτταρα του ξενιστή μεγαλοοργανισμού, όπως είναι π.χ. τα μυκοβακτηρίδια

♦ τα δενδριτικά κύτταρα, τα οποία βρίσκονται στους ιστούς και τα οποία είναι αντιγονοπαρουσιαστικά κύτταρα. Τα αντιγονοπαρουσιαστικά κύτταρα, μεταφέρουν τον λοιμογόνο παράγοντα, στους λεμφαδένες όπου και τον παρουσιάζουν στα λεμφοκύτταρα. Ανάλογα με την αντιγονική σύνθεση του λοιμογόνου παράγοντα ενεργοποιούνται τα Β- ή τα Τ-λεμφοκύτταρα

♦ η έκκριση πρωτεϊνών οξείας φάσης, όπως η C-αντιδρώσα πρωτεΐνη (CRP), η πρωτεΐνη Α του αμυλοειδούς του ορού (SAA), η α1-αντιθρυψίνη, το ινωδογόνο, κ.ά. Ορισμένες από αυτές τις πρωτεΐνες μιμούνται τη δράση των αντισωμάτων. Για παράδειγμα αναφέρεται η CRP. Η εν λόγω πρωτεΐνη, παρουσία ιόντων ασβεστίου συνδέεται με λοιμογόνους παράγοντες. Το σύμπλεγμα που προκύπτει οδηγεί στην οψωνινοποίηση του λοιμογόνου παράγοντα και στην ενεργοποίηση του συστήματος του συμπληρώματος, με αποτέλεσμα την πιο εύκολη φαγοκυττάρωση του από τα φαγοκύτταρα.

- ***Στο τρίτο επίπεδο άμυνας*** στο οποίο μετέχουν η χυμική ανοσία (ενεργοποίηση Β-λεμφοκυττάρων και παραγωγή αντισωμάτων) και η κυτταρική ανοσία (ενεργοποίηση Τ-λεμφοκυττάρων).

Τα δύο πρώτα επίπεδα άμυνας αποτελούν τη **φυσική ή μη ειδική ανοσία**

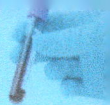

και το τρίτο την **επίκτητη ή ειδική ανοσία.** Η φυσική ανοσία αποτελεί την πρώ-τη αμυντική γραμμή του οργανισμού, επιπλέον όμως σηματοδοτεί άμεσα και την ενεργοποίηση της επίκτητης ανοσίας, καθώς παρέχει τις πρώτες πληροφορίες τις σχετικές με τον λοιμογόνο παράγοντα που εισέβαλε στον οργανισμό.

ΣΥΧΝΟΤΗΤΑ ΤΩΝ ΑΝΟΣΟΑΝΕΠΑΡΚΕΙΩΝ

Ανοσοανεπάρκεια μπορεί να προκαλέσουν: α) νόσοι, β) φάρμακα, και γ) άλλοι πα-ράγοντες.

ΝΟΣΟΙ ΠΟΥ ΧΑΡΑΚΤΗΡΙΖΟΝΤΑΙ ΑΠΟ ΑΝΟΣΟΑΝΕΠΑΡΚΕΙΕΣ

Οι πιο συχνές νοσολογικές οντότητες που χαρακτηρίζονται από ανοσοανεπάρκεια είναι αυτές που σχετίζονται με τη χυμική ανοσία. Υπολογίζεται ότι σε ποσοστιαία αναλογία, αποτελούν περίπου το 50-75% του συνόλου των νοσολογικών οντοτή-των που χαρακτηρίζονται από ανοσοανεπάρκειες. Στην ομάδα αυτή υπάγονται νό-σοι συγγενούς αιτιολογίας (π.χ. η συγγενής αγαμμασφαιριναιμία) αλλά και επίκτη-τες νόσοι (π.χ. το πολλαπλούν μυέλωμα). Στους ασθενείς που πάσχουν από κάποια νόσο που χαρακτηρίζεται από ανοσοανεπάρκεια χυμικού τύπου, πολύ συχνά ανα-πτύσσονται λοιμώξεις του αναπνευστικού και του γαστρεντερικού συστήματος. Για παράδειγμα αναφέρονται οι συχνές, υποτροπιάζουσες λοιμώξεις των παραρρίνιων κόλπων που εκδηλώνονται σε ασθενείς που παρουσιάζουν συγγενή ανοσοανεπάρ-κεια των IgG. Κατά κανόνα, όχι όμως αποκλειστικά, αίτια αυτών των λοιμώξεων είναι βακτήρια που φέρουν έλυτρο (π.χ. ο πνευμονιόκοκκος, ο μηνιγγιτιδόκοκκος, οι αιμόφιλοι, είδη εντεροβακτηριοειδών, κ.ά.).

Δεύτερη σε συχνότητα ομάδα νοσολογικών οντοτήτων που χαρακτηρίζονται από ανοσοανεπάρκειες, είναι οι μικτές ανεπάρκειες, δηλαδή αυτές που συνδυάζουν τη χυμική και την κυτταρική ανοσία. Σε ποσοστιαία αναλογία, αποτελούν περίπου το 10-25% του συνόλου των νόσων που συνυπάρχουν με ανοσοανεπάρκειες. Στην ομάδα αυτή υπάγονται νόσοι συγγενούς αιτιολογίας (π.χ. οι χρόνιες βλεννογονο-δερματικές καντιντιάσεις) αλλά και επίκτητες νόσοι.

Τρίτη ομάδα, είναι αυτή που περιλαμβάνει νόσους που χαρακτηρίζονται από ανοσοανεπάρκειες της κυτταρικής ανοσίας. Σε ποσοστιαία αναλογία, αποτελούν πε-ρίπου το 5-10% του συνόλου των οντοτήτων που χαρακτηρίζονται από ανοσοανε-πάρκειες. Χαρακτηριστικές νόσοι της ομάδας είναι η HIV-λοίμωξη, η σαρκοείδωση, κ.ά. Στις εν λόγω νόσους, συνήθως εκδηλώνονται ιογενείς λοιμώξεις, πολύ συχνά από τους ερπητοϊούς (HSV-1, HSV-2, VZV, EBV, CMV και KHSV/HHV-8) **(Εικ. 4α, β)** καθώς επίσης και λοιμώξεις από βακτήρια που αναπτύσσονται ενδοκυττάρια (π.χ. μυκοβακτηρίδια, σαλμονέλλες, λιστέρια, κ.λπ.). Συχνές είναι και οι μυκητιάσεις (από κάντιντα και ασπέργιλλο) αλλά και οι παρασιτώσεις.

Πρέπει να διευκρινιστεί ότι στη HIV-λοίμωξη, παρουσιάζονται διαταραχές και τις χυμικής ανοσίας, αλλά οι διαταραχές που καθορίζουν τη βιολογική εικόνα και συμπεριφορά της νόσου, είναι οι της κυτταρικής ανοσίας.

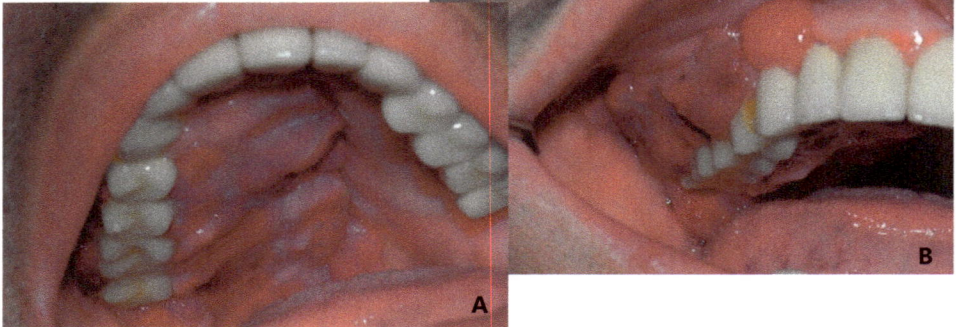

Εικόνες 4 α, β. *Λέμφωμα Β-κυτταρικής αρχής που αναπτύχθηκε σε ασθενή με HIV-λοίμωξη. Στην αιτιοπαθογένεια των λεμφωμάτων που αναπτύσσονται σε ασθενείς με ανοσοανεπάρκεια ή σε ασθενείς που για θεραπευτικούς λόγους τίθενται υπό ανασοκαταστολή, πολύ συχνά εμπλέκεται ο EBV.*

Τέλος, οι λιγότερο συχνές νόσοι είναι οι αυτές που σχετίζονται με διαταραχές της φαγοκυττάρωσης ή του συμπληρώματος. Χαρακτηριστικό παράδειγμα αυτής της ομάδας είναι ο σακχαρώδης διαβήτης. Ο σακχαρώδης διαβήτης χαρακτηρίζεται από διαταραχές που συμβαίνουν κατά κύριο λόγο, στα δύο πρώτα επίπεδα άμυνας του οργανισμού. Συγκεκριμένα, παρατηρείται λέπτυνση των βλεννογόνων, ελάττωση των εκκρίσεων, διαταραχές στη χημειοταξία, την οψωνινοποίηση, του συμπληρώματος και της φαγοκυττάρωσης. Στις νόσους αυτής της ομάδας συνήθως εκδηλώνονται στρεπτοκοκκικές (κυρίως από τα είδη της ομάδας των α-αιμολυτικών ή πρασινιζόντων στρεπτοκόκκων), σταφυλοκοκκικές λοιμώξεις, και λοιμώξεις από είδη εντεροβακτηριοειδών (π.χ. *Esherichia coli. Klebsiella sp, Proteus sp.* κ.ά.) ή από είδη του γένους ψευδομονάς (*Pseudomonas aeruginosa*).

Σε πρακτικό επίπεδο, ανοσοανεπάρκειες, άλλοτε άλλου βαθμού, παρατηρούνται σε πάρα πολλές νοσολογικές οντότητες, όπως π.χ. στις αιμοσφαιρινοπάθειες (β-θαλασσαιμίες, δρεπανοκυτταρική νόσο, κ.ά.), στην κίρρωση του ήπατος, στη χρόνια νεφρική ανεπάρκεια, κ.λπ.

Είναι χαρακτηριστικό ότι σε ασθενείς με χρόνια νεφρική ανεπάρκεια, η φυματίωση εκδηλώνεται σε ποσοστιαία αναλογία, περίπου κατά 16 φορές μεγαλύτερη, σε σχέση με την εκδήλωσή της σε άτομα χωρίς υποκείμενη νόσο, ενώ μία από τις συχνές αιτίες θανάτου είναι η σήψη.

ΦΑΡΜΑΚΑ ΠΟΥ ΠΡΟΚΑΛΟΥΝ ΑΝΟΣΟΑΝΕΠΑΡΚΕΙΑ

Ανοσοκαταστολή και ανοσοανεπάρκειες μπορεί να προκαλέσει και η λήψη ορισμένων φαρμάκων.

Μια από τις πιο γνωστές ομάδες φαρμάκων που ενοχοποιούνται για ανοσοκαταστολή (που το δηλώνει ακόμη και η ονομασία τους), είναι τα α ν ο σ ο κ α τ α-

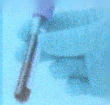

σταλτικά φάρμακα. Είναι γνωστό ότι οι ασθενείς που για θεραπευτικούς λόγους λαμβάνουν τα εν λόγω φάρμακα είναι ευάλωτοι στις λοιμώξεις. Αξιοσημείωτο είναι το γεγονός, ότι πολύ συχνά σ' αυτούς τους ασθενείς παρατηρείται η ανάπτυξη μη Hodgkin λεμφωμάτων, στην αιτιοπαθογένεια των οποίων εμπλέκεται ο EBV, το σάρκωμα (ή νόσος) Kaposi που οφείλεται στον KSHV/ HHV-8, κ.λπ.

Μια δεύτερη ομάδα φαρμάκων που ενοχοποιείται για πρόκληση ανοσοδιαταραχών είναι τα κορτικοστεροειδή φάρμακα. Με δεδομένο ότι ένας πολύ μεγάλος αριθμός ασθενών λαμβάνει τα εν λόγω φάρμακα, θεωρείται πρακτικά αδύνατο, ο οδοντίατρος να μην αντιμετωπίσει στην καθημερινή οδοντιατρική πράξη, τέτοιους ασθενείς. Έτσι, πρέπει να γνωρίζει ότι ασθενείς που λαμβάνουν μακροχρόνια κορτικοστεροειδή παρουσιάζουν ανοσοανεπάρκειες που οφείλονται σε διαταραχές κατά κύριο λόγο του πρώτου και δεύτερου επιπέδου άμυνας του οργανισμού. Στους ασθενείς αυτούς, παρατηρείται λέπτυνση των καλυπτικών ιστών (ιδίως σε τοπική χρήση των κορτικοστεροειδών), μικρή μείωση των μονοπυρήνων κυττάρων και των λεμφοκυττάρων του αίματος, καταστολή της χημειοταξίας, κ.λπ. Σε πρακτικό επίπεδο ο κίνδυνος ανάπτυξης λοιμώξεων σε ασθενείς που λαμβάνουν κορτικοστεροειδή σχετίζεται αφενός με τη χρονική διάρκεια λήψης του φαρμάκου και αφετέρου με τη δοσολογία του. Όσο μεγαλύτερο χρονικό διάστημα οι ασθενείς λαμβάνουν το φάρμακο και όσο μεγαλύτερη είναι η δοσολογία του, τόσο είναι μεγαλύτερος και ο κίνδυνος εκδήλωσης λοιμώξεων. Σ' αυτούς τους ασθενείς, αν και μπορεί να εκδηλωθεί κάθε είδους λοίμωξη (ιογενής, βακτηριακή, μυκητιασική ή παρασιτική) εντούτοις πιο συχνά αναπτύσσονται λοιμώξεις που οφείλονται σε κόκκους (στρεπτοκόκκους, σταφυλοκόκκους) και σε είδη εντεροβακτηριοειδών. Συχνά αναπτύσσονται και μυκητιάσεις.

Τέλος, ιδιαίτερη αναφορά πρέπει να γίνει σε μια σχετικά νέα ομάδα βιολογικών φαρμάκων, τους αντι-TNF παράγοντες που σήμερα ολοένα και περισσότερο χρησιμοποιούνται στην κλινική ιατρική πράξη. Τα εν λόγω φάρμακα χρησιμοποιούνται για τη θεραπεία ενός μεγάλου αριθμού νόσων μεταξύ των οποίων η ρευματοειδής αρθρίτιδα, η αγκυλωτική σπονδυλίτιδα, οι κοκκιωματώσεις (σαρκοείδωση, νόσος του Crohn, κ.ά), η ψωρίαση, κ.λπ. Τα φάρμακα αυτά προδιαθέτουν στην αναζωπύρωση παλαιών λοιμώξεων όπως π.χ. της φυματίωσης αλλά και στην ανάπτυξη νέων λοιμώξεων.

Οι αντι-TNF παράγοντες είναι σύγχρονα βιολογικά φάρμακα τα οποία στοχεύουν στον αποκλεισμό δράσης των κυττοκινών TNF, οι οποίες κυττοκίνες παίζουν σημαντικό ρόλο στη φλεγμονώδη διαδικασία. Η εν λόγω ομάδα φαρμάκων αποτελείται από δύο επιμέρους ομάδες. Η πρώτη περιλαμβάνει αντισώματα έναντι των TNF. Στην ομάδα αυτή ανήκουν η ινφλιξιμάμπη και η ανταλιμουμάμπη. Η δεύτερη περιλαμβάνει φάρμακα που αποκλείουν τους υποδοχείς των TNF. Στην ομάδα αυτή ανήκει η εταρνεσέπτη.

ΑΛΛΕΣ ΑΙΤΙΕΣ ΑΝΟΣΟΑΝΕΠΑΡΚΕΙΩΝ

Σε παγκόσμιο επίπεδο, μια από τις συχνότερες αιτίες ανοσοκαταστολής είναι η κακή ή η ελλιπής διατροφή (υποθρεψία). Εξαιτίας της υποθρεψίας, ο οργανισμός στερείται ουσιών (πρωτεϊνών, βιταμινών, ιχνοστοιχείων) αλλά και θερμίδων που είναι απαραίτητα για την εύρυθμη λειτουργία του. Συγκεκριμένα, παρατηρείται ουδετεροπενία, διαταραχές της λειτουργικότητας των ΝΚ κυττάρων, στην οψωνινοποίηση, στη φαγοκυττάρωση, στη χημειοταξία, κ.ά. ενώ καταγράφονται και διαταραχές στην κυτταρική (π.χ. μείωση των CD4+ και CD8+ κυττάρων) αλλά και στη χυμική (π.χ. ανεπαρκείς τίτλοι αντισωμάτων, ύστερα από εμβολιασμό) ανοσία. Στην υποθρεψία, παρατηρείται συχνά η ανάπτυξη σοβαρών από προγνωστική άποψη λοιμώξεων όπως π.χ. η φυματίωση, οι εν τω βάθει μυκητιάσεις, κ.λπ.

Τέλος ανοσοανεπάρκειες μπορεί να παρατηρηθούν και ύστερα από χειρουργικές επεμβάσεις (π.χ. ύστερα από σπληνεκτομή), στον αλκοολισμό, στη γήρανση, κ.ά.

ΓΕΝΙΚΑ ΧΑΡΑΚΤΗΡΙΣΤΙΚΑ ΤΩΝ ΛΟΙΜΩΞΕΩΝ ΠΟΥ ΕΚΔΗΛΩΝΟΝΤΑΙ ΣΕ ΑΣΘΕΝΕΙΣ ΜΕ ΑΝΟΣΟΑΝΕΠΑΡΚΕΙΕΣ Ή ΣΕ ΑΣΘΕΝΕΙΣ ΥΠΟ ΑΝΟΣΟΚΑΤΑΣΤΟΛΗ

Τα γενικά χαρακτηριστικά των λοιμώξεων που αναπτύσσονται σε ασθενείς με ανοσοσανεπάρκειες ή σε ασθενείς που τίθενται υπό ανοσοκαταστολή είναι:

● *Η αυξημένη συχνότητα εκδήλωσης λοιμώξεων και ιδιαίτερα των ευκαιριακών ή/και ενδογενών λοιμώξεων.* Ένα χαρακτηριστικό παράδειγμα είναι η καντιντίαση του βλεννογόνου του στόματος. Ο μύκητας *Candida albicans,* είναι το είδος αυτού του γένους, που πιο συχνά προκαλεί καντιντίαση του βλεννογόνου του στόματος. Ο εν λόγω μύκητας, αποτελεί φυσιολογική χλωρίδα του στόματος και σε υγιή άτομα προκαλεί νόσο, εξαιρετικά σπάνια και κάτω από ειδικές συνθήκες. Αντίθετα, σε ανοσοκατασταλμένους ασθενείς, π.χ. σε ασθενείς με οξεία λευχαιμία ή σε ασθενείς με HIV-λοίμωξη, κ.λπ. η καντιντίαση του βλεννογόνου του στόματος είναι μια πάρα πολύ συχνή νόσος **(Εικ. 5).**

● *Η σπανιότητα της λοίμωξης.* Για παράδειγμα αναφέρεται το σάρκωμα (ή νόσος) Kaposi που οφείλεται στον ερπητοϊό 8 (KSHV/HHV-8). Η συγκεκριμένη νόσος πριν την εμφάνιση της HIV-λοίμωξης, εμφανιζόταν πάρα πολύ σπάνια και προσέβαλε κατά κανόνα υπερήλικα άτομα (κλασικό Kaposi). Με την εμφάνιση όμως της HIV-λοίμωξης και ακριβώς εξαιτίας της ανοσοανεπάρκειας που προκαλεί η συγκεκριμένη νόσος, οι περιπτώσεις σαρκώματος Kaposi, πολλαπλασιάστηκαν εξαιρετικά (Kaposi σχετιζόμενο με την HIV-λοίμωξη) **(Εικ. 6).** Παρουσιάζεται δηλαδή το φαινόμενο, μια σπάνια νόσος, σε ανοσοανεπαρκείς ασθενείς να εμφανίζεται πολύ συχνά.

● *Η βαριά κλινική εικόνα, η ταχεία εξέλιξη και η κακή κλινική πορεία της λοίμωξης.* Ως παράδειγμα αναφέρεται η ανεμευλογιά. Η εν λόγω νόσος όταν προσβάλει ένα υγιές κατά τα άλλα παιδί, στη μεγάλη πλειοψηφία των περιπτώσεων διατρέχει σχετικά ήπια και ο μικρός ασθενής ιάται χωρίς να εκδηλώσει επιπλοκές. Αντίθετα, σ' ένα παιδί που πάσχει και από μία νόσο που χαρακτηρίζεται από ανοσοανεπάρκεια ή σ' ένα παιδί που βρίσκεται υπό ανοσοκαταστολή, η εξέλιξη της ανεμευλογιάς είναι ταχεία, η κλινική εικόνα της συνήθως είναι βαριά, σε μεγάλο ποσοστό εκδηλώνονται επιπλοκές και η θνησιμότητα είναι σαφώς μεγαλύτερη από την αντίστοιχη των παιδιών χωρίς υποκείμενη νόσο.

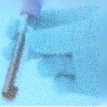

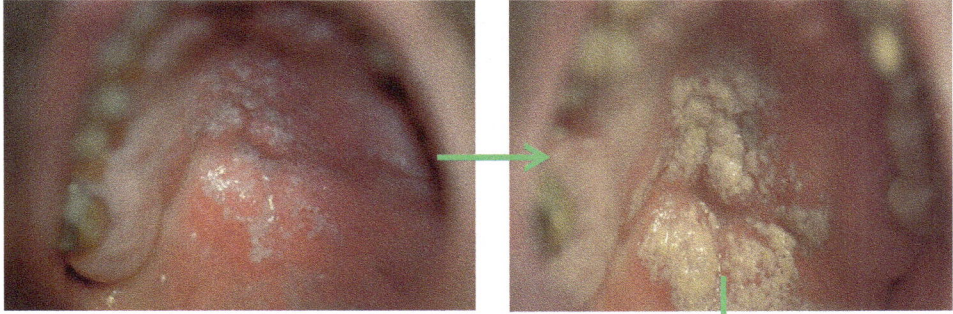

Εικόνα 5. Κλινικές εικόνες εξέλιξης μίας περίπτωσης ψευδομεμβρανώδους καντιντίασης που αναπτύχθηκε στην υπερώα ασθενή που έπασχε από οξεία μυελογενή λευχαιμία. Στη δεύτερη εικόνα παρουσιάζεται η περίπτωση, δύο μόλις ημέρες μετά την πρώτη παρατήρησή της, και στην τρίτη εικόνα, απεικονίζεται η περίπτωση μετά από θεραπεία μίας εβδομάδας με φλουκοναζόλη.

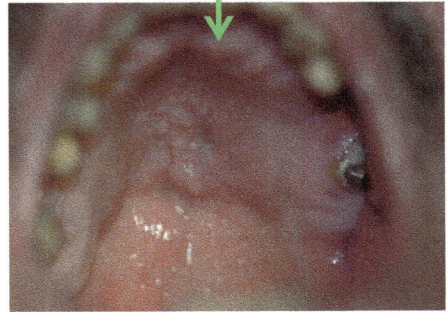

Εικόνα 6. Κλινική εικόνα σαρκώματος Kaposi με εντόπιση στα ούλα ασθενή με HIV-λοίμωξη. Χαρακτηριστικό γνώρισμα του σαρκώματος, που είναι εμφανές και στην εικόνα αυτή, είναι ο πολυεστιακός χαρακτήρας του.

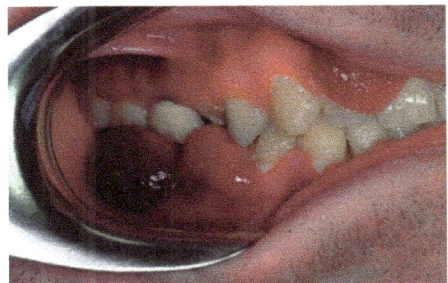

● **Το δυσθεράπευτο της λοίμωξης.** Το γεγονός αυτό οδηγεί σε αυξημένη δοσολογία και σε παράταση της χρονικής διάρκειας χορήγησης του αντιμικροβιακού χημειοθεραπευτικού φαρμάκου. Για παράδειγμα αναφέρεται ο έρπητας ζωστήρας. Το σύνηθες δοσολογικό σχήμα της ακυκλοβίρης που προτείνεται σε ασθενείς με έρπητα ζωστήρα και χωρίς υποκείμενη νόσο, είναι 800mg, 5 φορές την ημέρα για χρονική διάρκεια 7 ημερών. Αντίθετα, σ' έναν αντίστοιχο ενήλικα ασθενή με υποκείμενη νόσο που χαρακτηρίζεται από ανοσοανεπάρκεια το σχήμα τροποποιείται σε 10-30 mg/κιλό βάρους σώματος το ανώτερο μέχρι 1200 mg, 5 φορές την ημέρα για χρονικό διάστημα τουλάχιστον 10 ημερών. Παρ' όλα αυτά στους εν λόγω ασθενείς εκδηλώνονται συχνότερα επιπλοκές και το ποσοστό θνησιμότητας είναι μεγαλύτερο.

IV. Ο ΕΞΟΠΛΙΣΜΟΣ ΤΟΥ ΟΔΟΝΤΙΑΤΡΕΙΟΥ

Εκτός των θεωρητικών και πρακτικών γνώσεων που πρέπει να έχει ένας οδοντία-
τρος για να αναλάβει τη χορήγηση οδοντιατρικής περίθαλψης σε ειδικούς ασθενείς,
θεωρείται απαραίτητο το οδοντιατρείο του να είναι:

- καλά οργανωμένο,
- εξοπλισμένο με όλες τις σύγχρονες ιατρικές συσκευές με τις οποίες ο οδο-
ντίατρος μπορεί να παρακολουθεί πριν, κατά, και αμέσως μετά την οδοντιατρική
συνεδρία, τα βασικά ζωτικά σημεία των ειδικών ασθενών,
- εξοπλισμένο με όλες τις σύγχρονες συσκευές με τη χρήση των οποίων μπο-
ρεί να βοηθηθεί στην αντιμετώπιση επειγουσών καταστάσεων και
- εφοδιασμένο με φάρμακα με τη χρήση των οποίων: α) αποτρέπεται η
εκδήλωση επειγουσών καταστάσεων που θα μπορούσαν να προκύψουν κατά τη
διάρκεια των οδοντιατρικών συνεδριών και β) αντιμετωπίζονται οι επείγουσες κα-
ταστάσεις.

*Τα βασικά ζωτικά σημεία είναι η αρτηριακή πίεση, ο καρδιακός σφυγμός
(συχνότητα, ρυθμός, ένταση και ταχύτητα), ο αναπνευστικός ρυθμός και η θερ-
μοκρασία.*

Βασικός εξοπλισμός με ιατρικές συσκευές
Ένα καλά οργανωμένο οδοντιατρείο πρέπει να έχει:
Συσκευή παροχής οξυγόνου. Στο εμπόριο κυκλοφορεί ένας μεγάλος αριθμός
συσκευών. Η παροχή του οξυγόνου στον ασθενή μπορεί να γίνει με ρινικό καθε-
τήρα ή με μάσκα, τα οποία πρέπει επίσης να περιλαμβάνονται στον εξοπλισμό
του οδοντιατρείου. Απαραίτητος είναι ο έλεγχος των συσκευών σε τακτά χρονικά
διαστήματα, για να επιβεβαιώνεται η πληρότητα της φιάλης σε οξυγόνο.
Στοματοφαρυγγικούς αεραγωγούς. Με τους εν λόγω αεραγωγούς συγκρα-
τείται η γλώσσα μακριά από το οπίσθιο φαρυγγικό τοίχωμα, επιτρέποντας την
απρόσκοπτη αναπνευστική λειτουργία του ασθενή που κατά κανόνα έχει χάσει
τις αισθήσεις του.
Πιεσόμετρο και στηθοσκόπιο. Το πιεσόμετρο μπορεί να είναι υδραργυρικό ή
ψηφιακό. Στα περισσότερα ψηφιακά πιεσόμετρα το στηθοσκόπιο είναι ενσωματω-
μένο στη συσκευή.
Ηλεκτρονική συσκευή ελέγχου του σακχάρου του αίματος και τις αντίστοι-
χες ταινίες.
Στοματοδιαστολείς. Στο εμπόριο κυκλοφορούν μεταλλικοί και πλαστικοί στο-
ματοδιαστολείς, με τη χρήση των οποίων παρεμποδίζεται η ξαφνική και απρόσμε-
νη σύγκλειση της κάτω γνάθου (π.χ. σε γενικευμένες τονικο-κλονικές επιληπτικές
κρίσεις) εξαιτίας της οποίας θα μπορούσαν να προκληθούν τραυματισμοί τόσο
στον ασθενή (γλώσσα, χείλη, κ.λπ.), όσο και στα δάχτυλα του οδοντιάτρου.
Περιχειρίδες. Οι περιχειρίδες που χρησιμεύουν για την περίδεση του βραχίονα
για να προκληθεί στάση της ροής του φλεβικού αίματος. Η στάση της ροής έχει ως

αποτέλεσμα τη διόγκωση της φλέβας, γεγονός που καθιστά εύκολη την παρακέντησή της.

Πλαστικές σύριγγες. Για αιμοληψία ή για ενδομυϊκή, ενδοφλέβια ή υποδόρια χορήγηση φαρμάκων.

Βελόνες τύπου καθετήρα και τύπου πεταλούδας. Για την ενδοφλέβια χορήγηση ορού και φαρμάκων σε αργή, στάγδην έγχυση.

Φορητό αυτόματο εξωτερικό απινιδωτή. Χρησιμοποιείται για την αντιμετώπιση ξαφνικής καρδιακής ανακοπής.

Θερμόμετρο. Για τη μέτρηση της θερμοκρασίας του ασθενή.

Ελαστικοί σωλήνες για παροχέτευση πυώδους συλλογής.

Εφοδιασμός με φάρμακα

Η καλή οργάνωση ενός οδοντιατρείου, απαιτεί την ύπαρξη ενός φαρμακείου -κατά προτίμηση φορητό, μεταφερόμενο βαλιτσάκι- στο οποίο περιέχονται όλα τα απαραίτητα φάρμακα. Για κάθε φάρμακο πρέπει να υπάρχουν όχι μόνο 1, αλλά 2-3 τεμάχια, ώστε να καλύπτεται η περίπτωση χορήγησης και δεύτερης ή τρίτης δόσης, ή/και η περίπτωση αντιμετώπισης και δεύτερου επείγοντος περιστατικού που τυχόν εκδηλωθεί μέσα στην ίδια ημέρα. Το φαρμακείο πρέπει να βρίσκεται σε συγκεκριμένο καλά αεριζόμενο χώρο, ο οποίος να μην υπερθερμαίνεται και ο οποίος να είναι εύκολα προσβάσιμος στον οδοντίατρο και στο προσωπικό του ιατρείου. Επιπλέον, σε διάφορα χρονικά διαστήματα πρέπει να ελέγχεται η ημερομηνία λήξης των φαρμάκων, έτσι ώστε σκευάσματα που έχουν λήξει να αντικαθίστανται άμεσα.

Μέσα στο φαρμακείο πρέπει να περιέχονται:

Λοραζεπάμη ή/και Διαζεπάμη. Σε δισκία των 1 και 2,5 mg, και 2, 5 ή/και 10 mg αντίστοιχα. Η λοραζεπάμη, σε περιπτώσεις γενικευμένων τονικο-κλονικών επιληπτικών κρίσεων, μπορεί να χορηγηθεί και ενδοφλέβια (4 mg/ml).

Αδρεναλίνη. Εκτός από τις φύσιγγες για ενδομυϊκή, ενδοφλέβια ή υποδόρια χορήγηση (1 mg/ml σε συγκέντρωση 1/1.000), πρέπει να υπάρχουν και προγεμισμένες φύσιγγες.

Ασπιρίνη. Σε δισκία.

Νιτρογλυκερίνη. Σε μορφή υπογλώσσιων δισκίων των 5 mg ή σε μορφή αερολύματος για υπογλώσσιους ψεκασμούς.

Καπτοπρίλη. Σε δισκία των 25 και 50 mg.

Σαλβουταμόλη. Σε συσκευές ψεκασμών των 2,5 και 5 mg.

Υδροκορτιζόνη και Μεθυλπρεδνιζολόνη. Για ενδοφλέβια, ενδομυϊκή και υποδόρια χορήγηση. Τα εν λόγω σκευάσματα σε επείγουσες περιπτώσεις, μπορεί να ενεθούν και στην υπογλώσσια χώρα.

Γλουκαγόνο. Για ενδομυϊκή ή υποδόρια χορήγηση (1 mg/ml).

Βηταμεθαζόνη. Σε κρέμα.

Λεβοσιτιριζίνη. Σε δισκία των 5 mg.

Διάλυμα Δεξτρόζης.

Διάλυμα Ringer.

Οι ενδείξεις χορήγησης και η δοσολογία, για όλα τα παραπάνω φάρμακα, αναφέρονται αναλυτικά στις νοσολογικές οντότητες που περιγράφονται στο δεύτερο μέρος του βιβλίου.

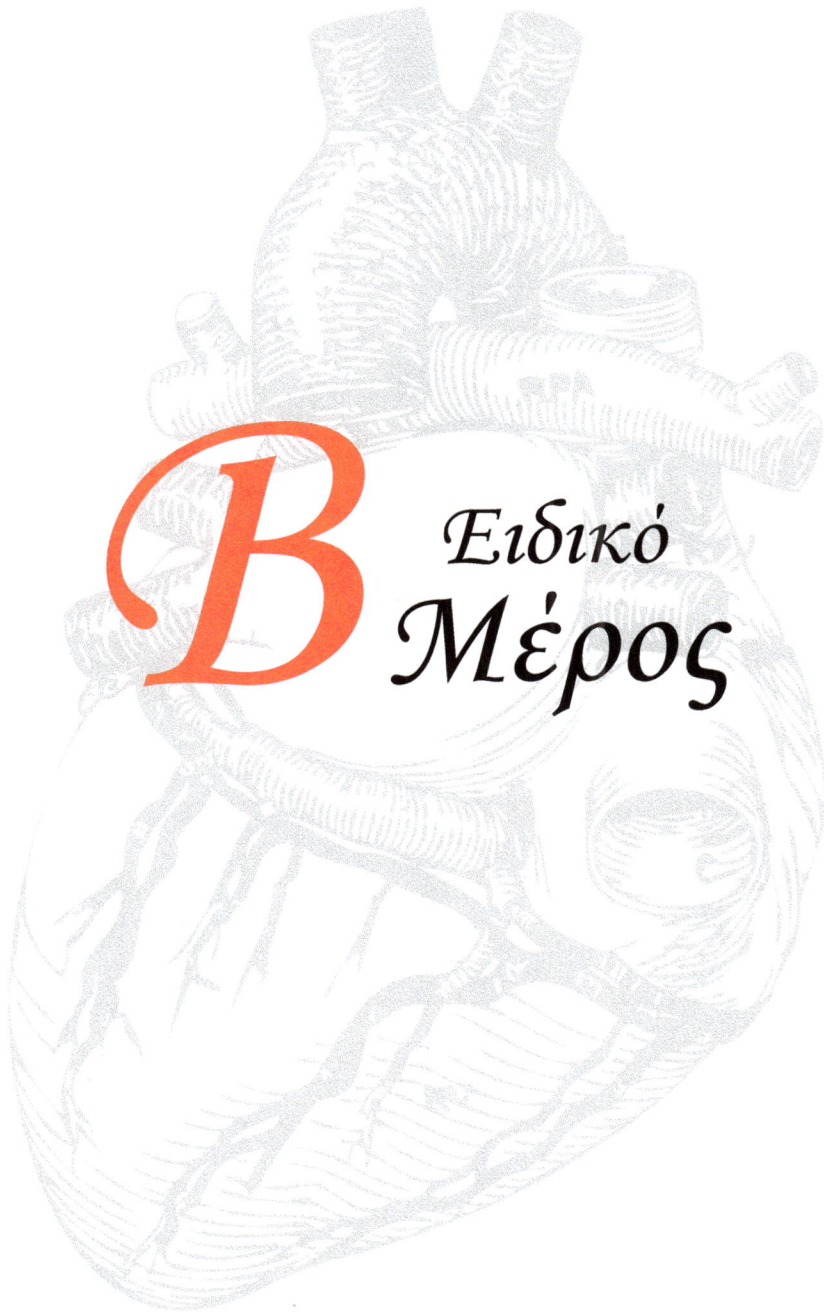

B
Ειδικό
Μέρος

ΑΣΘΕΝΕΙΣ ΜΕ ΝΟΣΟΥΣ ΤΟΥ ΑΙΜΟΠΟΙΗΤΙΚΟΥ ΚΑΙ ΛΕΜΦΙΚΟΥ ΣΥΣΤΗΜΑΤΟΣ

I. ΑΝΑΙΜΙΕΣ

Με τον όρο «αναιμία» χαρακτηρίζεται κάθε παθολογική κατάσταση που προκύπτει από τη μείωση του αριθμού των ερυθρών αιμοσφαιρίων ή της μάζας των ερυθρών αιμοσφαιρίων ή του επιπέδου της αιμοσφαιρίνης του αίματος, σε επίπεδα κάτω του 10% των φυσιολογικών τιμών που προβλέπονται για τη συγκεκριμένη πληθυσμιακή ομάδα. Από το σύνολο των αναιμιών, ιδιαίτερη προσοχή στην εκτέλεση οδοντιατρικών πράξεων, απαιτείται στην απλαστική και στις αιμολυτικές αναιμίες και ως εκ τούτου, στο κεφάλαιο αυτό, θα γίνει αναφορά μόνο στις εν λόγω νοσολογικές οντότητες.

ΑΠΛΑΣΤΙΚΗ ΑΝΑΙΜΙΑ
Ή ΑΝΑΙΜΙΑ ΑΠΟ ΑΝΕΠΑΡΚΕΙΑ ΤΟΥ ΜΥΕΛΟΥ ΤΩΝ ΟΣΤΩΝ
Ή ΠΑΓΚΥΤΤΑΡΟΠΕΝΙΑ

Απλαστική αναιμία χαρακτηρίζεται η αναιμία που προκύπτει από την αδυναμία του οργανισμού να πλάσει τα έμμορφα στοιχεία του αίματος (ερυθρά αιμοσφαίρια, λευκά αιμοσφαίρια, και αιμοπετάλια). Ουσιαστικά είναι μια παγκυτταροπενία (αναιμία, λευκοπενία, θρομβοπενία).

Είναι σοβαρή από προγνωστική άποψη νοσολογική οντότητα η οποία μπορεί να οφείλεται είτε σε συγγενή (σε λίγες περιπτώσεις), είτε σε επίκτητα (στην πλειονότητα των περιπτώσεων) αίτια. Στα επίκτητα αίτια συμπεριλαμβάνονται: ο αλκοολισμός, η λήψη φαρμάκων (αντινεοπλασματικά ή αντιμικροβιακά χημειοθεραπευτικά), η επαφή με άλλες χημικές ουσίες (εντομοκτόνα, κ.λπ.), οι λοιμώξεις (συνήθως οι ιογενείς), οι νόσοι του μυελού των οστών (π.χ. πολλαπλούν μυέλωμα) κ.λπ. Λίγες περιπτώσεις είναι ιδιοπαθείς.

Εργαστηριακά ευρήματα: Παθογνωμικά εργαστηριακά ευρήματα για τη διάγνωση της απλαστικής αναιμίας δεν υπάρχουν. Στην εξέταση του φλεβικού περιφερικού αίματος καταγράφεται παγκυτταροπενία, και μείωση του αριθμού των ΔΕΚ. Κριτήρια για την εργαστηριακή διάγνωση της νόσου, αποτελεί η συνύπαρξη των παρακάτω ευρημάτων:

- Hb <10g/dl,
- αριθμός αιμοπεταλίων <50.000/ml,
- απόλυτος αριθμός των ουδετερόφιλων <1.500/ml.

● Στην εξέταση του μυελού των οστών παρατηρείται υποπλασία (μείωση του αριθμού των κυττάρων) και αύξηση των μυελικών χώρων που καταλαμβάνονται από λιπώδη ιστό.

Η απλαστική αναιμία διακρίνεται σε:

● **Βαριά,** όταν η κυτταροβρίθεια του μυελού των οστών είναι <25% του φυσιολογικού, και στο περιφερικό φλεβικό αίμα συνυπάρχουν δύο τουλάχιστον από τα παρακάτω ευρήματα: αριθμός αιμοπεταλίων <20.000/ml, απόλυτος αριθμός των ουδετερόφιλων κοκκιοκυττάρων <500/ml, ή ΔΕΚ <1%.

● **Πολύ βαριά,** όταν ο απόλυτος αριθμός των ουδετερόφιλων κοκκιοκυττάρων είναι <200/ml.

Οδοντιατρική πράξη

Ο οδοντίατρος που θα αντιμετωπίσει έναν ασθενή με υποκείμενη απλαστική αναιμία, πρέπει να γνωρίζει ότι τα πιο σημαντικά προβλήματα που μπορεί να προκύψουν κατά την εκτέλεση οδοντιατρικών πράξεων είναι:

→ Η αιμορραγία, η οποία οφείλεται στη μείωση του αριθμού των αιμοπεταλίων. Λόγω αυτού του γεγονότος, ο οδοντίατρος πριν από την οδοντιατρική πράξη, πρέπει να γνωρίζει τα αποτελέσματα πρόσφατης γενικής εξέτασης του αίματος, καθώς και των εργαστηριακών δοκιμασιών ελέγχου της αιμόστασης.

Οδοντιατρικές πράξεις πρέπει να αποφεύγονται όταν ο αριθμός των αιμοπεταλίων είναι <50.000/ml και απαγορεύονται αυστηρά όταν ο αριθμός των αιμοπεταλίων είναι <20.000/ml. Όταν όμως σε έναν τέτοιο ασθενή κρίνεται απαραίτητη μια χειρουργική οδοντιατρική πράξη, πρέπει αυτή να γίνεται σε νοσοκομειακό περιβάλλον, με τη στήριξη αιματολόγου γιατρού. Σε κάποιους ασθενείς που λαμβάνουν ανοσοκατασταλτικά ή έχουν υποβληθεί σε μεταμόσχευση αρχέγονων αιμοποιητικών κυττάρων, πάντα ύστερα από συζήτηση με τον θεράποντα αιματολόγο γιατρό, μπορεί να συστηθεί και η μετάγγιση παραγώγων αίματος. Δηλαδή σ' έναν τέτοιο ασθενή, λίγο πριν από την οδοντιατρική πράξη, μπορεί να χορηγηθούν αιμοπετάλια.

Για την αντιμετώπιση της αιμορραγίας, επιβάλλεται, το τραύμα να συρράπτεται. Ως υποστηρικτική θεραπεία της συρραφής, μπορεί να χρησιμοποιηθούν, αιμοστατικές αυτοαπορροφήσιμες ουσίες (σπόγγοι ινικής, σπόγγοι ζελατίνης, θρομβίνη, κ.ά.) **(Εικ. 7)** οι οποίες τοποθετούνται μέσα στο τραύμα, ή συγκολλητική ουσία ινώδους (Beriplast®) **(Εικ. 8)** ή/και γάζα από αυτοαπορροφήσιμη οξειδωθείσα κυτταρίνη (γάζα Surgicel®) **(Εικ. 9)** που τοποθετούνται πάνω στη τραυματική επιφάνεια.

Με τον όρο «παράγωγα αίματος» αναφέρεται οποιοδήποτε παράγωγο αίματος (ερυθρά αιμοσφαίρια, λευκά αιμοσφαίρια, αιμοπετάλια, ινωδογόνο, παράγοντες πήξης, κ.λπ.) ή πλάσματος του ανθρώπου που προορίζεται για θεραπευτική χρήση.

Τα ενεργά συστατικά του Beriplast είναι η θρομβίνη, το ινωδογόνο, ο παράγοντας πήξης XIII, το χλωριούχο ασβέστιο και η απροτινίνη. Οι δραστικές ουσίες είναι η θρομβίνη και το ινωδογόνο.

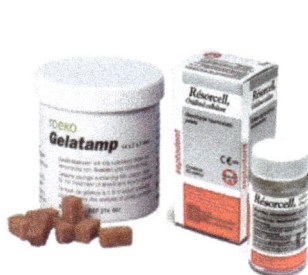

Εικόνα 7. Συσκευασίες αιμοστατικών σπόγγων που χρησιμοποιούνται στην οδοντιατρική.

Εικόνα 8. Η συσκευασία του συστήματος Beriplast. Το Beriplast εφαρμόζεται τοπικά, στην επιφάνεια των συρραφέντων ιστών, ως υποστηρικτική θεραπεία της συρραφής.

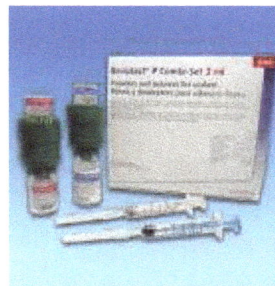

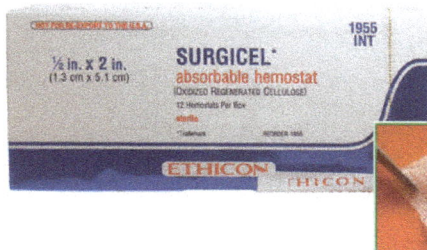

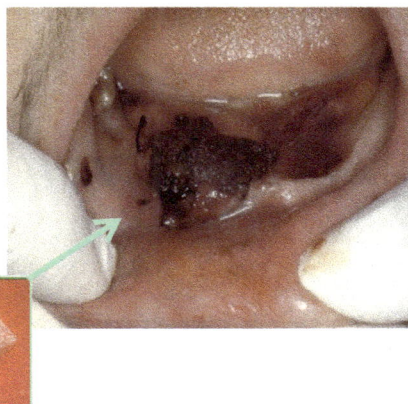

Εικόνα 9. Η γάζα Surgicel (αυτοαπορροφήσιμη οξειδωθείσα κυτταρίνη) τοποθετείται την επιφάνεια του χειρουργικού τραύματος μετά τη συρραφή του. Με τη χρήση της προάγεται η συγκόλληση των ιστών, η αιμόσταση και υποστηρίζεται η συρραφή.

→ Οι λοιμώξεις, που αναπτύσσονται εξαιτίας της μείωσης του αριθμού των λευκών αιμοσφαιρίων και των ανοσοδιαταραχών που χαρακτηρίζουν τη νόσο, ή/και της ανοσοκαταστολής που προκύπτει από τη λήψη ανοσοκατασταλτικών φαρμάκων που λαμβάνουν οι ασθενείς.

Πριν από την εκτέλεση μιας οδοντιατρικής πράξης, ιδιαίτερα χειρουργικής πράξης, επιβάλλεται η θεραπεία οποιασδήποτε τυχόν προϋπάρχουσας εγκατεστημένης εστιακής ή συστηματικής λοίμωξης. Τούτο γιατί μια τέτοια λοίμωξη μπορεί να αποτελέσει εστία μόλυνσης και να προκαλέσει στον ασθενή επιβαρυντικά για τη γενική του υγεία προβλήματα (π.χ. επιμόλυνση χειρουργικού τραύματος, ανάπτυξη μεταναστευτικών λοιμώξεων, σήψη). Επίσης, επιβάλλεται η βελτίωση της στοματικής υγιεινής και η λήψη όλων των προληπτικών μέτρων που απαιτούνται για την αποφυγή ανάπτυξης λοιμώξεων, μεταξύ των οποίων και η στοματόπλυση με αντισηπτικό διάλυμα λίγο πριν την έναρξη της οδοντιατρικής συνεδρίας. Η στοματόπλυση με το αντισηπτικό διάλυμα θα μειώσει ποσοτικά τη χλωρίδα και για χρονικό διάστημα που συνήθως καλύπτει τον χρόνο που απαιτείται για την εκτέλεση των οδοντιατρικών πράξεων. Η μείωση της χλωρίδας είναι σημαντική, επειδή σε ασθενείς με ανοσοανεπάρκειες ή υπό ανοσοκαταστολή, πάρα πολλοί μικροοργανισμοί, ακόμα και με μικρή λοιμογόνο δύναμη, μπορεί να προκαλέσουν την εκδήλωση σοβαρών, από προγνωστική άποψη, λοιμώξεων. Αξιοσημείωτο είναι ότι σ' αυτούς τους ασθενείς, οποιοσδήποτε μικροοργανισμός της χλωρίδας του στόματος, και με μοναδική εξαίρεση τους γαλακτοβάκιλλους, μπορεί να προκαλέσει λοίμωξη. Χορήγηση αντιμικροβιακής χημειοπροφύλαξης πριν την επέμβαση, επιβάλλεται όταν ο αριθμός των ουδετερόφιλων είναι <1.000/ml, αλλά συγκεκριμένα σχήματα δεν προτείνονται. Κάθε μία περίπτωση πρέπει να αξιολογείται χωριστά. Συνήθως, σε μη αλλεργικούς προς τις β-λακτάμες ασθενείς, επιλέγεται η αμοξυκιλλίνη, και ανάλογα με την περίπτωση χορηγείται μόνη της ή σε συνδυασμό με άλλα συνεργικά αντιμικροβιακά χημειοθεραπευτικά φάρμακα.

Όταν ο αριθμός των ουδετερόφιλων είναι πάρα πολύ μικρός, μπορεί να συστηθεί από τον θεράποντα αιματολόγο γιατρό, η μετάγγιση ουδετερόφιλων κοκκιοκυττάρων. Επίσης, μπορεί να συστηθεί και η βραχεία χορήγηση του αυξητικού παράγοντα των κοκκιοκυττάρων (G-CSF), που διεγείρει επιλεκτικά την αύξηση και την ωρίμανση των ουδετερόφιλων κοκκιοκυττάρων.

Ο πολλαπλασιασμός, η διαφοροποίηση, η ωρίμανση και η λειτουργία κυττάρων, εν μέρει, ρυθμίζονται από κυτοκίνες. Υπάρχουν πολλές ομάδες κυτοκινών η κάθε μία από τις οποίες δρα επιλεκτικά σε κάποιες κυτταρικές λειτουργίες. Για παράδειγμα αναφέρονται: η κυτοκίνη (παράγοντας) PDGF που επιδρά στην επουλωτική διαδικασία, η ομάδα κυτοκινών (παραγόντων) FGF που προάγουν την αγγειογένεση, την επούλωση και την εμβρυϊκή ανάπτυξη, κ.ά. Μια ομάδα κυτοκινών, που χαρακτηρίζονται ως «αυξητικοί παράγοντες της αιμοποίησης», επιδρούν στα αιμοποιητικά κύτταρα. Ειδικότερα, ο αυξητικός (διεγερτικός) παράγοντας αποικιών των κοκκιοκυττάρων (G-CSF) διεγείρει επιλεκτικά την αύξηση και την ωρίμανση των ουδετερόφιλων κοκκιοκυττάρων. Η κύρια εφαρμογή του είναι η ελάττωση της διάρκειας της ουδετεροπενίας που προκαλείται από την αντινεοπλασματική θεραπεία και άρα η μείωση της συχνότητας εκδήλωσης λοιμώξεων. Στην κλινική πράξη, οι αυξητικοί παράγοντες χορηγούνται ως υποστηρικτική θεραπεία σε ασθενείς που δέχονται χημειοθεραπεία ή ακτινοθεραπεία. Συνήθως χορηγούνται 24 ώρες πριν από την έναρξη της αντινεοπλασματικής θεραπείας.

ΑΙΜΟΛΥΤΙΚΕΣ ΑΝΑΙΜΙΕΣ

Αιμολυτική χαρακτηρίζεται κάθε αναιμία που προκύπτει από αιμόλυση (καταστροφή των ερυθρών αιμοσφαιρίων). Στον **πίνακα 3** καταγράφονται κάποιες από τις κύριες αιμολυτικές αναιμίες, ορισμένες από τις οποίες ενδιαφέρουν ιδιαίτερα τον οδοντίατρο και ως εκ τούτου θα αναφερθούν βασικές γνώσεις που πρέπει να κατέχει ο οδοντίατρος όταν κληθεί να αντιμετωπίσει τέτοιους ασθενείς.

Πίνακας 3. Οι κυριότερες αιμολυτικές αναιμίες για κάποιες από τις οποίες ο οδοντίατρος επιβάλλεται να έχει σχετικές γνώσεις.

Κληρονομικές	Επίκτητες
I. Αιμοσφαιρινοπάθειες	*I. Ανοσολογικής αιτιολογίας*
β-θαλασσαιμίες	Αυτοάνοση αιμολυτική αναιμία
Δρεπανοκυτταρική νόσος	Μετά από μετάγγιση
II.Άλλες	*II. Άλλες*
Ανεπάρκεια του ενζύμου G-6-PD	Από λοιμώξεις
	Από φάρμακα ή άλλες χημικές ουσίες

β-ΘΑΛΑΣΑΙΜΙΕΣ

Στις β-θαλασσαιμίες περιλαμβάνεται μια συχνά απαντώμενη στη χώρα μας, ομάδα κληρονομικών αιμοσφαιρινοπαθειών (αιμολυτικών αναιμιών) οι οποίες χαρακτηρίζονται από διαταραχή στη σύνθεση της φυσιολογικής αιμοσφαιρίνης Α (HbA). Συγκεκριμένα στις β-θαλασσαιμίες μειώνεται η παραγωγή των β πεπτιδικών αλύσων που αποτελούν δομική μονάδα των σφαιρινών της HbA. Στην προσπάθεια του οργανισμού να αντιρροπήσει το πρόβλημα, αυξάνει τη σύνθεση των αιμοσφαιρινών A_2 και F (εμβρυϊκή αιμοσφαιρίνη). Έτσι, στο περιφερικό φλεβικό αίμα ασθενών που πάσχουν από β-θαλασσαιμία, παρατηρείται αύξηση των HbF και HbA_2, και μείωση της HbA.

Οι β-θαλασσαιμίες διακρίνονται στις τρεις παρακάτω μορφές:

• **Ομόζυγη ή μείζων μορφή ή αναιμία Cooley ή Μεσογειακή αναιμία.** Είναι σοβαρή, από προγνωστική άποψη, νόσος και συχνά οι ασθενείς υπόκεινται σε μεταγγίσεις αίματος. Οι συχνές μεταγγίσεις οδηγούν στην υπερφόρτωση του οργανισμού με σίδηρο, ο οποίος εμπλουτίζει διάφορα ζωτικά όργανα (αιμοσιδήρωση) με αποτέλεσμα μακροχρόνια, να παρατηρείται μείωση της λειτουργικότητας των οργάνων και ανεπάρκειά τους. Πρέπει όμως να διευκρινηστεί ότι η μεγάλη πλειοψηφία των ασθενών, υπόκειται σε αποσιδήρωση.

Εργαστηριακά ευρήματα: Στην εξέταση του περιφερικού φλεβικού αίματος με τις συνήθεις εργαστηριακές εξετάσεις διαγιγνώσκεται αναιμία. Οι τιμές της αιμοσφαιρίνης κυμαίνονται από 2 έως 7g/dl. Με την ηλεκτροφόρηση αποδεικνύεται ότι η αιμοσφαιρίνη του αίματος σε ποσοστιαία αναλογία έως και 95% αποτελείται από HbF και 2-5%, από HbA_2. Επίσης, καταγράφεται αύξηση του αριθμού των ΔΕΚ, ενώ παρατηρούνται και εμπύρηνα ερυθρά αιμοσφαίρια. Οι ασθενείς αυτοί υπόκεινται και σε πιο ειδικές εξετάσεις που παραγγέλλει ο αιματολόγος όπως π.χ. η βιοσύνθεση των αλύσεων της σφαιρίνης, ο προσδιορισμός της ωσμωτικής αντίστασης των ερυθρών αιμοσφαιρίων, κ.ά.

Με τον όρο αποσιδήρωση αναφέρεται η απομάκρυνση της περίσσειας του σιδήρου από τον οργανισμό. Συνήθως, σε αποσιδήρωση υποβάλλεται ένας ασθενής όταν τα επίπεδα της φερριτίνης (είναι η κύρια πρωτεΐνη που δεσμεύει το σίδηρο) στο αίμα είναι >1000 ng/ml (Φ.Τ. στους άνδρες 6-323 ng/ml, στις γυναίκες κάτω των 40 χρονών 7-282 ng/ml, και στις γυναίκες άνω των 40 χρονών 12-263 ng/ml) ή μετά τις πρώτες 10 μεταγγίσεις. Η αποσιδήρωση γίνεται με φάρμακα (δεσφεριοξαμίνη, δεφεριπρόνη, δεσφεραξιρόση).

● **Ετερόζυγη ή έλασσον μορφή ή στίγμα.** Ασθενείς με τη μορφή αυτή παρουσιάζουν διάφορο βαθμό εκφραστικότητας της νόσου. Στη μεγάλη πλειοψηφία τους, οι ασθενείς είναι ασυμπτωματικοί, και γι' αυτό τον λόγο πολλοί από αυτούς δε γνωρίζουν ότι πάσχουν από τη νόσο. Υπάρχουν όμως και περιπτώσεις που οι ασθενείς εκδηλώνουν, ήπια σημειολογία και συμπτωματολογία μιας αναιμίας (π.χ. ωχρότητα του δέρματος και των βλεννογόνων, εύκολη κόπωση, αδυναμία, κ.ά.).

Εργαστηριακά ευρήματα: Στην εξέταση του περιφερικού φλεβικού αίματος στις συνήθεις εξετάσεις μπορεί να διαγνωσθεί μέτρια ή ήπια αναιμία, αλλά υπάρχουν και περιπτώσεις στις οποίες τα αποτελέσματα κρίνονται φυσιολογικά. Συχνά, σε περιπτώσεις με παθολογικά ευρήματα οι τιμές της αιμοσφαιρίνης κυμαίνονται από 7 έως και 10g/dl. Με την ηλεκτροφόρηση αποδεικνύεται ότι σε ποσοστιαία αναλογία η HbA αποτελεί το 90-95%, η HbF το 2-10% και η HbA_2 το 5-8%.

● **Ενδιάμεση μορφή.** Πιθανολογείται ότι οφείλεται σε διπλή ετεροζυγωτία. Δηλαδή, ένας ασθενής που παρουσιάζει αυτή τη μορφή, φέρει ένα γονίδιο α-θαλασσαιμίας και ένα γονίδιο β-θαλασσαιμίας. Τόσο σε κλινικό όσο και σε εργαστηριακό επίπεδο οι ασθενείς παρουσιάζουν χαρακτηριστικά και από τις δύο άλλες μορφές.

Εργαστηριακά ευρήματα: Στην εξέταση του περιφερικού φλεβικού αίματος, στις συνήθεις εξετάσεις μπορεί να διαγνωσθεί μέτρια ή ήπια αναιμία, αλλά υπάρχουν και περιπτώσεις στις οποίες τα αποτελέσματα κρίνονται φυσιολογικά. Συχνά, σε περιπτώσεις με παθολογικά ευρήματα οι τιμές της ανοσοσφαιρίνης κυμαίνονται από 8 έως και 10g/dl.

Οδοντιατρική πράξη

Ο οδοντίατρος που θα αντιμετωπίσει έναν ασθενή με υποκείμενη β-θαλασσαιμία, πρέπει να γνωρίζει ότι κατά κανόνα, κατά την παροχή οδοντιατρικών υπηρεσιών σε ετερόζυγους ασθενείς και σε ασθενείς με ενδιάμεση μορφή της νόσου, δε δημιουργούνται προβλήματα, ούτε κατά τη διάρκεια, ούτε και μετά την εκτέλεση των οδοντιατρικών πράξεων. Μία οδοντιατρική πράξη σε έναν τέτοιο ασθενή δε διαφοροποιείται από την αντίστοιχη πράξη σε έναν υγιές άτομο και ως εκ τούτου μπορεί να εκτελεστεί σε εξωτερικά ιατρεία.

Αντίθετα, μπορεί να προκύψουν σημαντικά προβλήματα σε ασθενείς με μείζονα μορφή της νόσου και ιδιαίτερα σε ασθενείς που υπέστησαν πρόσφατη αιμολυτική κρίση και μετάγγιση. Σ' αυτούς τους ασθενείς, επιβάλλεται η οδοντιατρική περίθαλψη να παρέχεται σε νοσοκομειακό περιβάλλον και ο οδοντίατρος πρέπει να γνωρίζει ότι:

→ Οι λοιμώξεις είναι ένα πολύ σοβαρό πρόβλημα. Τούτο, αφενός επειδή ο ασθενής είναι επιρρεπής στις λοιμώξεις, και αφετέρου επειδή μία λοίμωξη, μπορεί να πυροδοτήσει την εκδήλωση μιας αιμολυτικής κρίσης. Το γεγονός αυτό επιβάλλει, πριν από την εκτέλεση της οδοντιατρικής πράξης, τη θεραπεία οποιασδήποτε τυχόν προϋπάρχουσας εγκατεστημένης εστιακής ή συστηματικής λοίμωξης και τη βελτίωση της στοματικής υγιεινής του ασθενή. Επίσης, ο οδοντίατρος πρέπει να λαμβάνει όλα τα προληπτικά μέτρα που απαιτούνται για την αποφυγή ανάπτυξης λοιμώξεων. Στα πλαίσια αυτού του κανόνα, κρίνεται απαραίτητη η διενέργεια στοματοπλύσεων με αντισηπτικά διαλύματα λίγο πριν από την έναρξη της οδοντιατρικής συνεδρίας. Τούτο επειδή η στοματόπλυση με το αντισηπτικό διάλυμα ελαττώνει ποσοτικά, σε σημαντικό βαθμό και για ικανοποιητικό χρονικό διάστημα, το οποίο συνήθως καλύπτει το χρόνο που απαιτείται για την εκτέλεση οδοντιατρικών πράξεων, τη χλωρίδα του στόματος. Πρέπει όμως να τονιστεί ότι δεν υπάρχουν επιστημονικά δεδομένα που να τεκμηριώνουν την αναγκαιότητα λήψης αντιμικροβιακής χημειοπροφύλαξης.

→ Η εκτέλεση οδοντιατρικών πράξεων επιβάλλεται να γίνεται με σχετικά ήπιους χειρισμούς, αποφεύγοντας την άσκηση έντονων δυνάμεων. Επίσης, πρέπει να αποφεύγονται και οι εκτεταμένες οστικές εκτομές. Τούτο επειδή συχνά, στους ασθενείς με μείζονα μορφή β-θαλασσαιμίας οι γνάθοι τους εμφανίζονται οστεοπορωτικές **(Εικ. 10).**

Στην προσπάθεια του οργανισμού για αιμοποίηση, μεγεθύνονται οι μυελικοί χώροι των οστών και μειώνεται η οστική πυκνότητα. Η μείωση της οστικής πυκνότητας έχει ως αποτέλεσμα την προδιάθεση σε πρόκληση καταγμάτων. Συνήθως όμως, οι εξαγωγές σ' αυτούς τους ασθενείς, ακριβώς λόγω της μείωσης της οστικής πυκνότητας, είναι πιο εύκολες και λιγότερο τραυματικές από τις αντίστοιχες εξαγωγές στα υγιή άτομα.

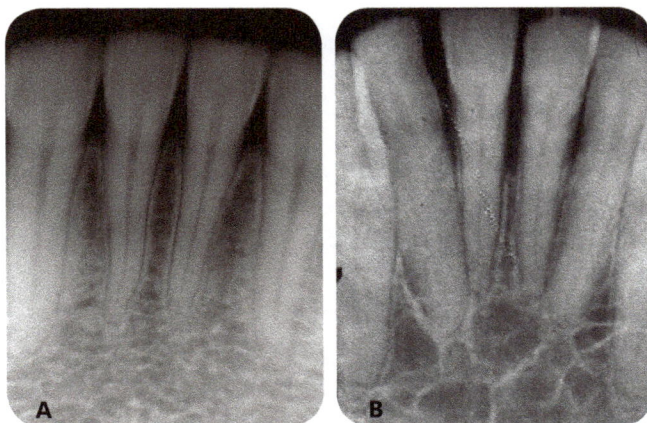

Εικόνα 10. Συγκριτική απεικόνιση της οστικής πυκνότητας στην κάτω γνάθο, α) σε υγιές άτομο και β) σε ασθενή με β-θαλασσαιμία. Στο ακτινογράφημα του ασθενή παρατηρείται μεγέθυνση των μυελικών χώρων και μείωση της οστικής πυκνότητας.

ΔΡΕΠΑΝΟΚΥΤΤΑΡΙΚΗ ΝΟΣΟΣ

Η δρεπανοκυτταρική νόσος, είναι μία κληρονομική νόσος, που υπάγεται στις αιμο-
σφαιρινοπάθειες (αιμολυτικές αναιμίες) και η οποία χαρακτηρίζεται από την παρου-
σία στο αίμα των ασθενών της παθολογικής αιμοσφαιρίνης S (HbS). Όταν τα ερυθρά
αιμοσφαίρια, αντί της φυσιολογικής αιμοσφαιρίνης A (HbA), περιέχουν την παθο-
λογική HbS και εφ' όσον ο ασθενής βρεθεί σε συνθήκες περιβάλλοντος στο οποίο η
περιεκτικότητα οξυγόνου είναι μειωμένη (π.χ. σε πυρκαγιές, σε μεγάλο υψόμετρο, σε
καταδύσεις, κ.λπ.) τα ερυθρά αιμοσφαίρια αποκτούν σχήμα δρεπανοειδές **(Εικ. 1),**
και ενδοκυττάρια σχηματίζονται αιχμηροί κρύσταλλοι, που σχίζουν την κυτταρική
τους μεμβράνη, με αποτέλεσμα την αιμόλυσή τους. Αιμολυτικές κρίσεις μπορεί να
πυροδοτηθούν ακόμη και από τοπική περιφερική υποξία των ιστών, όπως π.χ. κατά
την περίδεση που γίνεται για την αιμοληψία.

Υπάρχουν δύο μορφές της νόσου, οι οποίες είναι οι:

• **Ομόζυγη μορφή.** Στην εν λόγω μορφή, όπως προαναφέρθηκε ήδη, όταν
ο ασθενής βρεθεί σε συνθήκες υποξίας μπορεί να εκδηλωθούν αιμολυτικές κρίσεις.
Οι αιμολυτικές κρίσεις εμφανίζονται με πυρετό, έντονους πόνους, συνήθως οστι-
κούς ή/και κοιλιακούς, πονοκέφαλο, εμετούς κ.ά. Οι έντονοι πόνοι οφείλονται σε
θρομβοεμβολικά επεισόδια. Τα θρομβοεμβολικά επεισόδια οφείλονται στη συσσώ-
ρευση ερυθρών αιμοσφαιρίων, τα οποία εξαιτίας του σχήματός τους, δεν μπορούν
να διέλθουν μέσα από αγγεία μικρών διαστάσεων, προκαλώντας την απόφραξή
τους.

Εργαστηριακά ευρήματα: Στο περιφερικό φλεβικό αίμα, καταγράφεται
αναιμία, αύξηση των ΔΕΚ, ενώ παρατηρούνται και δρεπανοκύτταρα. Οι τιμές της
αιμοσφαιρίνης κυμαίνονται από 8 έως και 10g/dl. Με την ηλεκτροφόρηση αποδει-
κνύεται ότι η αιμοσφαιρίνη του αίματος σε ποσοστιαία αναλογία 80-90% αποτελεί-
ται από HbS. Η δοκιμασία δρεπάνωσης είναι θετική.

• **Ετερόζυγη μορφή ή στίγμα.** Ασθενείς με τη μορφή αυτή παρουσιά-
ζουν διάφορο βαθμό εκφραστικότητας της νόσου. Συνήθως όμως δεν εκδηλώνουν
κλινική σημειολογία. Σπάνια, μπορεί να εκδηλώσουν επώδυνες κρίσεις και εξαιρε-
τικά σπάνια, σε άτομα που θα υποβληθούν σε πολύ έντονη σωματική καταπόνηση
υπάρχει κίνδυνος για αιφνίδιο θάνατο.

Εργαστηριακά ευρήματα: Στην εξέταση του περιφερικού φλεβικού αί-
ματος στις συνήθεις εξετάσεις κατά κανόνα δεν καταγράφεται αναιμία ή μπορεί να
διαγνωσθεί πολύ ήπια αναιμία. Με την ηλεκτροφόρηση αποδεικνύεται ότι σε ποσο-
στιαία αναλογία η HbS αποτελεί το 25-45% της αιμοσφαιρίνης.

Οδοντιατρική πράξη

Ο οδοντίατρος, πρέπει να γνωρίζει ότι στους ετερόζυγους ασθενείς κατά
κανόνα δεν προκύπτουν προβλήματα ούτε κατά τη διάρκεια, ούτε και μετά
την εκτέλεση των οδοντιατρικών πράξεων. Μία οδοντιατρική πράξη σε έναν τέτοιο
ασθενή δε διαφοροποιείται από την αντίστοιχη σε έναν υγιή ασθενή. Οπωσδήποτε
όμως στον γενικό αυτό κανόνα υπάρχουν και εξαιρέσεις.

Αντίθετα, μπορεί να δημιουργηθούν προβλήματα σε ασθενείς
με μείζονα μορφή της νόσου και σε ασθενείς που υπέστησαν πρόσφατα αι-

μολυτική κρίση. Στους ασθενείς αυτούς, η οδοντιατρική περίθαλψη επιβάλλεται να παρέχεται σε νοσοκομειακό περιβάλλον και ο οδοντίατρος πρέπει να γνωρίζει ότι:

→ Η ψυχική καταπόνηση, το άγχος και το stess μπορεί να πυροδοτήσουν μια αιμολυτική κρίση. Για την αντιμετώπισή τους, πριν την οδοντιατρική συνεδρία (1-1,5 ώρες πριν) μπορεί να χορηγηθεί μικρή δόση ηρεμιστικών-αγχολυτικών φαρμάκων, όπως είναι η λοραζεπάμη (1-4 mg) ή η διαζεπάμη (2-10mg) **(Εικ. 11).**

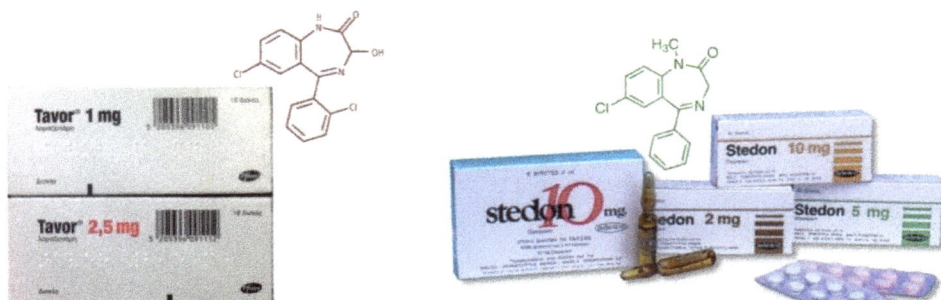

Εικόνα 11. Φαρμακευτικά σκευάσματα λοραζεπάμης (Tavor) και διαζεπάμης (Stedon).

→ Στον χώρο του οδοντιατρείου, η θερμοκρασία του περιβάλλοντος πρέπει να είναι ιδανική και να αποφεύγεται το ψύχος ή η υπερβολική ζέστη, επειδή οι ακραίες θερμοκρασίες, μπορεί να πυροδοτήσουν την εκδήλωση αιμολυτικής κρίσης.

→ Οι λοιμώξεις είναι ένα από τα σοβαρότερα προβλήματα, επειδή αφενός ο ασθενής είναι επιρρεπής και ευάλωτος στις λοιμώξεις (συνήθως από πνευμονιόκοκκο, σταφυλοκόκκους, αιμόφιλους και σαλμονέλλες) και αφετέρου επειδή μία λοίμωξη, μπορεί να πυροδοτήσει μια αιμολυτική κρίση. Εξαιτίας των παραπάνω, είναι επιτακτική ανάγκη η θεραπεία οποιασδήποτε προϋπάρχουσας εστιακής ή συστηματικής λοίμωξης και η βελτίωση της στοματικής υγιεινής του ασθενή, πριν από την εκτέλεση της οδοντιατρικής πράξης. Επίσης, ο οδοντίατρος πρέπει να λαμβάνει όλα τα προληπτικά μέτρα που απαιτούνται για την αποφυγή ανάπτυξης λοιμώξεων, που θα μπορούσαν να συμβούν εξαιτίας της οδοντιατρικής πράξης (επιμόλυνση τραύματος, μεταναστευτικές λοιμώξεις, σήψη) και οι οποίες λοιμώξεις θα μπορούσαν να επιβαρύνουν τη γενική υγεία του ασθενή. Μια τέτοια απαραίτητη πράξη είναι η διενέργεια στοματοπλύσεων με αντισηπτικά διαλύματα, λίγο πριν από την έναρξη της συνεδρίας. Η στοματόπλυση με αντισηπτικό διάλυμα μειώνει ποσοτικά τη χλωρίδα του στόματος και για ικανοποιητικό χρονικό διάστημα, που συνήθως αρκεί για την εκτέλεση των οδοντιατρικών πράξεων.

Αν και δεν υπάρχουν δεδομένα που τεκμηριώνουν την αναγκαιότητα λήψης αντιμικροβιακής χημειοπροφύλαξης, αρκετοί γιατροί τη συνιστούν προτείνοντας μάλιστα ως αντιμικροβιακό χημειοθεραπευτικό φάρμακο, σε μη αλλεργικούς προς τις β-λακτάμες ασθενείς, μία από τις β-λακτάμες και κυρίως την πενικιλλίνη V ή την αμοξυκιλλίνη.

Σε ποσοστιαία αναλογία περίπου 25% οι ασθενείς που πάσχουν από δρεπανοκυτταρική νόσο, και οι οποίοι θα προσβληθούν από πνευμονιόκοκκο, θα εκδηλώσουν σήψη.

Στις περιπτώσεις εκδήλωσης πυογόνου οστεομυελίτιδας σε ασθενείς που πάσχουν από δρεπανοκυτταρική νόσο, οι σαλμονέλες αποτελούν ένα πολύ συχνό μικροβιακό αίτιο.

→ Για την εκτέλεση σχετικά απλών οδοντιατρικών πράξεων (εμφράξεις, ενδοδοντικές θεραπείες, κ.λπ.) πρέπει να αποφεύγεται η χρήση αναισθητικών που περιέχουν αδρεναλίνη. Η αδρεναλίνη προκαλεί αγγειόσπασμο και ως εκ τούτου μπορεί να προκαλέσει τοπική περιφερική υποξία των ιστών. Όπως ήδη προαναφέρθηκε, ακόμη και η τοπική περιφερική υποξία των ιστών, θα μπορούσε να προκαλέσει τον σχηματισμό δρεπανοκυττάρων και να πυροδοτήσει την εκδήλωση αιμολυτικής κρίσης. Όταν όμως ο ασθενής πρόκειται να υποβληθεί σε μικρή χειρουργική πράξη (π.χ. χειρουργική εξαίρεση δοντιού) και η χρήση αδρεναλίνης κρίνεται απαραίτητη, μπορεί να χρησιμοποιηθεί αδρεναλίνη σε πυκνότητα 1/100.000. Στις περιπτώσεις αυτές, σωστό είναι να γίνεται χρήση μόνο μίας φύσιγγας αναισθητικού που περιέχει αδρεναλίνη και να αποφευχθεί η χρήση περισσοτέρων της μίας. Επίσης, είναι σημαντικό, σε περίπτωση εκτέλεσης στελεχιαίας αναισθησίας, να αποφεύγεται η ενδοαγγειακή έγχυση του αναισθητικού που περιέχει αδρεναλίνη. Τούτο επιβάλλει, πριν από την έγχυση του αναισθητικού, την εκτέλεση της δοκιμασίας αναρρόφησης. Τέλος, η γενική αναισθησία πρέπει να αποφεύγεται, ιδίως όταν οι τιμές της Hb είναι μικρότερες από 10g/dl.

→ Για τον έλεγχο του προεγχειρητικού ή/και μετεγχειρητικού πόνου μπορεί να χορηγείται παρακεταμόλη (ακεταμινοφένη) χωρίς ή με μικρές δόσεις κωδεΐνης (Εικ. 12). Αντίθετα, πρέπει να αποφεύγεται η λήψη ασπιρίνης και των άλλων μη στεροειδών αντιφλεγμονωδών φαρμάκων, ιδιαίτερα σε υψηλές δόσεις.

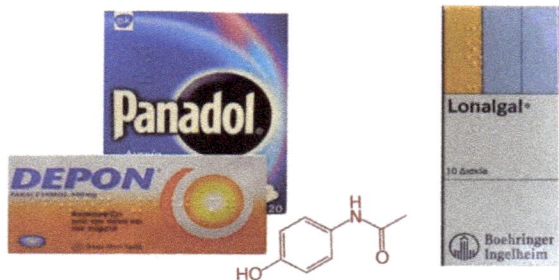

Εικόνα 12. Σκευάσματα παρακεταμόλης (Depon, Panadol) και παρακεταμόλης με κωδεΐνη (Lonalgal). Για τη χορήγηση της παρακεταμόλης με κωδεΐνη, απαιτείται ειδικό συνταγολόγιο.

→ Η εκτέλεση οδοντιατρικών πράξεων επιβάλλεται να γίνεται με σχετικά ήπιους χειρισμούς, αποφεύγοντας την άσκηση έντονων δυνάμεων. Επίσης, πρέπει να αποφεύγονται και οι εκτεταμένες οστικές εκτομές. Τούτο επειδή συχνά, στους ασθενείς με μείζονα μορφή δρεπανοκυτταρικής νόσου στις γνάθους τους παρουσιάζονται οστεοπορωτικές βλάβες. Στην προσπάθεια του οργανισμού για αιμοποίηση, μεγεθύνονται οι μυελικοί χώροι των οστών και μειώνεται η οστική πυκνότητα. Η μείωση της οστικής πυκνότητας αδυνατίζει το οστό και προδιαθέτει στην πρόκληση καταγμάτων. Βέβαια, πρέπει να τονισθεί ότι συνήθως, οι εξαγωγές σ' αυτούς τους ασθενείς, ακριβώς λόγω της μείωσης της οστικής πυκνότητας, είναι πιο εύκολες και λιγότερο τραυματικές από ότι οι εξαγωγές στους υγιείς.

ΑΝΕΠΑΡΚΕΙΑ ΤΟΥ ΕΝΖΥΜΟΥ G-6PD (ΔΕΫΔΡΟΓΟΝΑΣΗ ΤΗΣ 6-ΦΩΣΦΟΡΙΚΗΣ ΓΛΥΚΟΖΗΣ)

Το ένζυμο δεϋδρογενάση της 6-φωσφορικής γλυκόζης (G-6PD), διαδραματίζει σημαντικό ρόλο στον μεταβολισμό των ερυθρών αιμοσφαιρίων και στην ακεραιότητα του κυτταρικού τοιχώματός των. Όταν παρατηρείται έλλειψη ή ανεπάρκεια του ενζύμου και επιδράσουν ορισμένοι περιβαλλοντικοί παράγοντες (π.χ. λήψη κάποιων συγκεκριμένων φαρμάκων, διατροφή με κουκιά, οσμή ή επαφή με ναφθαλίνη, λήψη ποτών που περιέχουν κινίνη -όπως είναι τα ποτά tonic-, επαφή με καλλυντικά χένα, κ.λπ.) μπορεί να προκληθούν αιμολυτικές κρίσεις, οι οποίες εκδηλώνονται συνήθως μέσα στις επόμενες δύο-τρεις ημέρες. Η νόσος είναι κληρονομική και στους άντρες ετεροζυγώτες η κλινική εκδήλωσή της είναι κατά πολύ βαρύτερη σε σχέση με την εκδήλωσή της στις γυναίκες. Μέχρι σήμερα έχουν αναγνωρισθεί περισσότερες από 350 διαφορετικές παραλλαγές της νόσου. Μία από αυτές χαρακτηρίζεται ως Μεσογειακός τύπος καθώς απαντάται κατά κύριο λόγο σε κατοίκους της Μεσογείου. Στον εν λόγω τύπο παρατηρείται μειωμένη περιεκτικότητα του ενζύμου, σε ποσοστιαία αναλογία περίπου 15% σε σχέση με το φυσιολογικό.

Εργαστηριακές ευρήματα: Υπάρχει ειδική εξέταση για τον προσδιορισμό της έλλειψης ή της ανεπάρκειας του ενζύμου. Επειδή στην Ελλάδα η πραγματοποίηση της εξέτασης γίνεται στις πρώτες μέρες μετά τον τοκετό, οι ασθενείς κατά κανόνα το γνωρίζουν και ενημερώνουν τον οδοντίατρο που θα επισκεφθούν.

Οδοντιατρική πράξη

Ο οδοντίατρος πρέπει να γνωρίζει ότι:

→ Οι λοιμώξεις, μπορεί να πυροδοτήσουν την εκδήλωση μιας αιμολυτικής κρίσης. Τούτο επιβάλλει τη θεραπεία οποιαδήποτε προϋπάρχουσας εγκατεστημένης εστιακής ή συστηματικής λοίμωξης πριν από την εκτέλεση μιας οδοντιατρικής πράξης. Επίσης, πριν την εκτέλεση των οδοντιατρικών πράξεων, πρέπει να λαμβάνονται όλα τα προληπτικά μέτρα που απαιτούνται για την αποφυγή ανάπτυξης λοιμώξεων που θα μπορούσαν να προκύψουν εξαιτίας της επέμβασης (επιμόλυνση χειρουργικού τραύματος, μετανταστευτικές λοιμώξεις, σήψη).

→ Στα φάρμακα, η χορήγηση των οποίων πρέπει να αποφεύγεται, επειδή ενδέχεται να προκαλέσουν αιμολυτική κρίση, περιλαμβάνονται πολλά από τα αναλγητικά και από τα μη στεροειδή αντιφλεγμονώδη (ασπιρίνη, παρακεταμόλη, ακετινοφενιδίνη, φαινιδραζίνη, φαινυλβουταζόνη, αντιπουρίνη, κ.ά.), το ασκορβικό οξύ (βιταμίνη C), κάποια από τα αντιισταμινικά (π.χ. οφλαξισίνη), τα αντιεπιληπτικά (π.χ. η φαινυντοϊνη) και από τα αντιμικροβιακά χημειοθεραπευτικά οι σουλφοναμίδες, κάποιες από τις κινολόνες (π.χ. η σιπροφλοξασίνη και η νορφλοξασίνη), η χλωραμφαινικόλη, η στρεπτομυκίνη, κάποια από τα αντιφυματικά (π.χ. η ισονιαζίνη), κ.ά. Σε γενικές γραμμές, ο οδοντίατρος πριν αποφασίσει να χορηγήσει κάποιο φάρμακο σ' αυτούς τους ασθενείς, επιβάλλεται να ανατρέχει σε ειδικούς καταλόγους στους οποίους καταγράφονται όλα τα φάρμακα, η χρήση των οποίων αντενδείκνυται και τα οποία ανέρχονται περίπου σε 100. Αξιοσημείωτο όμως είναι το γεγονός ότι πολλά από τα 100 αυτά φάρμακα, ακριβώς εξαιτίας του προβλήματος, δεν κυκλοφορούν στην ελληνική αγορά.

Όλα τα φάρμακα που περιλαμβάνονται στην ομάδα των μη στεροειδών αντιφλεγμονωδών φαρμάκων, δεν είναι στον ίδιο βαθμό επικίνδυνα. Για παράδειγμα αναφέρεται ότι η χορήγηση της ασπιρίνης και της παρακεταμόλης χαρακτηρίζεται ως ήπια και σχετικά (όχι απόλυτα) απαγορευτική.

Επίσης, πρέπει να αποφεύγεται η επαφή των βλεννογόνων με κυανό της τολουϊδίνης το οποίο χρησιμοποιείται σε δοκιμασίες, για τον in vivo έλεγχο ανάπτυξης ακανθοκυτταρικού καρκινώματος. Τέλος, δεν πρέπει να χρησιμοποιείται και το κυανούν του μεθυλενίου, που ιδίως στο παρελθόν χρησιμοποιούνταν σε μεγάλη κλίμακα, ως αντισηπτικό σε ελκωτικές βλάβες.

II. ΟΞΕΙΕΣ ΛΕΥΧΑΙΜΙΕΣ

Οι οξείες λευχαιμίες είναι μία ομάδα κακοήθων νόσων που οφείλονται στην αντικατάσταση των κυττάρων του φυσιολογικού μυελού των οστών από έναν κλώνο νεοπλασματικών κυττάρων και οι οποίες νόσοι χαρακτηρίζονται από: α) την ανωριμότητα των νεοπλασματικών κυττάρων και β) την ταχεία εξελικτική πορεία. Τα άωρα νεοπλασματικά κύτταρα ονομάζονται βλάστες, και διακρίνονται σε:

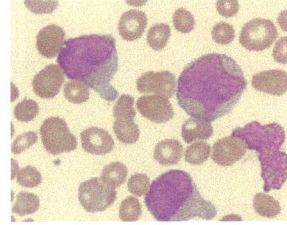

- μυελοβλάστες, όταν προέρχονται από τη μυελική σειρά, και
- λεμφοβλάστες, όταν προέρχονται από τη λεμφική σειρά.

Ανάλογα με τον τύπο κυττάρων που επικρατεί οι οξείες λευχαιμίες διακρίνονται στις: α) οξεία μυελογενή ή μυελοβλαστική και β) οξεία λεμφογενή ή λεμφοβλαστική λευχαιμία. Κάθε μία από τις δύο λευχαιμίες, ανάλογα με τον βαθμό ανωριμότητας των κυττάρων και με βάση μοριακά, κυτταρογενετικά και ανοσοφαινοτυπικά κριτήρια διακρίνεται σε υπότυπους.

Με βάση κυτταρογενετικές μελέτες στις οποίες γίνεται ανάλυση του καρυότυπου των βλαστών, οι οξείες λευχαιμίες διακρίνονται σε αυτές με:

- *ευνοϊκή πρόγνωση,*
- *ενδιάμεση-I πρόγνωση,*
- *ενδιάμεση-II πρόγνωση, και*
- *κακή πρόγνωση.*

Εργαστηριακά ευρήματα: Στην εξέταση του περιφερικού φλεβικού αίματος, κατά κανόνα διαπιστώνεται μεγάλη αύξηση του αριθμού των λευκών αιμοσφαιρίων, θρομβοπενία και αναιμία, ενώ σε ποσοστιαία αναλογία περίπου 80% των περιπτώσεων παρατηρούνται άωρες μορφές (βλάστες) των λευκών αιμοσφαιρίων, εύρημα που δεν είναι πολύ συχνό στις χρόνιες λευχαιμίες. Κατ' εξαίρεση του κανόνα μπορεί να μην παρατηρηθούν άωρες μορφές ή/και ο αριθμός των λευκών αιμοσφαιρίων να κυμαίνεται σε φυσιολογικά ή και χαμηλότερα από τα φυσιολογικά επίπεδα. Στις περιπτώσεις αυτές η λευχαιμία χαρακτηρίζεται ως α/υπο-λευχαιμική λευχαιμία. Όμως αξιοσημείωτο είναι ότι ανεξάρτητα του αριθμού των λευκών αιμοσφαιρίων, κατά κανόνα παρατηρούνται διαταραχές στη λειτουργικότητα των λευκών αιμοσφαιρίων. Για τη διάγνωση, απαραίτητη πράξη θεωρείται η εξέταση του μυελού των οστών. Στον μυελό παρατηρείται μεγάλος αριθμός κυττάρων και για τη διάγνωση των οξέων λευχαιμιών απαιτείται οι βλάστες, σε ποσοστιαία αναλογία, να αποτελούν >20% του συνόλου των κυττάρων.

Οδοντιατρική πράξη

Η παροχή οδοντιατρικής περίθαλψης σε ασθενείς που πάσχουν από οξείες λευχαιμίες, ακόμα και σε περιόδους ύφεσης της νόσου, έστω και αν ο ασθενής δεν κατατάσσεται σε ομάδα υψηλού κινδύνου, πρέπει να δίδεται σε νοσοκομειακό περιβάλλον.

Ανάλογα με τον χρόνο χορήγησης, η οδοντιατρική περίθαλψη, μπορεί δοθεί: **α)** στην πριν από την έναρξη της αντινεοπλασματικής θεραπείας περίοδο, **β)** κατά τη διάρκεια της θεραπείας ή **γ)** στη μετά τη θεραπεία περίοδο. Έτσι, η οδοντιατρική αντιμετώπιση του ασθενή, διαφοροποιείται από περίπτωση σε περίπτωση.

Η χορήγηση περίθαλψης ***πριν από την έναρξη της αντινεοπλασματικής θεραπείας:***

→ Είναι η καλλίτερη περίοδος για την εκτέλεση οδοντιατρικών πράξεων και οι οδοντιατρικές επεμβάσεις, είναι σωστό, να έχουν περατωθεί σε χρονικό διάστημα τουλάχιστον 3 εβδομάδων, πριν από την έναρξη της αντινεοπλασματικής θεραπείας. Όμως, εάν τούτο δεν είναι εφικτό, είναι αποδεκτό και μικρότερο χρονικό διάστημα. Έτσι, για μικρές χειρουργικές επεμβάσεις στην άνω γνάθο, είναι αποδεκτό οι πράξεις να γίνουν έως και 5 ημέρες πριν από την έναρξη της αντινεοπλασματικής θεραπείας, και για την κάτω γνάθο έως και 7 ημέρες πριν.

→ Είναι πολύ σημαντικό, να θεραπευθεί κάθε τυχόν προϋπάρχουσα εγκατεστημένη τοπική ή συστηματική λοίμωξη. Οδοντογενείς λοιμώξεις, περιοδοντική νόσος, άλλες βακτηριακές, ιογενείς, μυκητιασικές ή παρασιτικές λοιμώξεις πρέπει να αντιμετωπισθούν άμεσα, ώστε στην περίοδο της αντινεοπλασματικής θεραπείας και αμέσως μετά απ' αυτή να μην αποτελέσουν πιθανές εστίες μόλυνσης **(Εικ. 13).**

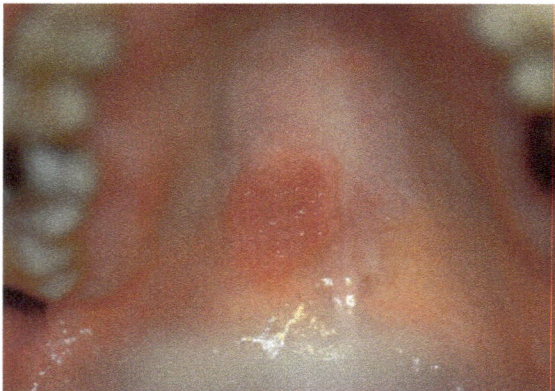

Εικόνα 13. *Ενδοστοματικός έρπης που εκδηλώθηκε σε ασθενή που έπασχε από οξεία μυελοβλαστική λευχαιμία.*

Μία μολυσματική εστία θα μπορούσε να δημιουργήσει σημαντικά προβλήματα στην υγεία του ασθενή. Για παράδειγμα αναφέρεται ότι θα μπορούσαν να προκληθούν σήψη (σηψαιμία), μεταναστευτικές λοιμώξεις σε όμορα ή απομακρυσμένα όργανα και ιστούς ή/και επιμόλυνση των χειρουργικών τραυμάτων. Επίσης, είναι σημαντικό οι οδοντιατρικές πράξεις να γίνουν αφού έχουν ληφθεί όλα τα προληπτικά μέτρα με τα οποία αποφεύγεται η ανάπτυξη λοιμώξεων. Στα πλαίσια αυτού του κανόνα, απαιτείται η βελτίωση της στοματικής υγιεινής και η στοματόπλυση με διάλυμα χλωρεξιδίνης ή άλλο αντισηπτικό διάλυμα λίγο πριν από την έναρξη της συνεδρίας. Με τη στοματόπλυση επιτυγχάνεται σημαντική ποσοτική μείωση της χλωρίδας του στόματος, και για χρονικό διάστημα που συνήθως αρκεί για να ολοκληρωθεί μια οδοντιατρική πράξη. Η στοματόπλυση είναι μια αναγκαία ιατρική πράξη, επειδή είναι γνωστό ότι σε ανοσοανεπαρκείς ή ανοσοκατασταλμένους ασθενείς, μικροοργανισμοί της χλωρίδας του στόματος, ακόμα και με μικρή λοιμογόνο δύναμη, μπορεί να προκαλέσουν σημαντικές, από προγνωστική άποψη, λοιμώξεις. Οποιοσδήποτε μικροοργανισμός της χλωρίδας του στόματος, και με μοναδική εξαίρεση τους γαλακτοβάκιλλους, στους εν λόγω ασθενείς μπορεί να προκαλέσει σοβαρές από προγνωστικής άποψης, δυθεράπευτες λοιμώξεις.

→ Για προληπτικούς λόγους, προτείνεται η εξαγωγή δοντιών και ριζών τα οποία εκτιμάται ότι κατά τη διάρκεια ή μετά το τέλος της αντινεοπλασματι-κής θεραπείας, μπορούν να προκαλέσουν προβλήματα που πιθανόν επιδεινώ-σουν τη γενική κατάσταση του ασθενή. Οι εξαγωγές κρίνονται άκρως επιτακτι-κές σε ασθενείς που αδιαφορούν για τη στοματική τους υγεία. Οι ενδείξεις για τις εν λόγω εξαγωγές, είναι οι παρακάτω:

♦ Δόντια και ρίζες, με περιοδοντικούς θυλάκους μεγαλύτερους ή ίσους με 6mm, με έντονη κινητικότητα ή/και πυόρροια,

♦ Δόντια και ρίζες, με περιακρορριζικές αλλοιώσεις,

♦ Κατεστραμμένα δόντια και ρίζες, με περιορισμένες ενδείξεις και πι-θανότητες ανασύστασης, ώστε να καταστούν λειτουργικά,

♦ Ημιέγκλειστα δόντια, ιδίως όταν ενοχοποιούνται για συχνές, υποτρο-πιάζουσες λοιμώξεις (π.χ. περιστεφανίτιδες).

Είναι σημαντικό μετά τις χειρουργικές πράξεις, τα οστικά όρια των τραυμά-των να λειαίνονται ώστε να μην παραμένουν οξύαιχμες ακίδες. Οι οξύαιχμες ακίδες τραυματίζουν τους καλυπτικούς ή/και τους παρακείμενους μαλακούς ιστούς, προ-καλώντας έντονο πόνο στον ασθενή, ιδίως αν θα εκδηλωθεί χημειοβλεννογονίτιδα, και επειδή λύεται η συνέχεια του βλεννογόνου, ευνοείται η εγκατάσταση λοιμογό-νων παραγόντων στους ιστούς και η ανάπτυξη λοιμώξεων. Επίσης, είναι προτιμό-τερο το τραύμα να συρράπτεται.

Η χορήγηση περίθαλψης **στην περίοδο της αντινεοπλασματικής θε-ραπείας:**

→ Σ' αυτή τη χρονική περίοδο είναι καλλίτερα να αποφεύγεται η εκτέ-λεση οδοντιατρικών πράξεων. Οι μόνες πράξεις που επιτρέπονται είναι αυτές που θα ανακουφίσουν τον ασθενή από τον πόνο (π.χ. τοποθέτηση ευγενολού-χου σκευάσματος σε δόντι με πολφίτιδα και παροχέτευση πυώδους συλλογής) και αυτές με τις οποίες θα ελεγχθεί μια αιμορραγία. Αν όμως κριθεί αναπόφευ-κτη μια οδοντιατρική πράξη, πρώτα απ' όλα ο οδοντίατρος πρέπει να σταθμί-σει τη χρονική στιγμή εκτέλεσής της.

Είναι γνωστό ότι τα αντινεοπλασματικά χημειοθεραπευτικά φάρμακα που χορηγούνται στους ασθενείς, χορηγούνται σε συνεδρίες, οι οποίες απέχουν μεταξύ τους ένα σταθερό χρονικό διάστημα. Σ' έναν μεγάλο αριθμό αντινεοπλασματικών χημειθεραπευτικών σχημάτων το μεσοδιάστημα μεταξύ δύο συνεχόμενων συνεδρι-ών είναι οι 21 ημέρες, επειδή σ' αυτό το χρονικό διάστημα συμβαίνει ο πολλαπλασι-ασμός των νεοπλασματικών κυττάρων. Στις πρώτες ημέρες μετά από μία συνεδρία, στον οργανισμό του ασθενή συμβαίνουν έντονες διαταραχές και η γενική κατά-στασή του είναι άσχημη. Ο ασθενής είναι εξαντλημένος, άτονος, παραπονείται για έντονη ναυτία και κάνει συνεχώς εμέτους. Με την πάροδο των ημερών η γενική κα-τάστασή του βελτιώνεται. Γι' αυτούς τους λόγους, σ' έναν ασθενή που δέχεται αντι-νεοπλασματική χημειοθεραπεία, οι οδοντιατρικές πράξεις θα πρέπει να εκτελούνται σε χρονική στιγμή που απέχει όσο το δυνατόν περισσότερο από τη συνεδρία που προηγήθηκε και λίγο πριν από την επόμενη συνεδρία. Για παράδειγμα αναφέρεται η περίπτωση που ο ασθενής δέχεται αντινεοπλασματική χημειοθεραπεία κάθε 21

ημέρες. Σ' αυτόν τον ασθενή, οι οδοντιατρικές πράξεις είναι προτιμότερο να εκτε-
λούνται μεταξύ 17ης και 20ης ημέρας, μετά τη συνεδρία που προηγήθηκε.

→ Μετά την επιλογή της χρονικής στιγμής που θα εκτελεστεί η οδοντι-
ατρική πράξη, πρέπει να αποφασισθεί το είδος της οδοντιατρικής πράξης. Για
την επιλογή πρέπει να σταθμιστούν πολλοί παράγοντες. Ένας πρώτος βασικός
παράγοντας είναι η γενική κατάσταση του ασθενή. Για παράδειγμα αναφέρεται
ότι σ' έναν ασθενή που κάνει συνεχείς εμέτους ή διάρροιες, αντί της per os
χορήγησης ενός φαρμάκου, πρέπει να συστηθεί η παρεντερική χορήγησή του.
Τούτο επειδή με τους έμετους ή/και τις διάρροιες, ένα μέρος του φαρμάκου που
χορηγείται per os αποβάλλεται, με αποτέλεσμα η ποσότητα που απορροφάται
να είναι μικρότερη από αυτήν που συνιστάται. Εξαιτίας αυτού του γεγονότος,
το φάρμακο είναι αναποτελεσματικό.

Επίσης, η εκδήλωση χημειοβλεννογονίτιδας **(Εικ. 14)** που εμφανίζεται ως
επιπλοκή της χημειοθεραπείας, δυσχεραίνει σε μεγάλο βαθμό την εκτέλεση οδοντι-
ατρικών πράξεων.

Η χημειοβλεννογονίτιδα είναι μια πολύ επώδυνη επιπλοκή. Τούτο έχει ως

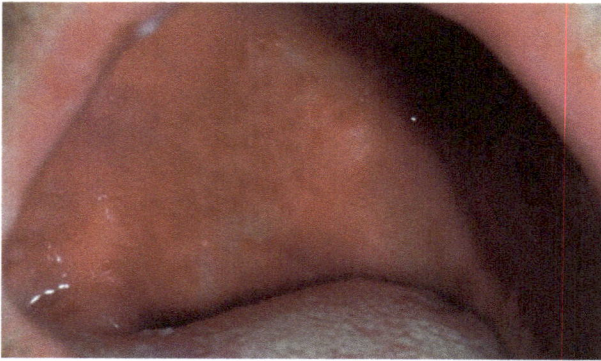

Εικόνα 14. Κλινική εικόνα χημειοβλεννογονίτιδας.

αποτέλεσμα τον περιορισμό της δι-
άνοιξης του στόματος στο μέγιστο
δυνατό, ενώ κάθε επαφή του βλεν-
νογόνου με κάποιο αντικείμενο ή τα
δάχτυλα του οδοντιάτρου προκαλεί
έντονο πόνο, και ο ασθενής αντιδρά.
Εξαιτίας αυτών των δεδομένων μπο-
ρεί να μην επιλεγεί μία οδοντιατρική
πράξη που σ' άλλες περιπτώσεις θα
ήταν η πρώτη επιλογή, αλλά να επι-
λεγεί μια άλλη πράξη, λιγότερο χρο-
νοβόρα ή/και λιγότερο τραυματική.
Για παράδειγμα αναφέρεται η περί-
πτωση οξείας πολφίτιδας οπίσθιου δοντιού. Η προτιμητέα λύση θα μπορούσε να
είναι η πολφεκτομή και η ενδοδοντική θεραπεία. Όμως η ενδοδοντική θεραπεία,
είναι μια πράξη που μπορεί να διαρκέσει μεγάλο χρονικό διάστημα και κατά κανόνα
για την περάτωσή της χρειάζονται περισσότερες από μία συνεδρίες. Ανάλογα με την
περίπτωση, η προτιμητέα λύση θα μπορούσε να είναι και η εξαγωγή του δοντιού.
Όμως η εξαγωγή, είναι μία χειρουργική-τραυματική πράξη. Έτσι, σ' αυτούς τους
ασθενείς μπορεί να προτιμηθεί έστω και ως προσωρινή λύση, η λιγότερη χρονοβόρα
και η λιγότερο τραυματική πολφοτομή.

→ Ιδιαίτερη προσοχή πρέπει να δοθεί στην πρόληψη ανάπτυξης λοιμ-
ώξεων, που προκύπτουν εξαιτίας των διαταραχών στη λειτουργικότητα των
λευκών αιμοσφαιρίων, της λευκοπενίας, της ουδετεροπενίας και των ανοσο-
διαταραχών. Είναι γνωστό ότι η κύρια αιτία θανάτου στους ασθενείς που πά-
σχουν από λευχαιμίες, είναι οι λοιμώξεις.

Επειδή η ανάπτυξη λοιμώξεων σχετίζεται άμεσα με τη λειτουργικότητα και
τον αριθμό των ουδετερόφιλων κοκκιοκυττάρων, αλλά και με τη χρονική διάρ-
κεια της ουδετεροπενίας, επιβάλλεται πριν την οδοντιατρική επέμβαση, να γίνεται

ο ποσοτικός και λειτουργικός έλεγχός τους. Όταν ο αριθμός είναι πάρα πολύ μικρός και η οδοντιατρική πράξη επείγουσα, μπορεί ο θεράπων αιματολόγος-ογκολόγος γιατρός του ασθενή, να συστήσει πριν από την επέμβαση, τη μετάγγιση ουδετερόφιλων κοκκιοκυττάρων ή τη χορήγηση του αυξητικού παράγοντα των κοκκιοκυττάρων (G-CSF) που όπως ήδη προαναφέρθηκε, διεγείρει επιλεκτικά την αύξηση και την ωρίμανση των ουδετερόφιλων κοκκιοκυττάρων.

Όταν ο αριθμός των εν λόγω κυττάρων είναι <500/ml, και ιδιαίτερα όταν η ουδετεροπενία διαρκεί για χρονικό διάστημα μεγαλύτερο των 10 ημερών, πριν από την εκτέλεση της οδοντιατρικής πράξης συστήνεται και η χορήγηση αντιμικροβιακής χημειοπροφύλαξης. Αντιμικροβιακή χημειοπροφύλαξη πρέπει να χορηγείται και όταν ο απόλυτος αριθμός του συνόλου των λευκών αιμοσφαιρίων είναι <2.000/ml. Η χορήγηση δε βασίζεται σε διεθνείς κανόνες, αλλά είναι εμπειρική. Κατά κανόνα, σε ασθενείς που δεν είναι αλλεργικοί προς τις β-λακτάμες, χορηγείται μία από τις β-λακτάμες και συνήθως επιλέγεται η πενικιλλίνη V ή η αμοξυκιλλίνη σε per os λήψη. Πρέπει βέβαια να τονισθεί ότι επειδή κάθε περίπτωση είναι ιδιαίτερη, και επειδή η αντιμικροβιακή χημειοπροφύλαξη είναι εμπειρική, η εν λόγω επιλογή μπορεί να τροποποιηθεί ή να συμπληρωθεί και με τη ταυτόχρονη χορήγηση και άλλων συνεργικών αντιμικροβιακών φαρμάκων (π.χ. να προστεθεί στο σχήμα και μία αμινογλυκοσίδη), κατά την κρίση του οδοντιάτρου και του θεράποντος γιατρού.

Αν μετά την οδοντιατρική επέμβαση εκδηλωθεί λοίμωξη θα πρέπει να αντιμετωπισθεί άμεσα και να χορηγηθεί αντιμικροβιακή χημειοθεραπεία. Η επιλογή του αντιμικροβιακού χημειοθεραπευτικού φαρμάκου επηρεάζεται από πάρα πολλούς παράγοντες όπως, π.χ. η γενική κατάσταση του ασθενή, η πρόγνωση της νόσου, το περιβάλλον στο οποίο βρίσκεται και δέχεται την οδοντιατρική περίθαλψη (νοσοκομειακό ή εξωνοσοκομειακό), τα επίπεδα της λευκοπενίας και της ουδετεροπενίας, η πιθανή αλλεργία που εμφανίζει ο ασθενής έναντι αντιμικροβιακών χημειοθεραπευτικών φαρμάκων, κ.λπ. Συνήθως, επιλέγεται ένα μικροβιοκτόνο αντιμικροβιακό χημειοθεραπευτικό ή περισσότερα του ενός, που παρουσιάζουν συνεργική δράση μεταξύ τους, ενώ είναι καλύτερα να μην επιλέγεται κάποιο από τα μικροβιοστατικά αντιμικροβιακά χημειοθεραπευτικά, καθώς ο οργανισμός του ασθενή δεν μπορεί να αντιμετωπίσει αποτελεσματικά μία λοίμωξη.

Τα αντιμικροβιακά χημειοθεραπευτικά φάρμακα που παρουσιάζουν μικροβιοκτόνο δράση, είναι οι β-λακτάμες (πενικιλλίνες και κεφαλοσπορίνες), οι 5-νιτρο-ιμιδαζόλες, οι αμινογλυκοσίδες, οι κινολόνες και η βανκομυκίνη. Αντίθετα, μικροβιοστατική δράση παρουσιάζουν οι μακρολίδες, οι λινκοζαμίδες και οι τετρακυκλίνες.

Για την επιλογή του αντιμικροβιακού χημειοθεραπευτικού πρέπει να λαμβάνεται υπ' όψη και το γεγονός ότι οι ασθενείς που πάσχουν από οξείες λευχαιμίες, νοσηλεύονται σε νοσοκομειακές μονάδες, και ως εκ τούτου είναι ευάλωτοι σε δυσθεράπευτες νοσοκομειακές λοιμώξεις, κυρίως από είδη του γένους *Pseudomonas*, και από εντεροβακτηριοειδή (είδη από τα γένη *Escherichia, Proteus, Klebsiella*, κ.λπ.). Το γεγονός αυτό απαιτεί την απομόνωση του υπαίτιου μικροοργανισμού, από την εστία της λοίμωξης, με μικροβιολογικές μεθόδους και τεχνικές και τον έλεγχο της ευαισθησίας του στα αντιμικροβιακά χημειοθεραπευτικά φάρμακα. Ο έλεγχος της ευαισθησίας είναι σημαντικός, επειδή ειδικά στις νοσοκομειακές λοιμώξεις, πολλά στελέχη από τα βακτήρια που προαναφέρθηκαν, παρουσιάζουν αυξημένη αντοχή έναντι των αντιμικροβιακών χημειοθεραπευτικών φαρμάκων. Συχνά, το αποτέλεσμα αυτών των εξετάσεων επιβάλλει τη χορήγηση άλλου, εκτός των β-λακαταμών, αντιμικροβιακού χημειοθεραπευτικού φαρμάκου (π.χ. μίας κινολόνης) ή τη χορήγηση συνδυασμού αντιμικροβιακών χημειοθεραπευτικών φαρμάκων (π.χ. μίας β-λακτάμης ταυτόχρονα με κάποια αμινογλυκοσίδη που δρα κυρίως στα κατά Gram αρνητικά αερόβια βακτηρίδια, όπως είναι τα βακτήρια που μόλις προαναφέρθηκαν).

Οι αμινογλυκοσίδες δε χορηγούνται per os, επειδή δεν απορροφώνται από τον βλεννογόνο του γαστρεντερικού συστήματος. Επίσης, πρέπει να αναφερθεί και το γεγονός ότι αντεδείκνυται η ταυτόχρονη χορήγηση β-λακταμών και αμινογλυκοσιδών με την ίδια σύριγγα, όταν αυτή είναι πλαστική. Τούτο επειδή στις περιπτώσεις αυτές οι αμινογλυκοσίδες αδρανοποιούνται.

Τέλος, συχνές λοιμώξεις, είναι οι ιογενείς (συχνά από τον κυτταρομεγαλοϊό - CMV) και οι μυκητιάσεις (π.χ. καντιντιάσεις και ασπεργιλλώσεις). Φυσικά, αν η λοίμωξη είναι ιογενούς ή μυκητιασικής αιτιολογίας, θα πρέπει να χορηγηθούν άμεσα τα κατάλληλα αντιικά ή αντιμυκητιασικά φάρμακα.

→ Ένα πρόβλημα που επίσης μπορεί να προκύψει κυρίως σε περιπτώσεις προχωρημένης νόσου, είναι η αιμορραγία, που αποδίδεται στη θρομβοπενία και στις διαταραχές του μηχανισμού πήξης του αίματος. Οι διαταραχές αυτές αφενός αποτελούν σημειολογία της νόσου και αφετέρου μπορεί να προκύψουν ως επιπλοκές της αντινεοπλασματικής θεραπείας στην οποία υποβάλλεται ο ασθενής.

Οδοντιατρικές πράξεις πρέπει να αποφεύγονται όταν ο αριθμός των αιμοπεταλίων είναι <50.000/ml και να απαγορεύονται όταν ο αριθμός των αιμοπεταλίων είναι <20.000/ml. Όταν όμως, σε έναν τέτοιον ασθενή κρίνεται απαραίτητη και επείγουσα μια χειρουργική οδοντιατρική πράξη, πρέπει αυτή να γίνεται πάντα με τη στήριξη αιματολόγου γιατρού, υποχρεωτικά σε νοσοκομειακό περιβάλλον. Για την αντιμετώπιση αυτού του προβλήματος, σε κάποιες περιπτώσεις μπορεί να συστηθεί η προεγχειρητική μετάγγιση αιμοπεταλίων (συχνά όταν ο αριθμός των αιμοπεταλίων είναι <40.000/ml). Σε κάποιους ασθενείς, μπορεί να συστηθεί και η χορήγηση και άλλων παραγώγων αίματος.

Για την αντιμετώπιση της αιμορραγίας, επιβάλλεται, το τραύμα να συρράπτεται. Ως υποστηρικτική θεραπεία της συρραφής, μπορεί να χρησιμοποιηθούν, αιμοστατικές αυτοαπορροφήσιμες ουσίες (σπόγγοι ινικής, σπόγγοι ζελατίνης, θρομβίνη, κ.ά.) οι οποίες τοποθετούνται μέσα στο τραύμα (π.χ. μέσα στο φατνίο) ή να χρησιμοποιηθεί και συγκολλητική ουσία ινώδους (Beriplast®) ή/και γάζα από αυτοαπορροφήσιμη οξειδωθείσα κυτταρίνη (γάζα Surgicel®) που τοποθετούνται πάνω στη τραυματική επιφάνεια. Με την υποστηρικτική θεραπεία προάγεται η συγκόλληση των ιστών, η αιμόσταση και υποστηρίζεται η συρραφή.

→ Ο οδοντίατρος πρέπει να λαμβάνει υπ' όψη του ότι παρατηρείται και επιμήκυνση του χρόνου της επούλωσης των χειρουργικών τραυμάτων.

→ Για τον έλεγχο τόσο του προεγχειρητικού όσο και του μετεγχειρητικού πόνου πρέπει να αποφεύγεται η χορήγηση ασπιρίνης και άλλων μη στεροειδών αντιφλεγμονωδών φαρμάκων. Συνήθως επιλέγεται η χορήγηση παρακεταμόλης.

Η χορήγηση περίθαλψης στην περίοδο **μετά το τέλος της αντινεοπλασματικής θεραπείας:**

→ Αμέσως μετά το τέλος της αντινεοπλασματικής χημειοθεραπείας, ισχύουν οι ίδιοι κανόνες μ' αυτούς που αναφέρθηκαν στη χορήγηση οδοντιατρικής περίθαλψης κατά τη διάρκεια της αντινεοπλασματικής θεραπείας. Υπενθυμίζεται π.χ. ότι η βλεννογονίτιδα μπορεί να διαρκέσει 1 έως και 2 μήνες μετά το τέλος της αντινεοπλασματικής θεραπείας, ενώ η ανάταξη της θρομβοπενίας και της λευκοπενίας και γενικά η ανάρρωση του ασθενή απαιτεί την πάροδο εύλογου χρονικού διαστήματος.

→ Οι οδοντιατρικές πράξεις, εφ' όσον τούτο είναι εφικτό, είναι καλύτερα να εκτελούνται σε χρονικό διάστημα που απέχει όσο τη δυνατόν περισσότερο από τη χρονική στιγμή του τέλους της αντινεοπλασματικής θεραπείας. Επίσης, πρέπει να αποφεύγονται χειρουργικές πράξεις και να προτιμώνται συντηρητικές οδοντιατρικές θεραπείες.

III. ΧΡΟΝΙΕΣ ΛΕΥΧΑΙΜΙΕΣ

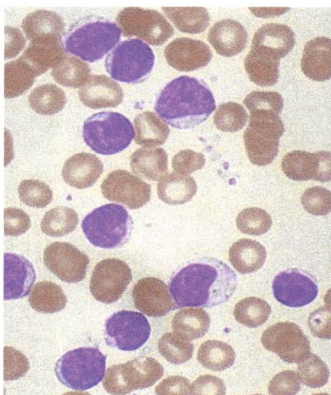

Οι χρόνιες λευχαιμίες είναι μία ομάδα κακοήθων νόσων που χαρακτηρίζονται από αντικατάσταση των κυττάρων του φυσιολογικού μυελού των οστών από έναν κλώνο νεοπλασματικών κυττάρων. Σε αντίθεση με τις οξείες λευχαιμίες, οι χρόνιες χαρακτηρίζονται από: α) σχετική ωριμότητα των νεοπλασματικών κυττάρων και β) μακροχρόνια εξελικτική πορεία, η οποία διακόπτεται από οξείες βλαστικές κρίσεις. Οπωσδήποτε όμως, από περίπτωση σε περίπτωση παρουσιάζονται διαφοροποιήσεις στην κλινική πορεία των νόσων, έτσι ώστε κάποιες περιπτώσεις είναι περισσότερο ή λιγότερο επιθετικές από κάποιες άλλες. Ανάλογα με τον τύπο κυττάρων που επικρατεί, οι χρόνιες λευχαιμίες διακρίνονται στην: χρόνια μυελογενή και χρόνια λεμφοκυτταρική ή λεμφογενή λευχαιμία.

Εργαστηριακά ευρήματα: Στην εξέταση του περιφερικού φλεβικού αίματος, στις περιόδους ύφεσης της νόσου, κατά κανόνα διαπιστώνεται σταθερά, μεγάλη αύξηση του αριθμού των λευκών αιμοσφαιρίων (συχνά μεγαλύτερη από 100.000/μl), αναιμία, ενώ ο αριθμός των αιμοπεταλίων μπορεί να είναι ελαττωμένος, φυσιολογικός ή και αυξημένος (συνήθως στη χρόνια μυελογενή λευχαιμία). Συχνά, η θρομβοπενία προηγείται μιας βλαστικής κρίσης, γεγονός που επιβάλλει στον οδοντίατρο την αξιολόγηση του εν λόγω ευρήματος για την επιλογή του χρόνου εκτέλεσης της οδοντιατρικής πράξης. Επίσης, μπορεί να παρατηρηθούν και βλάστες (άωρες μορφές). Κατ' εξαίρεση του κανόνα μπορεί να μην παρατηρηθούν άωρες μορφές και ο αριθμός των λευκών αιμοσφαιρίων να κυμαίνεται σε φυσιολογικά ή και χαμηλότερα από τα φυσιολογικά επίπεδα. Σε περιπτώσεις λεμφογενούς λευχαιμίας, χαρακτηριστικό εύρημα θεωρείται η υπογαμμασφαιριναιμία, καθώς τα λεμφοκύτταρα αδυνατούν να παράξουν αντισώματα. Για τη διάγνωση, απαραίτητη πράξη θεωρείται η εξέταση του μυελού των οστών.

Οδοντιατρική πράξη

Η παροχή οδοντιατρικής περίθαλψης σε ασθενείς που πάσχουν από χρόνιες λευχαιμίες που βρίσκονται σε περίοδο ύφεσης δεν αποτελεί ιδιαίτερο κίνδυνο για τη ζωή του ασθενή και η χορήγηση οδοντιατρικής περίθαλψης δε διαφέρει από αυτή ενός υγιούς ατόμου. Αντίθετα, η παροχή οδοντιατρικής περίθαλψης σε περίοδο βλαστικής κρίσης περικλείει κινδύνους γι' αυτό και πρέπει να γίνεται αυστηρά σε νοσοκομειακό περιβάλλον, παρουσία αιματολόγου γιατρού.

Τα πιο σημαντικά προβλήματα που μπορεί να προκύψουν από την εκτέλεση οδοντιατρικών πράξεων είναι:

→ Οι λοιμώξεις (κυρίως στις λεμφοκυτταρικές λευχαιμίες), επειδή κατά κανόνα αποτελούν απειλή για τη ζωή του ασθενή. Όμως, πρέπει να τονισθεί ότι οι λοιμώξεις είναι λιγότερο συχνές σε σχέση μ' αυτές που παρατηρούνται στις οξείες λευχαιμίες. Το γεγονός αυτό επιβάλλει πριν από τη διενέργεια της οδοντιατρικής πράξης, τη θεραπεία οποιασδήποτε εγκατεστημένης εστιακής ή συστηματικής λοίμωξης, τη βελτίωση της στοματικής υγιεινής, τη στοματόπλυση με διάλυμα χλωρεξιδίνης και τη χορήγηση αντιμικροβιακής χημειοπροφύλαξης. Σε περίπτωση που ο ασθενής πάσχει και από καντιντίαση του βλεννογόνου του στόματος απαιτείται και η χορήγηση αντιμυκητιασικών φαρμάκων και σε περίπτωση που ο ασθενής πάσχει και από ερπητική λοίμωξη και η χορήγηση αντιερπητικών φαρμάκων. Η οδοντιατρική πράξη πρέπει να εκτελείται μετά τη θεραπεία της λοίμωξης.

→ Η αιμορραγία εξαιτίας των διαταραχών στον αριθμό και τη λειτουργικότητα των αιμοπεταλίων. Εξαιτίας της πιθανής αιμορραγίας που μπορεί να προκύψει ο οδοντίατρος πριν από την οδοντιατρική πράξη πρέπει να γνωρίζει τα αποτελέσματα μιας πρόσφατης γενικής εξέτασης του αίματος καθώς και των εργαστηριακών δοκιμασιών ελέγχου της αιμόστασης.

Οδοντιατρικές πράξεις πρέπει να αποφεύγονται όταν ο αριθμός των αιμοπεταλίων είναι <50.000/ml και απαγορεύονται όταν ο αριθμός των αιμοπεταλίων είναι <20.000/ml. Όταν όμως, σε έναν τέτοιο ασθενή κρίνεται απαραίτητη μια χειρουργική οδοντιατρική πράξη, πρέπει αυτή να γίνεται με την κάλυψη αιματολόγου γιατρού. Σε πολλές περιπτώσεις συνιστάται η προεγχειρητική μετάγγιση αιμοπεταλίων. Σε ασθενείς που παίρνουν ανοσοκατασταλτικά ή έχουν υποβληθεί σε μεταμόσχευση αρχέγονων αιμοποιητικών κυττάρων, συνήθως επιβάλλεται και η χορήγηση παραγώγων αίματος.

Για την αντιμετώπιση της αιμορραγίας, πρέπει, το τραύμα να συρράπτεται. Ως υποστηρικτική θεραπεία της συρραφής, μπορεί να χρησιμοποιηθούν, αιμοστατικές αυτοαπορροφήσιμες ουσίες (σπόγγοι ινικής, σπόγγοι ζελατίνης, θρομβίνη, κ.ά.) οι οποίες τοποθετούνται μέσα στο τραύμα (π.χ. μέσα στο φατνίο) ή συγκολλητική ουσία ινώδους (Beriplast®) ή/και γάζα από αυτοαπορροφήσιμη οξειδωθείσα κυτταρίνη (γάζα Surgicel®) οι οποίες τοποθετούνται πάνω στη τραυματική επιφάνεια. Με την υποστηρικτική θεραπεία προάγεται η συγκόλληση των ιστών, η αιμόσταση και υποστηρίζεται η συρραφή.

IV. ΜΥΕΛΟΔΥΣΠΛΑΣΤΙΚΑ ΣΥΝΔΡΟΜΑ

Στα μυελοδυσπλαστικά σύνδρομα υπάγεται μία ομάδα ετερογενών νόσων που χαρακτηρίζεται από διαταραχές σε κλώνους αιμοποιητικών κυττάρων, με αποτέλεσμα τη μη αποτελεσματική αιμοποίηση. Οι ασθενείς: α) εκδηλώνουν κυτταροπενίες όλων των σειρών των έμμορφων στοιχείων του αίματος (αναιμίες, λευκοπενίες, θρομβοπενίες) και β) σε μεγάλη συχνότητα, διαχρονικά, εκδηλώνουν οξείες λευχαιμίες (συνήθως οξεία μυελογενή λευχαιμία). Το σύνδρομο μπορεί να εκδηλωθεί πρωτοπαθώς, σε ένα υγιές, μέχρι εκείνη τη στιγμή, άτομο ή δευτεροπαθώς ύστερα από επαφή με κυταροτοξικές ουσίες, γι' αυτό και εκδηλώνεται συχνά σε ασθενείς που βρίσκονται σε αντινεοπλασματική θεραπεία (χημειοθεραπεία ή/και ακτινοθεραπεία). Κατά κανόνα οι ασθενείς είναι άτομα της τρίτης ηλικίας.

Εργαστηριακά ευρήματα: Στην εξέταση του περιφερικού φλεβικού αίματος, το συχνότερο εύρημα είναι η αναιμία. Μπορεί επίσης, να συνυπάρχει λευκοπενία (συνήθως ουδετεροπενία) ή/και θρομβοπενία. Σπάνια, μπορεί να παρατηρηθεί θρομβοκυττάρωση. Για τη διάγνωση, απαραίτητη πράξη θεωρείται η εξέταση του μυελού των οστών. Στον μυελό, συνήθως παρατηρείται μεγάλος αριθμός κυττάρων και πιο σπάνια μικρός, ενώ στα κύτταρα, σε ποσοστιαία αναλογία >10%, καταγράφονται δυσπλαστικές αλλοιώσεις.

Για την πρόγνωση της εξέλιξης της νόσου, ως προς την επιβίωση και ως προς την πιθανότητα εξαλλαγής σε οξεία λευχαιμία, έχει θεσμοθετηθεί ένα διεθνές προγνωστικό σύστημα που ονομάζεται IPSS (International Prognostic Scoring System). Με βάση το σύστημα αυτό αναγνωρίζονται 4 ομάδες κινδύνου οι οποίες είναι οι:

- *χαμηλού,*
- *ενδιάμεσου-1,*
- *ενδιάμεσου-2 και*
- *υψηλού κινδύνου.*

Οδοντιατρική πράξη

Η παροχή οδοντιατρικής περίθαλψης σε έναν ασθενή που πάσχει από μυελοδυσπλαστικό σύνδρομο, σε όποια ομάδα κινδύνου και αν κατατάσσεται αυτός, περικλείει κινδύνους για τη ζωή του, γι' αυτό και η περίθαλψη είναι σωστό να παρέχεται σε νοσοκομειακό περιβάλλον. Ο οδοντίατρος πρέπει να γνωρίζει ότι πολλοί από τους ασθενείς έχουν υποβληθεί σε μεταμόσχευση αρχέγονων αιμοποιητικών κυττάρων, ενώ ορισμένοι άλλοι υπόκεινται σε μεταγγίσεις ερυθρών αιμοσφαιρίων.

Τα πιο σημαντικά προβλήματα που μπορεί να προκύψουν από την εκτέλεση οδοντιατρικών πράξεων είναι:

→ Οι λοιμώξεις, που αποτελούν απειλή για τη ζωή του ασθενή, και οι οποίες αποδίδονται στη λευκοπενία και κυρίως στην ουδετεροπενία που παρατηρείται στα σύνδρομα. Το γεγονός αυτό επιβάλλει πριν από τη εκτέλεση της οδοντιατρικής πράξης, τη θεραπεία οποιασδήποτε τυχόν προϋπάρχουσας εγκατεστημένης εστιακής ή συστηματικής λοίμωξης, τη βελτίωση της στοματικής υγιεινής του ασθενή, τη στοματόπλυση με διάλυμα χλωρεξιδίνης ή άλλο αντισηπτικό διάλυμα και τη χορήγηση αντιμικροβιακής χημειοπροφύλαξης. Σε περίπτωση που ο ασθενής πάσχει και από καντιντίαση του βλεννογόνου του στόματος απαιτείται και η χορήγηση αντιμυκητιασικών φαρμάκων, ενώ σε περίπτωση που ο ασθενής πάσχει και από ερπητική λοίμωξη και η χορήγηση αντιερπητικών φαρμάκων.

Όταν ο αριθμός των ουδετερόφιλων κοκκιοκυττάρων είναι πάρα πολύ μικρός μπορεί, πριν από την επέμβαση, και πάντα με απόφαση του αιματολόγου γιατρού που παρακολουθεί τον ασθενή, να χρειασθεί μετάγγιση ουδετερόφιλων. Επίσης, σε ασθενείς χαμηλού κινδύνου, μπορεί να βοηθήσει και η βραχεία χορήγηση του αυξητικού παράγοντα των κοκκιοκυττάρων (G-CSF), που διεγείρει, όπως ήδη αναφέρθηκε, επιλεκτικά την αύξηση και την ωρίμανση των ουδετερόφιλων. Αντίθετα, η χορήγηση αυξητικών παραγόντων πρέπει να αποφεύγεται σε ασθενείς με νόσο υψηλού κινδύνου.

Αν μετά την οδοντιατρική πράξη εκδηλωθεί λοίμωξη πρέπει να αντιμετωπισθεί άμεσα και να χορηγηθεί αντιμικροβιακή χημειοθεραπεία. Η επιλογή του αντιμικροβιακού χημειοθεραπευτικού φαρμάκου επηρεάζεται από πάρα πολλούς παράγοντες όπως, π.χ. η γενική κατάσταση του ασθενή, η ηλικία του, το περιβάλλον στο οποίο βρίσκεται και δέχεται την οδοντιατρική περίθαλψη (νοσοκομειακό ή εξωνοσοκομειακό), τα επίπεδα της λευκοπενίας και της ουδετεροπενίας, αν έχει πρόσφατα υποβληθεί σε μεταμόσχευση αρχέγονων αιμοποιητικών κυττάρων, κ.λπ. Συνήθως προτιμάται η επιλογή ενός μικροβιοκτόνου αντιμικροβιακού χημειοθεραπευτικού φαρμάκου ή περισσότερων του ενός, που παρουσιάζουν συνεργική δράση μεταξύ τους, και όχι μικροβιοστατικών αντιμικροβιακών χημειοθεραπευτικών. Φυσικά αν η λοίμωξη είναι ιογενής ή μυκητιασικής αιτιολογίας θα πρέπει να χορηγηθούν άμεσα τα αντίστοιχα αντιιικά ή αντιμυκητιασικά φάρμακα.

→ Η αιμορραγία εξαιτίας της μείωσης του αριθμού των αιμοπεταλίων. Λόγω της πιθανής αιμορραγίας που μπορεί να προκύψει, ο οδοντίατρος πριν από την οδοντιατρική πράξη πρέπει να γνωρίζει τα αποτελέσματα πρόσφατης γενικής εξέτασης του αίματος και των εργαστηριακών δοκιμασιών ελέγχου της αιμόστασης.

Οδοντιατρικές πράξεις πρέπει να αποφεύγονται όταν ο αριθμός των αιμοπεταλίων είναι <50.000/ml και απαγορεύονται όταν ο αριθμός των αιμοπεταλίων είναι <20.000/ml. Όταν όμως, σε έναν τέτοιο ασθενή κρίνεται απαραίτητη μια χειρουργική οδοντιατρική πράξη, πρέπει αυτή να γίνεται πάντα με τη στήριξη αιματολόγου γιατρού. Σε αρκετές περιπτώσεις συνιστάται η προεγχειρητική μετάγγιση αιμοπεταλίων. Σε κάποιους ασθενείς που παίρνουν ανοσοκατασταλτικά ή έχουν υποβληθεί σε μεταμόσχευση αρχέγονων αιμοποιητικών κυττάρων, μπορεί να απαιτηθεί και η χορήγηση παραγώγων αίματος.

Για την αντιμετώπιση της αιμορραγίας, επιβάλλεται, το τραύμα να συρράπτεται. Ως υποστηρικτική θεραπεία της συρραφής, μπορεί να χρησιμοποιηθούν, αιμοστατικές αυτοαπορροφήσιμες ουσίες (σπόγγοι ινικής, σπόγγοι ζελατίνης, θρομβίνη, κ.ά.) οι οποίες τοποθετούνται μέσα στο τραύμα (π.χ. μέσα στο φατνίο), ή να χρησιμοποιηθεί συγκολλητική ουσία ινώδους (Beriplast®) ή/και γάζα από αυτοαπορροφήσιμη οξειδωθείσα κυτταρίνη (γάζα Surgicel®) που τοποθετούνται πάνω στη τραυματική επιφάνεια. Με την υποστηρικτική θεραπεία προάγεται η συγκόλληση των ιστών, η αιμόσταση και υποστηρίζεται η συρραφή.

V. ΜΥΕΛΟΫΠΕΡΠΛΑΣΤΙΚΕΣ ΔΙΑΤΑΡΑΧΕΣ

Με τον όρο μυελοϋπερπλαστικές διαταραχές αναφέρονται κάποιες κακοήθεις νόσοι του αίματος, που χαρακτηρίζονται από την κλωνική υπερπαραγωγή μίας ή περισσότερων κυτταρικών σειρών. Η κακοήθης εξαλλαγή συμβαίνει στο αρχέγονο πολυδύναμο αιμοποιητικό κύτταρο, το οποίο διατηρεί την ικανότητα ωρίμανσης. Στις μυελοϋπερπλαστικές διαταραχές περιλαμβάνονται οι παρακάτω νόσοι: πολυκυτταραιμία, ιδιοπαθής θρομβοκυττάρωση και ιδιοπαθής μυελίνωση (ή μυελοσκλήρυνση). Στο παρελθόν περιλαμβάνονταν και η χρόνια μυελογενής λευχαιμία, η οποία σήμερα διαφοροποιείται από τα εν λόγω σύνδρομα.

ΠΟΛΥΚΥΤΤΑΡΑΙΜΙΑ ή ΕΥΘΡΟΚΥΤΤΑΡΩΣΗ ή ΕΡΥΘΡΑΙΜΙΑ

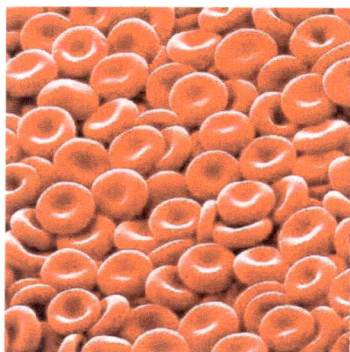

Με τον όρο πολυκυτταραιμία ή ερυθροκυττάρωση ή ερυθραιμία αναφέρεται η νόσος που χαρακτηρίζεται από την αύξηση του αριθμού των ερυθρών αιμοσφαιρίων. Θα έλεγε κανείς ότι είναι το αντίθετο της αναιμίας. Η νόσος διακρίνεται σε αληθή και δευτεροπαθή. Ως δευτεροπαθής χαρακτηρίζεται η πολυκυτταραιμία που αναπτύσσεται ως αντίδραση σε υποκείμενη νόσο (π.χ. σε κυανωτικές καρδιοπάθειες, σε νόσους των νεφρών, κ.ά.). Δευτεροπαθής χαρακτηρίζεται και η αντιδραστική πολυκυτταραιμία που αναπτύσσεται σε καπνιστές, σε κατοίκους περιοχών με μεγάλο υψόμετρο, κ.λπ.

Εργαστηριακά ευρήματα: Στην εξέταση του περιφερικού φλεβικού αίματος, παρατηρείται μεγάλη αύξηση της Hb, του Ht και της μάζας των ερυθρών. Σε μεγάλη ποσοστιαία αναλογία τα εν λόγω ευρήματα συνοδεύονται και από λευκοκυττάρωση (με βασεοφιλία ή ηωσινοφιλία) και θρομβοκυττάρωση, ενώ παρατηρείται και δυσλειτουργία των αιμοπεταλίων.

Οδοντιατρική πράξη

Ο οδοντίατρος που θα αντιμετωπίσει έναν ασθενή με υποκείμενη πολυκυτταραιμία, σωστό είναι να παρέχει την οδοντιατρική περίθαλψη σε νοσοκομειακό περιβάλλον. Πρέπει επίσης να γνωρίζει ότι οι πολλοί από τους ασθενείς έχουν υποβληθεί στο παρελθόν σε αφαιμάξεις και ότι λαμβάνουν καθημερινά αντιπηκτικά φάρμακα εξαιτίας του κινδύνου που διατρέχουν για πρόκληση θρομβωτικών επεισοδίων ή/και κυτταροστατικά φάρμακα όπως είναι η υδροξυουρία (ή υδροξυκαρβαμίδη), η οποία, σε μακροχρόνια λήψη, ενοχοποιείται για τοξικότητα των βλεννογόνων.

Η υδροξυουρία είναι αντινεοπλασματικός παράγοντας με πιθανό μηχανισμό δράσης την παρακώλυση της σύνθεσης του DNA.

Τα πιο σημαντικά προβλήματα που μπορεί να προκύψουν από την εκτέλεση οδοντιατρικών πράξεων είναι:

→ Η αιμορραγία εξαιτίας αφενός των διαταραχών που παρατηρούνται στη λειτουργικότητα των αιμοπεταλίων και αφετέρου της λήψης αντιπηκτικών φαρμάκων που απαιτείται για τη θεραπευτική αντιμετώπιση της νόσου. Για την αντιμετώπιση της αιμορραγίας, επιβάλλεται, το τραύμα να συρράπτεται. Ως υποστηρικτική θεραπεία της συρραφής, μπορεί να χρησιμοποιηθούν, αιμοστατικές αυτοαπορροφήσιμες ουσίες (σπόγγοι ινικής, σπόγγοι ζελατίνης, θρομβίνη, κ.ά.) οι οποίες τοποθετούνται μέσα στο τραύμα (π.χ. μέσα στο φατνίο) ή/και συγκολλητική ουσία ινώδους (Beriplast®) ή/και γάζα από αυτοαπορροφήσιμη οξειδωθείσα κυτταρίνη (γάζα Surgicel®) οι οποίες τοποθετούνται πάνω στη τραυματική επιφάνεια. Με την υποστηρικτική θεραπεία προάγεται η συγκόλληση των ιστών, η αιμόσταση και η υποστήριξη της συρραφής.

→ Οι αγγειακινητικές και θρομβοεμβολικές επιπλοκές εξαιτίας της υπεργλοιότητας και του μεγάλου αριθμού των έμμορφων στοιχείων. Στις αγγειακινητικές επιπλοκές περιλαμβάνεται η παροδική ισχαιμία (π.χ. στηθάγχη), για την οποία, ο κίνδυνος εκδήλωσης πολλαπλασιάζεται σε έναν οδοντιατρικό ασθενή εξαιτίας του άγχους που προκαλεί μία επικείμενη οδοντιατρική πράξη. Εξαιτίας αυτού του γεγονότος ο οδοντίατρος πρέπει να λάβει όλα εκείνα τα μέτρα που περιγράφονται λίγο πιο κάτω, στο κεφάλαιο «Ασθενείς με νόσους του καδιοαγγειακού συστήματος – Στεφανιαία νόσος».

Για την πρόληψη θρομβοεμβολικών επιπλοκών κατά την εκτέλεση μικρών χειρουργικών πράξεων, σχετικά ασφαλή όρια θεωρούνται οι τιμές Ht που στους άνδρες είναι <57%, και στις γυναίκες <54%.

ΙΔΙΟΠΑΘΗΣ ΘΡΟΜΒΟΚΥΤΤΑΡΩΣΗ

Η ιδιοπαθής θρομβοκυττάρωση χαρακτηρίζεται από σταθερή αύξηση των αιμοπεταλίων στο αίμα και υπερπλασία των μεγακαρυοκυττάρων (πρόδρομα κύτταρα των αιμοπεταλίων) στον μυελό των οστών. Χαρακτηριστικό κλινικό εύρημα της νόσου, θεωρούνται τα αιμορραγικά ή/και θρομβωτικά επεισόδια. Ένας ασθενής χαρακτηρίζεται ως:

• *χαμηλού και ενδιάμεσου κινδύνου* όταν είναι νεαρός ή μέσης ηλικίας, ασυμπτωματικός και στο ιστορικό του δεν αναφέρεται θρομβωτικό επεισόδιο και

• *υψηλού κινδύνου* όταν είναι ηλικιωμένος, συμπτωματικός και στο ιστορικό του αναφέρεται θρομβωτικό επεισόδιο.

Εργαστηριακά ευρήματα: Στην εξέταση του περιφερικού φλεβικού αίματος καταγράφεται σταθερά, αυξημένος αριθμός αιμοπεταλίων, που συχνά ξεπερνά το 1.000.000/μl. Επίσης, σε μεγάλη ποσοστιαία αναλογία παρατηρούνται μορφολογικές και λειτουργικές μεταβολές των αιμοπεταλίων και περίπου στο 30-40% των ασθενών, παρατηρείται λευκοκυττάρωση. Αντίθετα, ο Ht και η Hb κυμαίνονται σε φυσιολογικά επίπεδα.

Οδοντιατρική πράξη

Ο οδοντίατρος που θα αντιμετωπίσει έναν ασθενή με υποκείμενη ιδιοπαθή θρομ-βοκυττάρωση, σωστό είναι να παράσχει την οδοντιατρική περίθαλψη σε νοσοκο-μειακό περιβάλλον. Πρέπει επίσης να γνωρίζει ότι ο ασθενής αυτός μπορεί να έχει υποβληθεί σε αιμοπεταλιοαφαίρεση και ότι λαμβάνει, για θεραπευτικούς λόγους, κυτταροστατικά φάρμακα όπως είναι η υδροξυουρία, σε συνδυασμό με ασπιρίνη, επειδή η ασπιρίνη παρουσιάζει αντιαιμοπεταλιακή δράση και περιορίζει τον κίνδυνο για θρομβωτικά επεισόδια.

Ο οδοντίατρος πρέπει να γνωρίζει ότι:

→ Η αιμορραγία, είναι ένα σοβαρό πρόβλημα που μπορεί να προκύ-ψει. Η αιμορραγία αποδίδεται στις διαταραχές της λειτουργικότητας των αι-μοπεταλίων. Στη χειρουργική αντιμετώπιση της αιμορραγίας επιβάλλεται, το τραύμα να συρράπτεται και να χρησιμοποιούνται αιμοστατικές αυτοαπορρο-φήσιμες ουσίες (σπόγγοι ινικής, σπόγγοι ζελατίνης, θρομβίνη, κ.ά.) ή/και συ-γκολλητική ουσία ινώδους (Beriplast®) ή/και γάζα από αυτοαπορροφήσιμη οξει-δωθείσα κυτταρίνη (γάζα Surgicel®).

→ Στους εν λόγω ασθενείς μπορεί να παρουσιασθούν αγγειοκινη-τικές και θρομβοεμβολικές επιπλοκές. Στις αγγειακινητικές επιπλοκές περιλαμβάνεται η παροδική ισχαιμία (π.χ. στηθάγχη), για την οποία, ο κίνδυ-νος εκδήλωσης πολλαπλασιάζεται σε έναν οδοντιατρικό ασθενή εξαιτίας του άγχους που προκαλεί μία επικείμενη οδοντιατρική πράξη. Εξαιτίας αυτού του γεγονότος επιβάλλεται στους ασθενείς να εφαρμόζονται και τα μέτρα που πε-ριγράφονται λίγο πιο κάτω, στο κεφάλαιο «Ασθενείς με νόσους του καρδιαγγει-ακού συστήματος – Στεφανιαία νόσος».

→ Αντενδείκνυται η χορήγηση μη στεροειδών αντιφλεγμονωδών φαρ-μάκων και πρέπει να αποφεύγεται το κάπνισμα.

ΙΔΙΟΠΑΘΗΣ ΜΥΕΛΟΪΝΩΣΗ ή ΜΥΕΛΟΣΚΛΗΡΥΝΣΗ

Χαρακτηρίζεται από ίνωση του μυελού των οστών και από ευρήματα στο περιφε-ρικό αίμα.

Εργαστηριακά ευρήματα: Στην εξέταση του περιφερικού φλεβικού αίμα-τος παρατηρούνται: αναιμία, δακρυοκύτταρα (τροποποιημένα μορφολογικά ερυ-θρά αιμοσφαίρια) (Εικ. 1) και ερυθροβλάστες. Στα αρχικά στάδια της νόσου συνήθως καταγράφεται λευκοκυττάρωση και παρατηρούνται άωρες μορφές λευκών αιμο-σφαιρίων, ενώ στα προχωρημένα στάδια, καταγράφεται λευκοπενία ή/και θρομβο-πενία. Για τη διάγνωση, απαραίτητη ιατρική πράξη θεωρείται η βιοψία του μυελού των οστών.

Οδοντιατρική πράξη

Ο οδοντίατρος πρέπει να γνωρίζει ότι η ιδιοπαθής μυελοΐνωση παρουσιάζει τη χει-ρότερη πρόγνωση από τις άλλες νόσους που υπάγονται στις μυελοϋπερπλαστικές διαταραχές και κάθε οδοντιατρική πράξη πρέπει να γίνεται σε νοσοκομειακό περιβάλλον. Πολλοί ασθενείς έχουν υποβληθεί σε μεταγγίσεις ερυθρών αιμοσφαιρίων ή/και αιμοπεταλίων ή/και έχουν υποβληθεί σε σπληνεκτομή ή/και σε μεταμόσχευση αρχέγονων αιμοποιητικών κυττάρων. Επίσης, πολλοί ασθενείς για θεραπευτικούς λόγους λαμβάνουν κυτταροστατικά φάρμακα, όπως π.χ. την υδροξυουρία.

Τα πιο σημαντικά προβλήματα που μπορεί να προκύψουν από την εκτέλεση οδοντιατρικών πράξεων είναι:

→ Οι λοιμώξεις, που αποδίδονται σε αριθμητική μείωση ή/και σε λειτουργικές διαταραχές των λευκών αιμοσφαιρίων, και

→ Η αιμορραγία, που αποδίδεται στη θρομβοπενία, αλλά και στις λειτουργικές διαταραχές των αιμοπεταλίων. Εξαιτίας της πιθανής αιμορραγίας, ο οδοντίατρος πριν από την οδοντιατρική πράξη πρέπει να γνωρίζει τα αποτελέσματα μιας πρόσφατης γενικής εξέτασης του αίματος καθώς και των εργαστηριακών δοκιμασιών ελέγχου της αιμόστασης.

Οδοντιατρικές πράξεις πρέπει να αποφεύγονται όταν ο αριθμός των αιμοπεταλίων είναι <50.000/ml και απαγορεύονται όταν ο αριθμός των αιμοπεταλίων είναι <20.000/ml. Όταν όμως, σε έναν τέτοιο ασθενή κρίνεται απαραίτητη μια χειρουργική οδοντιατρική πράξη, πρέπει αυτή να γίνεται πάντα με τη στήριξη αιματολόγου γιατρού. Σε αρκετές περιπτώσεις συνιστάται η προεγχειρητική μετάγγιση αιμοπεταλίων. Σε κάποιους ασθενείς που παίρνουν ανοσοκατασταλτικά ή έχουν υποβληθεί σε μεταμόσχευση αρχέγονων αιμοποιητικών κυττάρων, μπορεί να απαιτηθεί και η χορήγηση και άλλων παραγώγων αίματος.

Για την αντιμετώπιση της αιμορραγίας, απαιτείται, συρραφή του τραύματος. Ως υποστηρικτική θεραπεία της συρραφής, μπορεί να χρησιμοποιηθούν, αιμοστατικές αυτοαπορροφήσιμες ουσίες (σπόγγοι ινικής, σπόγγοι ζελατίνης, θρομβίνη, κ.ά.) οι οποίες τοποθετούνται μέσα στο τραύμα (π.χ. μέσα στο φατνίο) ή συγκολλητική ουσία ινώδους (Beriplast®) ή/και γάζα από αυτοαπορροφήσιμη οξειδωθείσα κυτταρίνη (γάζα Surgicel®) οι οποίες τοποθετούνται πάνω στη τραυματική επιφάνεια. Με την υποστηρικτική θεραπεία προάγεται η συγκόλληση των ιστών, η αιμόσταση και υποστηρίζεται η συρραφή.

VI. ΓΑΜΜΑΠΑΘΕΙΕΣ

ΠΟΛΛΑΠΛΟΥΝ ΜΥΕΛΩΜΑ

Το πολλαπλούν μυέλωμα είναι μία ομάδα κακοήθων νόσων που προκύπτουν από τον κλωνικό νεοπλασματικό πολλαπλασιασμό των πλασμοκυττάρων (Β-λεμφοκύτταρα) στο μυελό των οστών, που οδηγεί στην υπερπαραγωγή μιας μονοκλωνικής παθολογικής ανοσοσφαιρίνης (συνήθως IgG ή IgA, και πιο σπάνια IgD ή IgE) ή ενός δομικού τμήματός των (ελαφρές άλυσοι κ ή λ). Οι παθολογικές αυτές πρωτεΐνες χαρακτηρίζονται ως παραπρωτεΐνες και φυσικά δεν παρουσιάζουν τις αντισωματικές ιδιότητες των φυσιολογικών ανοσοσφαιρινών. Αξίζει να σημειωθεί ότι η παραγωγή μονοκλωνικής παθολογικής IgM δεν συμβαίνει στο πολλαπλούν μυέλωμα αλλά σε μία άλλη διακριτή νόσο, τη νόσο Waldenström.

Οι ασθενείς, με βάση διεθνές σύστημα σταδιοποίησης, κατατάσσονται σε τρία στάδια τα: I, II και III με σημαντικές διαφορές ως προς την πρόγνωση.

Εργαστηριακά ευρήματα: Ένα από τα χαρακτηριστικότερα ευρήματα της νόσου είναι η πολύ μεγάλη αύξηση της ΤΚΕ. Στην πλειονότητα των περιπτώσεων, οι τιμές της ΤΚΕ είναι μεγαλύτερες από 100 mm/1^{η} ώρα. Επίσης, συχνά παρατηρείται και αύξηση της CRP. Σε ποσοστιαία αναλογία περίπου 70% των περιπτώσεων καταγράφεται αναιμία. Στις βιοχημικές εξετάσεις μπορεί να καταγραφεί υπερασβεστιαιμία, αύξηση της ουρίας, της κρεατινίνης, κ.ά. ενώ στα ούρα σε πολλές περιπτώσεις ανιχνεύεται η παραπρωτεΐνη Bence-Jones που ουσιαστικά είναι οι άλυσοι κ ή λ. Αξιομνημόνευτο είναι το γεγονός ότι οι τιμές της αλκααλικής φωσφατάσης, κατά κανόνα είναι φυσιολογικές. Στην ηλεκτροφόρηση του ορού καταγράφεται αύξηση του κλάσματος των γ-σφαιρινών. Για τη διάγνωση, απαραίτητη θεωρείται η εξέταση του μυελού των οστών.

Σημαντικό ρόλο στη διάγνωση διαδραματίζει και ο ακτινολογικός έλεγχος, στον οποίο παρατηρούνται διάσπαρτες οστεολυτικές εστίες **(Εικ. 15)** και πιθανά κατάγματα, σε διάφορα οστά.

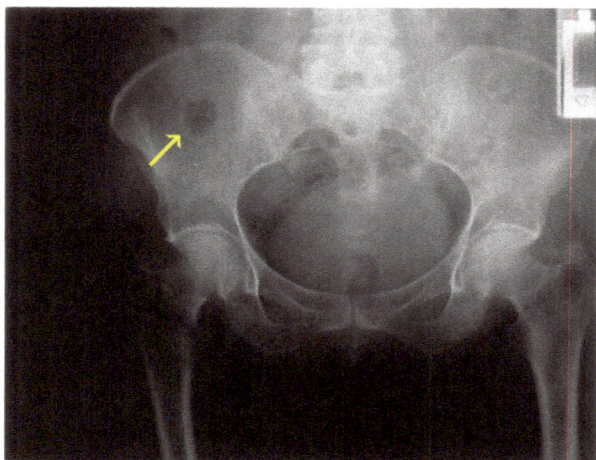

Εικόνα 15. Ακτινογράφημα στο οποίο απεικονίζεται οστεολυτική βλάβη στο δεξιό λαγόνιο ασθενή που έπασχε από πολλαπλούν μυέλωμα.

Οδοντιατρική πράξη

Ο οδοντίατρος που πρόκειται να εκτελέσει μια οδοντιατρική χειρουργική πράξη σ' έναν ασθενή με πολλαπλό μυέλωμα πρέπει να γνωρίζει ότι:

→ Ο ασθενής θεωρείται εκ προοιμίου ανοσοκατασταλμένος και οι λοιμώξεις είναι ένα από τα σοβαρότερα προβλήματα που μπορεί να αντιμετωπίσει. Τούτο επιβάλλει την εκτέλεση οδοντιατρικών πράξεων αφού προηγηθεί θεραπεία οποιασδήποτε τυχόν προϋπάρχουσας εγκατεστημένης εστιακής ή συστηματικής λοίμωξης. Επίσης, επιβάλλεται οι οδοντιατρικές πράξεις να γίνονται κάτω από όσο το δυνατόν, πιο άσηπτες συνθήκες. Έτσι, επιβάλλεται πριν από οποιαδήποτε οδοντιατρική πράξη, η βελτίωση της στοματικής υγιεινής, και συνιστάται ο ασθενής να κάνει στοματόπλυση με ένα αντισηπτικό στόματος, όπως π.χ. με χλωρεξιδίνη, η οποία θα μειώσει ποσοτικά, σε σημαντικό βαθμό και για επαρκές χρονικό διάστημα, τη χλωρίδα του στόματος. Η χορήγηση αντιμικροβιακής χημειοπροφύλαξης, πριν από την εκτέλεση χειρουργικής οδοντιατρικής πράξης δεν έχει τεκμηριωθεί, αλλά κάποιοι συγγραφείς την προτείνουν, ιδιαίτερα σε δύσκολες και εκτεταμένες ή μακράς χρονικής διάρκειας επεμβάσεις.

→ Σε μεγάλη ποσοστιαία αναλογία, για θεραπευτικούς λόγους, οι ασθενείς λαμβάνουν διφωσφονικά φάρμακα (σε ενδοφλέβια χορήγηση), γεγονός που έχει ως αποτέλεσμα να διατρέχουν αυξημένο κίνδυνο εκδήλωσης οστεονέκρωσης των γνάθων **(Εικ. 16)**. Μάλιστα, ο κίνδυνος αυτός είναι μεγαλύτερος σε περιπτώσεις μακροχρόνιας λήψης των φαρμάκων, χωρίς όμως τούτο να σημαίνει ότι ο κίνδυνος δεν είναι υπαρκτός ακόμη και για βραχυχρόνιες θεραπείες. Σε περίπτωση που ένας ασθενής λαμβάνει διφωσφονικά φάρμακα και χρειασθεί να υποστεί μια οδοντιατρική πράξη, πρέπει: α) να ενημερωθεί για τον κίνδυνο εκδήλωσης της οστεονέκρωσης και να αναλάβει ο ίδιος την ευθύνη, αφού προηγουμένως ενημερωθεί για την αναγκαιότητα εκτέλεσης της οδοντιατρικής πράξης, και β) να ενημερωθεί ο θεράπων γιατρός, ο οποίος θα αποφασίσει για τη διακοπή ή τη μη διακοπή της θεραπείας. Αν και μέχρι στιγμής τουλάχιστον, δεν υπάρχουν γενικά αποδεκτές κατευθυντήριες οδηγίες για τη διαχείριση αυτών των ασθενών, συνήθως προτείνεται η εκτέλεση της οδοντιατρικής πράξης (ιδίως χειρουργικών πράξεων), αφού διακοπεί η λήψη των διφωσφονικών φαρμάκων, πριν από ένα τρίμηνο. Η επανέναρξη χορήγησης των φαρμάκων, συνήθως αρχίζει μετά από 2-3 μήνες μετά την εκτέλεση της οδοντιατρικής πράξης. Εν τούτοις, ούτε η τήρηση των παραπάνω οδηγιών εξασφαλίζει σε απόλυτο βαθμό την αποφυγή της εκδήλωσης της οστεονέκρωσης. Απλά περιορίζει τις πιθανότητες εκδήλωσής της.

→ Σε κάποιες περιπτώσεις μπορεί να προκληθεί έντονη αιμορραγία.

→ Η εκτέλεση οδοντιατρικών πράξεων επιβάλλεται να γίνεται με σχετικά ήπιους χειρισμούς, αποφεύγοντας την άσκηση έντονων δυνάμεων. Επίσης, πρέπει να αποφεύγονται και οι εκτεταμένες οστικές εκτομές. Τούτο επειδή συχνά, στους ασθενείς παρουσιάζεται μείωση της οστικής πυκνότητας των γνάθων **(Εικ. 17).** Το γεγονός αυτό προδιαθέτει σε πρόκληση κ α τ α γ μ ά τ ω ν. Βέβαια πρέπει να τονισθεί ότι συνήθως οι εξαγωγές σ' αυτούς τους ασθενείς,

65

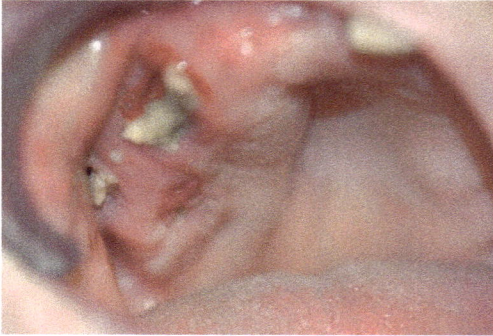

Εικόνα 16. Κλινική εικόνα οστεονέκρωσης των γνάθων από ενδοφλέβια λήψη διφωσφονικών φαρμάκων, σ' ασθενή που έπασχε από πολλαπλούν μυέλωμα

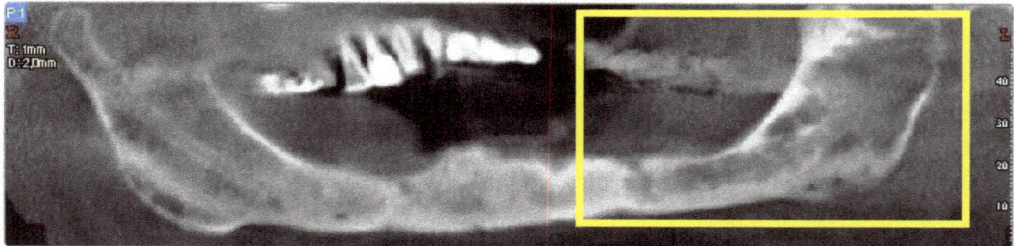

Εικόνα 17. Τομή υπολογιστικής τομογραφίας, στην οποία απεικονίζεται η μείωση της οστικής πυκνότητας στον αριστερό κλάδο και στο σύστοιχο τμήμα του σώματος της κάτω γνάθου, σε ασθενή με υποκείμενο πολλαπλούν μυέλωμα. (Ευγενής προσφορά του καθηγητή κ. Κ. Τσιχλάκη).

ακριβώς λόγω της μείωσης της οστικής πυκνότητας, είναι πιο εύκολες και λιγότερο τραυματικές από ότι οι εξαγωγές στους υγιείς.

→ Αν μετά την οδοντιατρική επέμβαση εκδηλωθεί λοίμωξη, πρέπει να αντιμετωπισθεί άμεσα και να χορηγηθεί αντιμικροβιακή χημειοθεραπεία. Η επιλογή του αντιμικροβιακού χημειοθεραπευτικού φαρμάκου εξαρτάται από πάρα πολλούς παράγοντες όπως, π.χ. η γενική κατάσταση του ασθενή, το στάδιο της νόσου, το περιβάλλον στο οποίο βρίσκεται και δέχεται την οδοντιατρική περίθαλψη ο ασθενής (νοσοκομειακό ή εξωνοσοκομειακό), τα επίπεδα της λευκοπενίας και της ουδετεροπενίας, η αλλεργία που τυχόν παρουσιάζει έναντι αντιμικροβιακών φαρμάκων, κ.λπ. Συνήθως επιλέγεται ένα μικροβιοκτόνο αντιμικροβιακό χημειοθεραπευτικό φάρμακο ή περισσότερα του ενός, που όμως παρουσιάζουν συνεργική δράση μεταξύ τους, και όχι μικροβιοστατικά αντιμικροβιακά χημειοθεραπευτικά. Αν όμως η λοίμωξη είναι ιογενής ή μυκητιασικής αιτιολογίας, φυσικά θα πρέπει να χορηγηθούν άμεσα αντιικά ή αντιμυκητιασικά φάρμακα.

VII. ΜΕΤΑΜΟΣΧΕΥΣΗ ΑΡΧΕΓΟΝΩΝ ΑΙΜΟΠΟΙΗΤΙΚΩΝ ΚΥΤΤΑΡΩΝ

Πολλοί ασθενείς που πάσχουν κυρίως, από νόσους του αίματος ή του λεμφικού συστήματος (π.χ. απλαστική αναιμία, λευχαιμίες, μυελοδυσπλαστικά σύνδρομα, πολλαπλούν μυέλωμα, νόσο του Hodgkin, κ.λπ.), για θεραπευτικούς λόγους υποβάλλονται σε μεταμόσχευση αρχέγονων αιμοποιητικών κυττάρων. Εκτός όμως αυτών των περιπτώσεων, η μεταμόσχευση, έστω και σε λιγότερες περιπτώσεις, μπορεί να εφαρμοσθεί και για τη θεραπευτική αντιμετώπιση συμπαγών όγκων (π.χ. νευροβλάστωμα), νόσων συγγενούς αιτιολογίας (π.χ. ανεπάρκειες ενζύμων) και αυτοάνοσων νόσων (π.χ. σκλήρυνση κατά πλάκας).

Η μεταμόσχευση ανάλογα με την προέλευση των κυττάρων, διακρίνεται σε:

● **Αυτόλογη,** όταν τα κύτταρα που μεταμοσχεύονται στον ασθενή, λαμβάνονται από τον μυελό των οστών του ίδιου του ασθενή. Τα εν λόγω κύτταρα, αφού υποβληθούν σε χημειοθεραπεία ή/και ακτινοβολία, επανεισάγονται στον οργανισμό του ασθενή.

● **Αλλογενή,** όταν τα κύτταρα που μεταμοσχεύονται στον ασθενή, λαμβάνονται από τον μυελό των οστών άλλου υγιούς ατόμου (δότη). Απαραίτητη προϋπόθεση για μια τέτοια μεταμόσχευση, είναι ο δότης, να παρουσιάζει απόλυτη συμβατότητα με τον λήπτη, ως προς τα αντιγόνα (HLA) του μείζονος συμπλέγματος ιστοσυμβατότητας (MHC). Εξαιτίας αυτής της προϋπόθεσης, ο δότης κατά κανόνα ανήκει στο στενό οικογενειακό περιβάλλον του λήπτη (π.χ. ο αδελφός). Τα εν λόγω κύτταρα, αφού υποβληθούν σε χημειοθεραπεία ή/και ακτινοβολία, επανεισάγονται στον οργανισμό του στον ασθενή με ενδοφλέβια χορήγηση.

Μετά τη μεταμόσχευση, ακολουθεί περίοδος σοβαρής παγκυτταροπενίας, κατά τη διάρκεια της οποίας, ο ασθενής υποστηρίζεται με μεταγγίσεις ερυθρών ή/και λευκών αιμοσφαιρίων ή/και αιμοπεταλίων, με λήψη αντιμικροβιακής χημειοπροφύλαξης, με χορήγηση ανοσοκατασταλτικών φαρμάκων, κ.λπ.

Η συχνότερη επιπλοκή που μπορεί να εκδηλωθεί στον λήπτη, είναι η νόσος μοσχεύματος έναντι του ξενιστή (GVHD). Η εν λόγω νόσος χαρακτηρίζεται ως οξεία όταν εκδήλωσή της συμβεί μέσα στις πρώτες 100 ημέρες από τη χρονική στιγμή της μεταμόσχευσης, και ως χρόνια όταν η εκδήλωσή της συμβεί μετά την πάροδο 100 ημερών από τη χρονική στιγμή της μεταμόσχευσης. Άλλες συχνές και σοβαρές, από προγνωστική άποψη, επιπλοκές είναι: α) οι λοιμώξεις (ιογενείς -πολύ συχνά από τον CMV-, βακτηριακές και μυκητιασικές), που αναπτύσσονται κυρίως, όχι όμως αποκλειστικά, στην περίοδο της ακοκκιοκυτταραιμίας, και β) η εκδήλωση νεοπλασμάτων. Νεοπλάσματα που συχνά εκδηλώνονται στους εν λόγω ασθενείς είναι τα μη Hodgkin λεμφώματα στην αιτιοπαθογένεια των οποίων πάρα πολύ συχνά εμπλέκεται ο EBV, το σάρκωμα Kaposi, το καρκίνωμα των χειλέων, κ.ά.

Η νόσος μοσχεύματος έναντι του ξενιστή αποτελεί την πιο επικίνδυνη επιπλοκή που μπορεί να εκδηλωθεί ύστερα από μεταμόσχευση αρχέγονων αιμοποιητικών κυττάρων. Στη συγκεκριμένη νόσο τα κύτταρα του δότη, αναγνωρίζουν ως «ξένα» τα κύτταρα του λήπτη. Δηλαδή ουσιαστικά πρόκειται για ανοσολογική αντίδραση των κυττάρων του δότη έναντι των κυττάρων του ξενιστή.

Οδοντιατρική πράξη

Σε περιπτώσεις μεταμόσχευσης αρχέγονων αιμοποιητικών κυττάρων, οι οδοντιατρικές πράξεις, επιβάλλεται να πραγματοποιηθούν πριν από τη μεταμόσχευση. Μάλιστα, είναι καλλίτερο οι οδοντιατρικές πράξεις να πραγματοποιηθούν σε χρόνο που απέχει όσο το δυνατόν περισσότερο από τη χρονική στιγμή της μεταμόσχευσης. Υπάρχουν όμως περιπτώσεις που θα απαιτηθεί παροχή οδοντιατρικής περίθαλψης μετά τη μεταμόσχευση. Η χορήγηση οδοντιατρικής περίθαλψης μετά τη μεταμόσχευση, μπορεί να συμβεί: α) στην άμεση μεταμοσχευτική περίοδο, β) στη περίοδο σταθεροποίησης του μοσχεύματος. Έτσι:

Ο οδοντίατρος που πρόκειται να αντιμετωπίσει έναν ασθενή **που θα υποβληθεί σε μεταμόσχευση αρχέγονων αιμοποιητικών κυττάρων,** θα πρέπει να λαμβάνει υπόψη του ότι:

→ Ο ασθενής, ήδη πάσχει από μια σοβαρή νόσο εξαιτίας της οποίας θα υποβληθεί στη μεταμόσχευση. Ως εκ τούτου για τη διαχείρισή του, θα πρέπει να ακολουθηθούν οι οδηγίες που συστήνονται για κάθε μία νόσο ξεχωριστά.

→ Ιδιαίτερη προσοχή πρέπει να δοθεί στις λοιμώξεις, επειδή οι λοιμώξεις είναι ένα από τα σημαντικότερα προβλήματα που παρουσιάζονται στους ασθενείς που υποβλήθηκαν σε μεταμόσχευση. Το γεγονός αυτό επιβάλλει, πριν από την εκτέλεση μιας οδοντιατρικής πράξης, τη θεραπεία οποιασδήποτε τυχόν εγκατεστημένης προϋπάρχουσας εστιακής ή συστηματικής λοίμωξης (ιογενούς, βακτηριακής, μυκητιασικής ή παρασητικής αιτιολογίας). Επίσης, απαιτείται η βελτίωση της στοματικής υγιεινής του ασθενούς, η στοματόπλυση με διάλυμα χλωρεξιδίνης ή άλλο αντισηπτικό διάλυμα, άμεσα πριν την έναρξη της συνεδρίας, και η εκτέλεση της οδοντιατρικής πράξης κάτω από όσο το δυνατόν πιο άσηπτες συνθήκες, ώστε να μην προκληθούν λοιμώξεις (π.χ. επιμόλυνση χειρουργικού τραύματος, μεταναστευτικές λοιμώξεις, σήψης, κ.λπ.). Πολλοί συγγραφείς προτείνουν και τη χορήγηση αντιμικροβιακής χημειοπροφύλαξης, χωρίς όμως η άποψη αυτή να έχει τη γενική αποδοχή. Πρέπει επίσης να διευκρινιστεί ότι οι συγγραφείς που προτείνουν την αντιμικροβιακή χημειοπροφύλαξη, δεν προτείνουν και τη χορήγηση συγκεκριμένου αντιμικροβιακού σχήματος. Αντίθετα, κάθε μία περίπτωση πρέπει να κρίνεται ξεχωριστά.

Ο οδοντίατρος που πρόκειται να αντιμετωπίσει έναν ασθενή **που έχει υποβληθεί σε μεταμόσχευση αρχέγονων αιμοποιητικών κυττάρων,** θα πρέπει να γνωρίζει ότι:

→ Για ένα χρονικό διάστημα, συνήθως έως και 6 μηνών μετά τη μεταμόσχευση, και πολύ πιο σπάνια για μεγαλύτερο χρονικό διάστημα, πρέπει να αποφεύγονται οδοντιατρικές πράξεις που δε θεωρούνται αναγκαίες και επιβεβλημένες. Τούτο επειδή η ανοσολογική κατάσταση των μεταμοσχευθέντων ατόμων, αποκαθίσταται στα φυσιολογικά επίπεδα, μετά την πάροδο αυτού του χρονικού διαστήματος. Επίσης, στην πλειονότητα των περιπτώσεων, στο χρονικό αυτό διάστημα οι ασθενείς παρουσιάζουν έντονες διαταραχές, όπως π.χ. αναπνευστικά προβλήματα, οξεία νεφρική ή/και ηπατική ανεπάρκεια, αρτηριακή υπέρταση, οξεία παγκρεατίτιδα, αιματολογικές διαταραχές και διαταραχές της πήξης του αίματος, κ.λπ. Επεμβάσεις, η εκτέλεση των οποίων επιτρέπεται, είναι μόνο αυτές που θα ανακουφίσουν τους ασθενείς από πόνο (τοποθέτηση ευγενολούχου σκευάσματος σε δόντι με πολφίτιδα, και η παροχέτευση πύου σε περίπτωση αποστήματος -αν είναι εφικτό μέσα από τους ριζικούς σωλήνες) ή για να αντιμετωπισθεί πιθανή αιμορραγία.

Στους ασθενείς αυτούς, όταν επιβάλλεται η εκτέλεση κάποιας άλλης οδοντιατρικής πράξης, πρέπει αυτή να εκτελείται αποκλειστικά και μόνο σε νοσοκομειακό περιβάλλον, με τη στήριξη του ειδικού γιατρού.

→ Όπως ήδη προαναφέρθηκε λίγο πιο πάνω, οι λοιμώξεις, αποτελούν σημαντικότατη απειλή για τη ζωή αυτών των ασθενών. Το γεγονός τούτο επιβάλλει πριν από την εκτέλεση της οδοντιατρικής πράξης, τη θεραπεία οποιασδήποτε τυχόν προϋπάρχουσας εγκατεστημένης εστιακής ή συστηματικής λοίμωξης και τη βελτίωση της στοματικής υγιεινής. Άμεσα, πριν την έναρξη της συνεδρίας, επιβάλλεται η στοματόπλυση με διάλυμα χλωρεξιδίνης ή άλλο αντισηπτικό διάλυμα, ενώ η πραγματοποίηση της συνεδρίας πρέπει να γίνεται αφού έχουν ληφθεί όλα τα προληπτικά μέτρα για την αποφυγή ανάπτυξης λοιμώξεων, συμπεριλαμβανομένης και της χορήγησης αντιμικροβιακής χημειοπροφύλαξης. Σχετικά με τη χορήγηση αντιμικροβιακής χημειοπροφύλαξης, δεν υπάρχουν σαφείς οδηγίες και κανόνες για τη χορήγηση συγκεκριμένου αντιμικροβιακού σχήματος, καθώς κάθε μία περίπτωση πρέπει να κρίνεται ξεχωριστά.

Ορισμένοι όμως συγγραφείς προτείνουν το παρακάτω σχήμα:

♦ **Per os λήψη,** 2 g αμοξυκιλλίνης και 500 mg μετρονιδαζόλης, 1 ώρα πριν από την εκτέλεση της οδοντιατρικής πράξης.
♦ **Σε περίπτωση αδυναμίας per os λήψης** του φαρμάκου, ενδοφλέβια χορήγηση 2 g αμπικιλλίνης και 500 mg μετρονιδαζόλης, 1 ώρα πριν από την εκτέλεση της οδοντιατρικής πράξης.
♦ **Σε περίπτωση αλλεργίας στις β-λακτάμες,** χορηγείται 1 g βανκομυκίνης ή 1 g ιμιπενέμης, σε αργή στάγδην ενδοφλέβια έγχυση σε χρονικό διάστημα μεγαλύτερο της 1 ώρας. Αν η χορήγηση γίνει με γρήγορο ρυθμό, υπάρχει η περίπτωση εμφάνισης νεκρωτικής βλάβης του δέρματος, στο σημείο της ένεσης του αντιμικροβιακού χημειοθεραπευτικού.

Όταν ο αριθμός των ουδετερόφιλων είναι πάρα πολύ μικρός, μπορεί να χρειασθεί μετάγγιση ουδετερόφιλων κοκκιοκυττάρων πριν από την εκτέλεση της οδοντιατρικής πράξης.

Όταν ένας μεταμοσχευμένος ασθενής, εισέλθει στην περίοδο σταθεροποίησης (συνήθως 3-4 μήνες μετά τη μεταμόσχευση), σταδιακά, η λειτουργικότητα των οργάνων τείνει να επανέλθει στο φυσιολογικό. Όμως, επειδή η λήψη ανοσοκατασταλτικών φαρμάκων θα συνεχισθεί για μεγάλο χρονικό διάστημα, η ευπάθεια στις λοιμώξεις παραμένει και θα πρέπει σε κάθε πράξη, ο οδοντίατρος να το λαμβάνει υπ' όψη του.

Αν μετά την οδοντιατρική επέμβαση εκδηλωθεί λοίμωξη, πρέπει να αντιμετωπισθεί άμεσα και να χορηγηθεί αντιμικροβιακή χημειοθεραπεία. Η επιλογή του αντιμικροβιακού χημειοθεραπευτικού φαρμάκου επηρεάζεται από πάρα πολλούς παράγοντες όπως, π.χ. η γενική κατάσταση του ασθενή, το στάδιο της νόσου, το περιβάλλον στο οποίο βρίσκεται και δέχεται την οδοντιατρική περίθαλψη ο ασθενής (νοσοκομειακό ή εξωνοσοκομειακό), τα επίπεδα της λευκοπενίας και της ουδετεροπενίας, η αλλεργία που πιθανόν παρουσιάζει σε αντιμικροβιακά χημειοθεραπευτικά, κ.λπ. Ένας πολύ γενικός κανόνας είναι ότι σ' αυτούς τους ασθενείς είναι καλύτερα να επιλέγεται ένα μικροβιοκτόνο αντιμικροβιακό χημειοθεραπευτικό φάρμακο ή περισσότερα του ενός, που παρουσιάζουν συνεργική δράση μεταξύ τους, και όχι κάποιο από τα μικροβιοστατικά αντιμικροβιακά χημειοθεραπευτικά. Φυσικά, αν εκδηλωθεί ιογενής ή μυκητιασική λοίμωξη θα πρέπει να χορηγηθούν τα αντίστοιχα για κάθε περίπτωση φάρμακα.

→ Η αιμορραγία αποτελεί ένα επίσης σοβαρό πρόβλημα. Εξαιτίας της πιθανής αιμορραγίας που μπορεί να προκύψει, ο οδοντίατρος πριν από την οδοντιατρική πράξη πρέπει να γνωρίζει τα αποτελέσματα πρόσφατης γενικής εξέτασης του αίματος και των εργαστηριακών δοκιμασιών ελέγχου της αιμόστασης.

→ Οδοντιατρικές πράξεις απαγορεύονται όταν ο αριθμός των αιμοπεταλίων είναι <20.000/ml. Όταν όμως, σε έναν τέτοιο ασθενή κρίνεται απαραίτητη μια χειρουργική οδοντιατρική πράξη, συνιστάται από τον θεράποντα αιματολόγο γιατρό, η προεγχειρητική μετάγγιση αιμοπεταλίων. Επίσης, επιβάλλεται, η λήψη όλων των μέτρων για την πρόληψη και την αντιμετώπιση μιας αιμορραγίας που ήδη προαναφέρθηκαν.

→ Σε ασθενείς που λαμβάνουν μακροχρόνια κορτικοστεροειδή, μπορεί να παρατηρηθεί οστική αραίωση και οστεοπορωτικές βλάβες. Τούτο επιβάλλει την εκτέλεση οδοντιατρικών πράξεων να γίνεται με σχετικά ήπιους χειρισμούς, αποφεύγοντας την άσκηση έντονων και βίαιων δυνάμεων, γεγονός που θα μπορούσε να προκαλέσει κατάγματα. Στους εν λόγω ασθενείς μπορεί να παρατηρηθεί και επιβράδυνση της επούλωσης τραυμάτων.

VIII. ΑΙΜΟΡΡΑΓΙΚΕΣ ΔΙΑΘΕΣΕΙΣ

ΕΠΙΚΤΗΤΕΣ ΝΟΣΟΙ

ΘΡΟΜΒΟΠΕΝΙΕΣ
ΚΑΙ ΘΡΟΜΒΟΠΑΘΕΙΕΣ ('Η ΘΡΟΜΒΑΣΘΕΝΕΙΕΣ)

Με τον όρο θρομβοπενία χαρακτηρίζεται η ελάττωση του αριθμού των αιμοπεταλίων (θρομβοκυττάρων) κάτω από τις φυσιολογικές τιμές.

Μια θρομβοπενία μπορεί να οφείλεται σε πάρα πολλά και διαφορετικά μεταξύ τους αίτια. Για παράδειγμα αναφέρεται ότι μπορεί να οφείλεται σε υποκείμενες νόσους (όπως π.χ. στην απλαστική αναιμία, σε λευχαιμίες, σε ιογενείς λοιμώξεις, κ.ά.), σε λήψη φαρμάκων, σε υπερβολική κατανάλωση αλκοόλης, σε προηγηθείσα αιμορραγία, κ.λπ. Επίσης, μπορεί να οφείλεται σε ανοσολογικά αίτια, όπως συμβαίνει στην αυτοάνοση θρομβοπενική πορφύρα για την οποία θα γίνει αναφορά αμέσως παρακάτω. Αξιοσημείωτο είναι και το γεγονός ότι κατά το 3ο τρίμηνο της κύησης, μπορεί να παρατηρηθεί μικρής έκτασης θρομβοπενία η οποία και ανατάσσεται μετά τον τοκετό.

Με τον όρο θρομβοπάθεια ή θρομβασθένεια, αναφέρονται οι διαταραχές της λειτουργικότητας των αιμοπεταλίων. Στις θρομβοπάθειες ο αριθμός των αιμοπεταλίων στο περιφερικό φλεβικό αίμα είναι φυσιολογικός.

ΑΥΤΟΑΝΟΣΗ ΘΡΟΜΒΟΠΕΝΙΚΗ ΠΟΡΦΥΡΑ

Είναι μία αυθύπαρκτη νόσος, η παλαιότερη ονομασία της οποίας ήταν «ιδιοπαθής θρομβοπενική πορφύρα». Η αιτιοπαθογένεια της νόσου έχει ανοσολογικό υπόβαθρο. Όπως όλες οι θρομβοπενίες και οι θρομβασθένειες χαρακτηρίζεται από αιμορραγική διάθεση **(Εικ. 18α, β).**

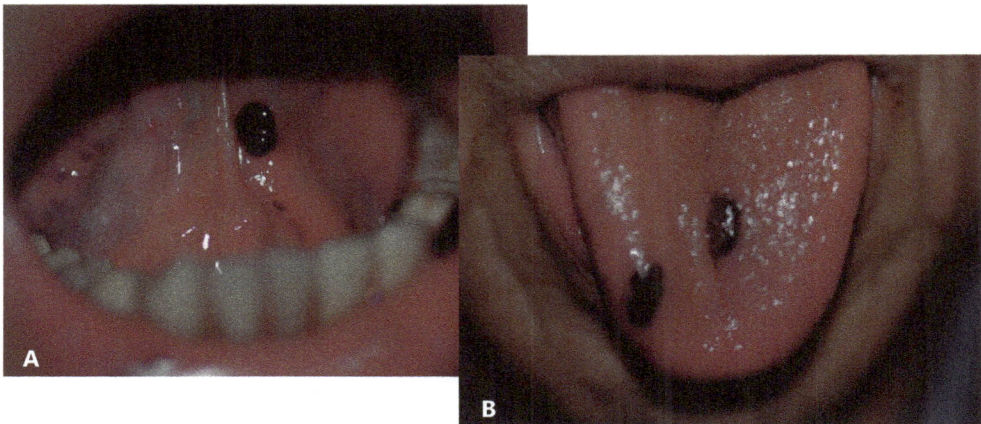

Εικόνες 18α, β. Διάσπαρτες αιμορραγικές πομφόλυγες σε ασθενή με υποκείμενη αυτοάνοση θρομβοπενική πορφύρα.

Εργαστηριακά ευρήματα: Ο χρόνος ροής είναι παρατεταμένος, και στο φλεβικό περιφερικό αίμα καταγράφεται μείωση του αριθμού των αιμοπεταλίων.

Οδοντιατρική πράξη:

Ο οδοντίατρος που πρόκειται να εκτελέσει μια οδοντιατρική χειρουργική πράξη πρέπει να γνωρίζει ότι:

→ Μπορεί στον ασθενή να εκδηλωθεί αιμορραγία εξαιτίας της μείωσης του αριθμού των αιμοπεταλίων. Εξαιτίας αυτού του κινδύνου, ο οδοντίατρος πριν από την οδοντιατρική πράξη πρέπει να γνωρίζει τα αποτελέσματα πρόσφατης γενικής εξέτασης του αίματος, καθώς και των εργαστηριακών δοκιμασιών ελέγχου της αιμόστασης.

Οδοντιατρικές πράξεις πρέπει να αποφεύγονται όταν ο αριθμός των αιμοπεταλίων είναι <50.000/ml και απαγορεύονται όταν ο αριθμός των αιμοπεταλίων είναι <20.000/ml. Όταν όμως, σε έναν τέτοιο ασθενή κρίνεται απαραίτητη μια χειρουργική οδοντιατρική πράξη, πρέπει αυτή να γίνεται οπωσδήποτε σε νοσοκομειακό περιβάλλον, με τη στήριξη αιματολόγου γιατρού. Κατά κανόνα, σ' αυτούς τους ασθενείς, πριν από την εκτέλεση της επείγουσας οδοντιατρικής χειρουργικής πράξης, συστήνεται η προεγχειρητική μετάγγιση αιμοπεταλίων. Στα πλαίσια της αποφυγής αιμορραγίας, θα πρέπει ο οδοντίατρος να είναι ιδιαίτερα προσεκτικός στην εκτέλεση της αναισθησίας, ώστε να μην προκληθούν τραυματισμοί μεγάλων αγγείων, και κατά τη διάρκεια της επέμβασης να μην προκληθούν μεγάλης έκτασης κακώσεις των ιστών.

Το τραύμα πρέπει να συρράπτεται, και να χρησιμοποιούνται αιμοστατικές αυτοαπορροφήσιμες ουσίες (σπόγγοι ινικής, σπόγγοι ζελατίνης, θρομβίνη, κ.ά. ή/και συγκολλητική ουσία ινώδους (Beriplast®) ή/και γάζα από αυτοαπορροφήσιμη οξειδωθείσα κυτταρίνη (γάζα Surgicel®) που υποστηρίζουν τη συρραφή.

→ Για τον μετεγχειρητικό έλεγχο του πόνου πρέπει να αποφεύγεται η χορήγηση ασπιρίνης και άλλων μη στεροειδών αντιφλεγμονωδών φαρμάκων. Στους περισσότερους από τους εν λόγω ασθενείς μπορεί να χορηγηθεί παρακεταμόλη (ακεταμινοφένη) χωρίς ή με μικρές δόσεις κωδεΐνης.

ΚΛΗΡΟΝΟΜΙΚΕΣ ΝΟΣΟΙ

ΑΙΜΟΡΡΟΦΙΛΙΕΣ

Με τον όρο αιμορροφιλία περιγράφεται μία ομάδα κληρονομικών νόσων, οι οποίες χαρακτηρίζονται από την έλλειψη κάποιου από τους παράγοντες πήξης, με αποτέλεσμα την εκδήλωση αιμορραγικής διάθεσης **(Εικ. 19)**.

Οι κύριες αιμορροφιλίες που απαντώνται στην κλινική πράξη είναι οι: **αιμορροφιλία Α** και η **αιμορροφιλία Β**. Η αιμορροφιλία Α οφείλεται σε έλλειψη του παράγοντα VIII και η αιμορροφιλία Β σε έλλειψη του παράγοντα IX.

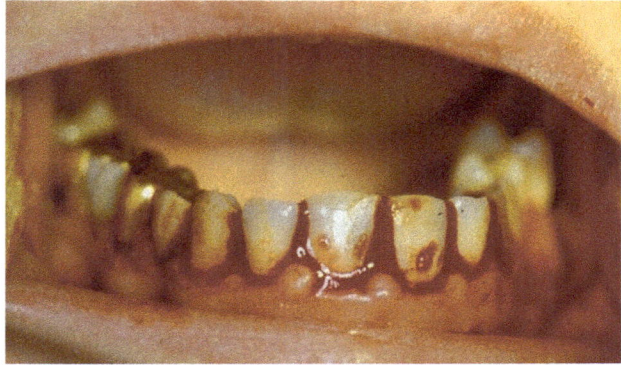

Εικόνα 19. Αυτόματη ουλορραγία σε ασθενή που έπασχε από αιμορροφιλία Α.

Ανάλογα με τη βαρύτητα της νόσου, οι αιμορροφιλίες διακρίνονται σε:
• *Μεγάλης βαρύτητας,* όταν τα επίπεδα των παραγόντων VIII ή IX είναι <0,001 IU/ml (ή <1%),
• *Μέσης βαρύτητας,* όταν τα επίπεδα των παραγόντων VIII ή IX κυμαίνονται από 0,001 έως 0,005 IU/ml (ή 1-5%) και
• *Ήπιας βαρύτητας,* όταν τα επίπεδα των παραγόντων VIII ή IX κυμαίνονται από >0,005 έως 0,04 IU/ml (ή >5-40%).
Εργαστηριακά ευρήματα: Τα επίπεδα των παραγόντων VIII ή IX είναι μειωμένα. Παρατηρείται παρατεταμένος χρόνος ενεργοποιημένης μερικής θρομβοπλαστίνης (aPTT), ενώ είναι φυσιολογικός ο αριθμός και η λειτουργικότητα των αιμοπεταλίων, ο χρόνος ροής και ο χρόνος προθρομβίνης (PT).

Οδοντιατρική πράξη

Στη συντριπτικά μεγάλη πλειοψηφία των περιπτώσεων, και με ελάχιστες εξαιρέσεις (π.χ. υπερουλικός καθαρισμός δοντιών), οι οδοντιατρικές πράξεις πρέπει να εκτελούνται σε νοσοκομειακό περιβάλλον και αν τούτο είναι δυνατό σε ειδικά κέντρα παρακολούθησης αιμορροφιλικών, με την κάλυψη ειδικού θεράποντος γιατρού. Ο οδοντίατρος που πρόκειται να εκτελέσει μια χειρουργική πράξη πρέπει να γνωρίζει ότι:

→ Το κύριο πρόβλημα που θα αντιμετωπίσει είναι η αιμορραγία. Στα πλαίσια της αποφυγής της αιμορραγίας, θα πρέπει να είναι ιδιαίτερα προσεκτικός στην εκτέλεση της αναισθησίας, ώστε να μην προκληθούν τραυματισμοί μεγάλων αγγείων, και κατά τη διάρκεια της επέμβασης να προκληθούν όσον το δυνατό μικρότερης έκτασης κακώσεις των ιστών. Κατά κανόνα, μπορεί να εκτελέσει ενδοσυνδεσμική ή δια εμποτίσεως αναισθησίας στα ούλα ασθενών με νόσο ήπιας βαρύτητας, χωρίς τη λήψη ιδιαίτερων προληπτικών μέτρων. Αντίθετα, πρέπει να αποφεύγει τις στελεχιαίες και τις δια εμποτίσεως αναισθησίες στη γλώσσα και στο έδαφος του στόματος, λόγω της μεγάλης αιμάτωσης των περιοχών αυτών.

Εξαγωγές δοντιών, και χειρουργική στους περιοδοντικούς και στους μαλακούς ιστούς ενέχουν κίνδυνο έντονης αιμορραγίας, αν δε ληφθούν τα κατάλληλα μέτρα, πριν την επέμβαση.

Πριν από κάποια χειρουργική οδοντιατρική πράξη μπορεί να χρησιμοποιείται το τρανεξαμικό οξύ, το οποίο είναι ένα φάρμακο με αντιαιμορραγικές ιδιότητες, επειδή αναστέλλει την ινωδόλυση **(Εικ. 20).**

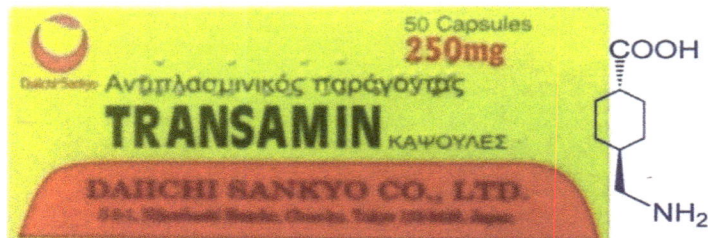

Εικόνα 20. Εμπορικό σκεύασμα τρανεξαμικού οξέως.

Το φάρμακο μπορεί να δίνεται σε per os λήψη, σε δόσεις 10-25 mg/κιλό βάρους σώματος, 2-4 φορές την ημέρα. Η έναρξη χορήγησης συστήνεται 1-2 ημέρες πριν την επέμβαση και συνεχίζεται για 5-7 ημέρες μετά. Επίσης, είναι δυνατόν ο οδοντίατρος να ζητήσει από τον φαρμακοποιό, να παρασκευάσει διάλυμα του φαρμάκου σε πυκνότητα 5%. Με 5 ml του εν λόγω διαλύματος ο ασθενής μπορεί να κάνει στοματοπλύσεις διάρκειας 2 λεπτών της ώρας, και μετά να το πτύει. Η πρώτη στοματόπλυση πρέπει να γίνεται λίγο πριν την οδοντιατρική πράξη, ενώ ακολουθούν και άλλες, με συχνότητα 4 φορές την ημέρα, και για χρονικό διάστημα ανάλογα με την περίπτωση. Συνήθως όμως, συνεχίζονται για 5-7 ημέρες μετά την επέμβαση. Τέλος, μπορεί να χορηγηθεί και ενδοφλέβια, σε δόσεις 10 mg/κιλό βάρους σώματος, λίγο πριν από την επέμβαση και στη συνέχεια 3 φορές ημερησίως για χρονικό διάστημα που σε κάθε περίπτωση διαφοροποιείται ανάλογα με την περίπτωση.

Ειδικά για την αιμορροφιλία Α, μπορεί να χρησιμοποιηθεί η δεσμοπρεσσίνη, η οποία αυξάνει τα επίπεδα του παράγοντα VIII περίπου κατά 3-4 φορές. Τούτο οφείλεται στην απελευθέρωση των αποθεμάτων του παράγοντα VIII, που υπάρχουν φυσιολογικά, στα ενδοθηλιακά κύτταρα των αγγείων. Η δεσμοπρεσσίνη χορηγείται ενδορρινικά (με ρινικό σπρέϊ) ή υποδόρια. Η δοσολογία της σε περιπτώσεις ενδορρινικής λήψης είναι 150 μg, σε κάθε ρουθούνι, 1 ώρα πριν την επέμβαση. Η μέγιστη συγκέντρωσή της στο αίμα επιτυγχάνεται περίπου 1, 5 ώρα μετά. Σε πολλές περιπτώσεις, μπορεί να ακολουθήσει η χορήγηση δεύτερης δόσης, 6 ώρες αργότερα. Τέλος, μπορεί να χορηγηθεί και το ε-αμινοκαπροϊκό οξύ. Το φάρμακο χορηγείται και σε στοματοπλύσεις, ενώ μπορεί να δοθεί και σε per os ή και ενδοφλέβια λήψη σε δόσεις 50 mg/κιλό βάρους σώματος.

Ιδιαίτερα στις μεγάλης και μέτριας βαρύτητας περιπτώσεις, καθώς και σε περιπτώσεις που προβλέπεται εκτεταμένη και παρατεταμένη σε χρονική διάρκεια χειρουργική πράξη, χορηγείται ενδοφλέβια συμπυκνωμένο κρυοΐζημα του παράγοντα VIII στις περιπτώσεις αιμορροφιλίας Α, και του παράγοντα IX στις περιπτώσεις αιμορροφιλίας Β. Η χορήγηση μπορεί να επαναλαμβάνεται κάθε 12 ώρες για τις περιπτώσεις αιμορροφιλίας Α και κάθε 24 ώρες για τις περιπτώσεις αιμορροφιλίας Β. Συνήθως η χορήγηση διαρκεί 2-3 ημέρες, αλλά μπορεί να παραταθεί και περισσότερες ημέρες ώστε η διατήρηση της δραστικότητας των παραγόντων VIII ή IX να κυμαίνεται μεταξύ 30 και 60%. Επίσης, έχει προταθεί χορήγηση των παραγόντων με συνεχή στάγδην έγχυση με ανάλογη ρύθμιση της δόσης και της διάρκειας της θεραπείας.

Στη χειρουργική αντιμετώπιση επιβάλλεται, το τραύμα να συρράπτεται και να χρησιμοποιείται αιμοστατικός σπόγγος και γάζα από αυτοαπορροφήσιμη οξειδωθείσα κυτταρίνη (γάζα Surgicel®) που καλύπτει ως νάρθηκας το χειρουργικό τραύμα. Τα όρια της γάζας πρέπει να υπερκαλύπτουν τα όρια του τραύματος. Επίσης, πάνω στους τραυματισμένους ιστούς μπορεί να εφαρμοστεί συγκολλητική ουσία ινώδους (σκεύασμα Beriplast®). Το εν λόγω σκεύασμα περιέχει ινωδογόνο, παράγοντα ΧΙΙΙ, ατροπίνη, θρομβίνη και διάλυμα χλωριούχου Ca. Τα συστατικά αυτά αναμειγνύονται και τοποθετούνται πάνω στους τραυματισμένους ιστούς σχηματίζοντας νάρθηκα ινικής.

→ Για τον έλεγχο του προεγχειρητικού ή και μετεγχειρητικού πόνου πρέπει να αποφεύγεται η χορήγηση ασπιρίνης και άλλων μη στεροειδών αντιφλεγμονωδών φαρμάκων. Στους περισσότερους από τους εν λόγω ασθενείς μπορεί να χορηγηθεί παρακεταμόλη (ακεταμινοφένη) χωρίς ή με μικρές δόσεις κωδεΐνης.

ΝΟΣΟΣ von WILLEBRAND

Η νόσος von Willebrand, είναι η πιο συχνή κληρονομική νόσος (πιο συχνή και από τις αιμορροφιλίες) που σχετίζεται με τον αιμοστατικό μηχανισμό. Οφείλεται σε ποσοτική έλλειψη ή σε λειτουργική ανεπάρκεια του παράγοντα vW (vWF). Ο εν λόγω παράγοντας είναι ο μεταφορέας του παράγοντα της πήξης VIII και συμμετέχει αφενός στην προσκόλληση των αιμοπεταλίων στα αγγειακά τοιχώματα σε περίπτωση τρώσης τους, και αφετέρου, συγκολλώντας τα αιμοπετάλια μεταξύ τους, και στη συσσώρευση των αιμοπεταλίων στο σημείο της αγγειακής βλάβης.

Η νόσος, διακρίνεται σε 3 τύπους, τους 1, 2 και 3. Οι τύποι 1 και 3, σχετίζονται με ποσοτική ανεπάρκεια του vWF, ενώ ο 2 με λειτουργική ανεπάρκειά του. Ο τύπος 2 διακρίνεται σε 4 υπότυπους τους: 2A, 2B, 2N και 2M. Απ' όλους τους τύπους και υπότυπους της νόσου, ο πιο συχνός είναι ο τύπος 1, ο οποίος στην κλινική πράξη αντιπροσωπεύει περίπου το 70-80% των περιπτώσεων. Αξιοσημείωτο είναι ότι ο εν λόγω τύπος χαρακτηρίζεται από ήπιου έως μέτριου βαθμού αιμορραγική διάθεση. Όλοι οι υπότυποι του τύπου 2, χαρακτηρίζονται από μέτριου βαθμού αιμορραγική διάθεση, ενώ ο τύπος 3, που είναι και ο πιο σπάνιος, από μεγάλου βαθμού αιμορραγική διάθεση.

Εργαστηριακά ευρήματα: Ο χρόνος ροής και ο χρόνος ενεργοποιημένης μερικής θρομβοπλαστίνης (aPTT) είναι παρατεταμένοι, ενώ ο αριθμός των αιμοπεταλίων και ο χρόνος προθρομβίνης (PT) κυμαίνονται μέσα στα φυσιολογικά όρια. Τα επίπεδα του παράγοντα VIII στο πλάσμα του αίματος του ασθενή, και ιδίως στον τύπο 3, είναι πολύ χαμηλά (1-5 IU/dl). Αντίθετα, στους ασθενείς των τύπων 2Α, 2Β και 2Μ, συνήθως είναι φυσιολογικά. Με δεδομένο ότι ο vWF παρουσιάζει και αντιγονικές ιδιότητες, μετρούνται και τα αντιγονικά επίπεδα του παράγοντα (vWF-Ag). Έτσι, στους τύπους 1 και 3 βρίσκονται μειωμένα έως μη ανιχνεύσιμα (κυρίως στον τύπο 3), ενώ σ' όλους τους υπότυπους 2, επειδή σχετίζονται με τη λειτουργικότητα και όχι την ποσότητα του παράγοντα, κατά κανόνα είναι φυσιολογικά. Η πιο χρήσιμη εξέταση για τη διάγνωση της νόσου, είναι η εξέταση της δραστικότητας του παράγοντα ριστοσετίνης (vWF:RCo). Με την εξέταση αυτή προσδιορίζεται in vitro η αλληλοεπίδραση του vWF με τα αιμοπετάλια. Τέλος, οι αιματολόγοι γιατροί παραγγέλλουν την εκτέλεση και άλλων ειδικών εργαστηριακών εξετάσεων όπως: τη συγκόλληση αιμοπεταλίων με ριστοσετίνη, την ανάλυση των πολυμερών του vWF, κ.λπ.

Οδοντιατρική πράξη

Κατά κανόνα, οι οδοντιατρικές πράξεις πρέπει να εκτελούνται σε νοσοκομειακό περιβάλλον. Ο οδοντίατρος που πρόκειται να εκτελέσει μια χειρουργική πράξη πρέπει να γνωρίζει ότι:

→ Το πρόβλημα που θα αντιμετωπίσει είναι η αιμορραγία. Ασθενείς που παρουσιάζουν μεγαλύτερο κίνδυνο για έντονη και παρατεταμένη αιμορραγία είναι οι ασθενείς των τύπων 3 και 2N. Για να περιορισθεί ο κίνδυνος, ο οδοντίατρος θα πρέπει να είναι ιδιαίτερα προσεκτικός στην εκτέλεση της αναισθησίας, ώστε να μην προκληθούν τραυματισμοί μεγάλων αγγείων, και κατά τη διάρκεια της επέμβασης να μην προκληθούν μεγάλης έκτασης ιστικές κακώσεις. Κατά κανόνα, πρέπει να αποφεύγονται οι στελεχιαίες και οι δια εμποτίσεως αναισθησίες στη γλώσσα και στο έδαφος του στόματος, λόγω της μεγάλης αιμάτωσης αυτών των περιοχών.

Εξαγωγές δοντιών, και χειρουργική στους περιοδοντικούς και στους μαλακούς ιστούς ενέχουν κίνδυνο έντονης αιμορραγίας, αν δε ληφθούν τα κατάλληλα μέτρα, πριν την επέμβαση.

Για την πρόληψη πρόκλησης αιμορραγίας, πριν από κάποια χειρουργική οδοντιατρική πράξη, μπορεί να χρησιμοποιηθεί το τρανεξαμικό οξύ, το οποίο είναι ένα φάρμακο που αναστέλλει την ινωδόλυση, και ως εκ τούτου παρουσιάζει αντιαιμορραγικές ιδιότητες. Το φάρμακο δίνεται σε per os λήψη, σε δόσεις 10-25 mg/κιλό βάρους σώματος, 2-4 φορές την ημέρα. Η έναρξη χορήγησης συστήνεται 1-2 ημέρες πριν την επέμβαση και συνεχίζεται για 5-7 ημέρες μετά. Επίσης, είναι δυνατόν ο οδοντίατρος να ζητήσει από τον φαρμακοποιό, να παρασκευάσει διάλυμα του φαρμάκου σε πυκνότητα 5%, με το οποίο ο ασθενής μπορεί να κάνει στοματοπλύσεις διάρκειας 2 λεπτών της ώρας και μετά να το πτύει. Η πρώτη στοματόπλυση πρέπει να γίνεται λίγο πριν την οδοντιατρική πράξη, ενώ ακολουθούν και άλλες, με συχνότητα 4 φορές την ημέρα και για χρονικό διάστημα που διαφοροποιείται ανάλογα με την περίπτωση. Συνήθως όμως αρκεί διάστημα 5-7 ημερών. Τέλος, μπορεί να χορηγηθεί και ενδοφλέβια σε δόση 10 mg/κιλό βάρους σώματος, λίγο πριν από την επέμβαση και στη συνέχεια 3 φορές ημερησίως για χρονικό διάστημα που σε κάθε περίπτωση διαφοροποιείται ανάλογα με την περίπτωση.

Επίσης, μπορεί να χρησιμοποιηθεί η δεσμοπρεσσίνη, η οποία χορηγείται σε ρινικές εισπνοές, (ρινικό σπρέϊ) ή υποδόρια. Η δοσολογία του φαρμάκου σε περιπτώσεις ενδορρινικής λήψης είναι 150 μg, σε κάθε ρουθούνι,1 ώρα πριν την επέμβαση. Η μέγιστη συγκέντρωσή της στο αίμα συμβαίνει περίπου 1,5 ώρα μετά. Σε πολλές περιπτώσεις, μπορεί να ακολουθήσει η χορήγηση δεύτερης δόσης, 6 ώρες αργότερα. Όμως, πρέπει να τονισθεί ότι το φάρμακο δεν είναι το ίδιο δραστικό σε όλους τους ασθενείς και γι' αυτό τον λόγο γίνεται ειδική δοκιμασία ώστε να διαπιστωθεί αν ο ασθενής ανταποκρίνεται στη χορήγησή του. Κατά κανόνα η χρήση του είναι αποτελεσματική στους τύπους 1 και 2Α, ενώ αντενδείκνυται στον υπότυπο 2Β, επειδή προκαλεί θρομβοπενία. Στον τύπο 3 και στους υπότυπους 2Ν και 2Μ, συνήθως δεν είναι αποτελεσματικό. Τέλος, μπορεί να χορηγηθεί και το ε-αμινοκαπροϊκό οξύ. Το φάρμακο χορηγείται και σε στοματοπλύσεις, ενώ μπορεί να δοθεί και σε per os ή και ενδοφλέβια λήψη (50 mg/κιλό βάρους σώματος).

Ιδιαίτερα στις περιπτώσεις ασθενών των τύπων 3 και 2Β, αλλά και των τύπων 1 ή των άλλων υπότυπων του τύπου 2, στις οποίες η δεσμοπρεσίνη δεν είναι αποτελεσματική, καθώς και σε περιπτώσεις που προβλέπεται εκτεταμένη και παρατεταμένη σε χρονική διάρκεια χειρουργική πράξη, χορηγείται κρυοΐζημα ή σκευάσματα συμπυκνωμένου πλάσματος που περιέχει τον παράγοντα VIII με τον vWF, ή συμπυκνωμένο καθαρό vWF. Η συνήθης δόση χορήγησης των συμπυκνωμένων παραγόντων VIII και vWF είναι 30 IU/κιλό βάρους σώματος, και ακολουθεί η χορήγηση ίδιας δόσης κάθε 12 ώρες και για χρονική περίοδο 3-5 ημερών. Σε επείγουσες περιπτώσεις, όταν δεν υπάρχουν διαθέσιμα σκευάσματα συμπυκνωμένου vWF, μπορεί να χορηγηθεί φρέσκο κατεψυγμένο πλάσμα (FFP) ή κρυοΐζημα.

Στη χειρουργική αντιμετώπιση επιβάλλεται, το τραύμα να συρράπτεται και να χρησιμοποιείται αιμοστατικός σπόγγος και γάζα από αυτοαπορροφήσιμη οξειδωθείσα κυτταρίνη (γάζα Surgicel®) που καλύπτει ως νάρθηκας το χειρουργικό τραύμα. Τα όρια της γάζας πρέπει να υπερκαλύπτουν τα όρια του τραύματος. Επίσης, πάνω στους τραυματισμένους ιστούς μπορεί να εφαρμοστεί συγκολλητική ουσία ινώδους (σκεύασμα Beriplast®). Το εν λόγω σκεύασμα περιέχει: ινωδογόνο, παράγοντα XIII, απροτίνη, θρομβίνη και διάλυμα χλωριούχου Ca. Τα συστατικά αυτά αναμειγνύονται και τοποθετούνται πάνω στους τραυματισμένους ιστούς σχηματίζοντας νάρθηκα ινικής.

→ Για τον έλεγχο του προεγχειρητικού ή/και μετεγχειρητικού πόνου πρέπει να αποφεύγεται η χορήγηση ασπιρίνης και άλλων μη στεροειδών αντιφλεγμονωδών φαρμάκων. Στους περισσότερους από τους εν λόγω ασθενείς μπορεί να χορηγηθεί παρακεταμόλη (ακεταμινοφένη) χωρίς ή με μικρές δόσεις κωδεΐνης.

ΑΣΘΕΝΕΙΣ ΥΠΟ ΑΝΤΙΑΙΜΟΠΕΤΑΛΙΑΚΗ Ή ΑΝΤΙΠΗΚΤΙΚΗ ΑΓΩΓΗ

Πολλοί ασθενείς, κυρίως για τη θεραπεία ή την πρόληψη καρδιαγγειακών και εγκεφαλικών επεισοδίων, φλεβικής θρόμβωσης και πνευμονικών εμβολών, τίθενται σε αντιαιμοπεταλιακή ή αντιπηκτική αγωγή, με σκοπό τη μείωση της πηκτικότητας του αίματος, έτσι ώστε να περιορισθεί η πιθανότητα δημιουργίας θρόμβου. Ο μεγαλύτερος κίνδυνος για τα άτομα που τίθενται σε αντιπηκτική αγωγή είναι οι αιμορραγίες. Η πιθανότητα αιμορραγίας αυξάνει σε ασθενείς η ηλικία των οποίων είναι μεγαλύτερη των 65 χρονών, και σε ασθενείς με κάποιες υποκείμενες νόσους, όπως πχ. με αρτηριακή υπέρταση, κακοήθειες, κ.ά.

Η μείωση της πηκτικής ικανότητας του αίματος επιτυγχάνεται με τη λήψη αντιαιμοπεταλιακών ή αντιπηκτικών φαρμάκων. Οι ομάδες φαρμάκων μεταξύ των οποίων επιλέγει ο θεράπων γιατρός είναι οι εξής: **α) αντιαιμοπεταλιακά, β) κουμαρινικά και γ) τύπου ηπαρίνης.**

Αντιαιμοπεταλιακά φάρμακα

Ο κυριότερος εκπρόσωπός τους είναι η ασπιρίνη, η οποία σε μικρές δόσεις αναστέλλει τον σχηματισμό του λευκού θρόμβου. Νεότερα αντιαιμοπεταλιακά φάρμακα είναι η κλοπιδογρέλη, η πρασουγρέλη, η τικλοδιπίνη κ.ά. **(Εικ. 21)** που χορηγούνται συχνά αντί της ασπιρίνης ή/και σε συνδυασμό με την ασπιρίνη.

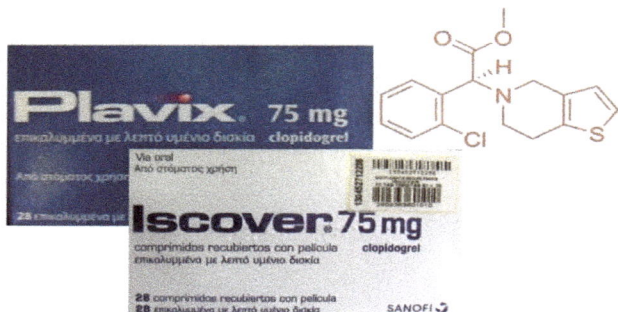

Εικόνα 21. Εμπορικά σκευάσματα κλοπιδογρέλης που κυκλοφορούν στην ελληνική αγορά.

Κουμαρινικά αντιπηκτικά

Οι κύριοι εκπρόσωποι αυτής της ομάδας είναι η ασενοκουμαρόλη και η βαρφαρίνη, που είναι παράγωγα της δικουμαρόλης **(Εικ. 22).** Τα κουμαρινικά αντιπηκτικά χορηγούνται per os. Η δράση τους ενισχύεται με την ταυτόχρονη λήψη και ορισμένων άλλων φαρμάκων, όπως π.χ. της ασπιρίνης, άλλων μη στεροειδών αντιφλεγμονωδών φαρμάκων, κ.λπ. Ουσιαστικά είναι φάρμακα που ανταγωνίζονται τη δράση της βιταμίνης Κ. Η αντιπηκτική τους δράση οφείλεται στο γεγονός ότι αναστέλλουν τη δραστικότητα των παραγόντων της πήξης του αίματος που εξαρτώνται από τη βιταμίνη Κ (παράγοντες II, VII, IX και X). Τα εν λόγω φάρμακα δεν εμποδίζουν την παραγωγή αυτών των παραγόντων, αλλά αναστέλλουν την ενεργοποίησή τους σε δραστικές μορφές.

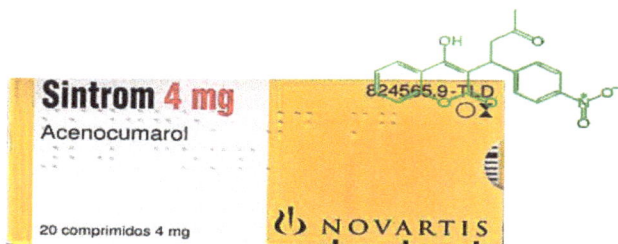

Εικόνα 22. Εμπορικό σκεύασμα ασενοκουμαρόλης.

Για να αποφευχθεί ο κίνδυνος της αιμορραγίας, σε ασθενείς που λαμβάνουν κουμαρινικά αντιπηκτικά, απαιτείται η ρύθμιση του χρόνου προθρομβίνης που όπως προαναφέρθηκε στο κεφάλαιο «Αιμόσταση – Εξετάσεις που ελέγχουν την αιμόσταση' εκφράζεται ως INR. Στην πλειοψηφία των περιπτώσεων, το INR του ασθενή που δέχεται αντιπηκτική αγωγή με φάρμακα της ομάδας των κουμαρινικών αντιπηκτικών, ρυθμίζεται από τον θεράποντα γιατρό, έτσι ώστε κυμαίνεται από 2 έως και 3. Υψηλότερο INR αυξάνει τον κίνδυνο αιμορραγίας, ενώ μικρότερο από 2, παρέχει μικρότερη προστασία από πιθανή θρόμβωση. Υπάρχουν βέβαια περιπτώσεις, όπως π.χ. όταν ο ασθενής φέρει μηχανικές βαλβίδες πρώτης γενιάς (π.χ. βαλβίδες Starr-Edwards ή Bjork-Shiley) ή βιοπροσθέσεις, στις οποίες απαιτείται το INR να είναι μεγαλύτερο του 3 (έως και 3,5).

Ηπαρίνη

Η ηπαρίνη χορηγείται αποκλειστικά σε νοσοκομειακό περιβάλλον, σε επείγουσες περιπτώσεις όπως π.χ. σε πρόσφατο έμφραγμα του μυοκαρδίου, και για μικρό χρονικό διάστημα. Η χορήγησή της γίνεται με ενδοφλέβια ή υποδόρια λήψη.

Οδοντιατρική πράξη

Ο οδοντίατρος που θα εκτελέσει μία χειρουργική οδοντιατρική πράξη σ' έναν ασθενή που λαμβάνει αντιπηκτική αγωγή πρέπει να γνωρίζει ότι:

→ Η άποψη που βρίσκει ακόμη και σήμερα πολλούς υποστηρικτές, και αναφέρεται ακόμη και σε κλασσικά συγγράμματα, ότι δηλαδή η αντιπηκτική αγωγή πρέπει να διακόπτεται 2-4 ημέρες πριν από την εκτέλεση μιας χειρουργικής οδοντιατρικής πράξης και 2-4 ημέρες μετά, είναι εμπειρική και επιστημονικά ατεκμηρίωτη. Αντίθετα, ορισμένοι συγγραφείς θεωρούν πιο σημαντικό πρόβλημα την πιθανή εκδήλωση ενός θρομβοεμβολικού επεισοδίου σε ασθενείς που θα διακόψουν την αντιπηκτική αγωγή, απ' ότι την αιμορραγία που θα προκύψει σε περιπτώσεις μη διακοπής της αγωγής. Μάλιστα κάποιοι συγγραφείς υποστηρίζουν ότι σε περιπτώσεις που ο ασθενής φέρει προσθετικές βαλβίδες η διακοπή αντενδείκνυται αυστηρά.

→ Στους ασθενείς που βρίσκονται υπό αντιπηκτική αγωγή, απαιτείται η θεραπεία οποιασδήποτε προϋπάρχουσας εστιακής ή συστηματικής λοίμωξης πριν την εκτέλεση μιας χειρουργικής πράξης. Μία λοίμωξη θα μπορούσε να απορυθμίσει έναν ρυθμισμένο οργανισμό.

→ Σε ασθενείς που λαμβάνουν κουμαρινικά αντιπηκτικά, πρέπει να ζητηθεί η μέτρηση του INR λίγο πριν την επέμβαση (έως και 72 ώρες πριν). Η εκτέλεση μιας σχετικά μικρής χειρουργικής πράξης (π.χ. απλή εξαγωγή) δεν περικλείει κίνδυνο για ιδιαίτερης έντασης και παρατεταμένης σε χρονική διάρκεια αιμορραγίας, όταν οι τιμές του INR του ασθενή είναι μικρότερες από 3,5. Αν οι τιμές του INR είναι μεγαλύτερες θα πρέπει τούτο να ρυθμιστεί ώστε να μην ξεπερνά το 3,5. Σε περιπτώσεις μεγάλης χειρουργικής πράξης ή πολλαπλών εξαγωγών, η τιμή του INR του ασθενή θα πρέπει να κυμαίνεται μεταξύ 2 και 3. Πάντως πρέπει να τονισθεί ότι η μείωση των τιμών του INR απαιτεί πάροδο 3-5 ημερών. Τούτο ίσως επιβάλλει την αναβολή της επέμβασης μέχρι τη ρύθμιση του INR.

→ Η αιμορραγία που θα ακολουθήσει κατά κανόνα ελέγχεται εύκολα. Στους ασθενείς αυτούς, επιβάλλεται το τραύμα να συρράπτεται και μπορεί να χρησιμοποιηθούν αιμοστατικές αυτοαπορροφήσιμες ουσίες (σπόγγοι ινικής, σπόγγοι ζελατίνης, θρομβίνη, κ.ά.) ή/και συγκολλητική ουσία ινώδους και κολλαγόνου σπόγγου (Beriplast®) ή/και γάζα από αυτοαπορροφήσιμη οξειδωθείσα κυτταρίνη (γάζα Surgicel®).

→ Για τον έλεγχο του προεγχειρητικού και μετεγχειρητικού πόνου, καλό είναι να αποφεύγεται η χορήγηση ασπιρίνης και άλλων μη στεροειδών αντιφλεγμονωδών φαρμάκων, επειδή επιτείνουν την αιμορραγική διάθεση. Όταν όμως απαιτείται, στους περισσότερους από τους εν λόγω ασθενείς μπορεί να χορηγηθεί παρακεταμόλη (ακεταμινοφένη) χωρίς ή με μικρές δόσεις κωδεΐνης.

→ Αν απαιτηθεί χορήγηση αντιμικροβιακής χημειοθεραπείας, σε ασθενείς που λαμβάνουν κουμαρινικά αντιπηκτικά φάρμακα, πρέπει να αποφεύγεται η χορήγηση μετρονιδαζόλης και τετρακυκλινών, επειδή μειώνεται ο μεταβολισμός των κουμαρινικών αντιπηκτικών.

VIII. ΛΕΜΦΩΜΑΤΑ

Με τον όρο λεμφώματα, αναφέρεται μια ομάδα, ενός πολύ μεγάλου αριθμού ετερογενών νόσων που αναπτύσσεται σε κύτταρα του λεμφικού ιστού. Ως εκ τούτου τα λεμφώματα εκδηλώνονται κυρίως στους λεμφαδένες. Όμως είναι συχνές και οι εξωλεμφαδενικές εντοπίσεις, καθώς λεμφικός ιστός υπάρχει και σε άλλες περιοχές του οργανισμού. Για παράδειγμα αναφέρεται ο δακτύλιος του Waldeyer. Ο δακτύλιος Waldeyer αποτελείται κυρίως από λεμφικό ιστό.

Παραδοσιακά, τα λεμφώματα, με βάση την ανίχνευση των γιγαντοκυττάρων Reed-Stenberg, στα ιστοπαθολογικά παρασκευάσματα, διακρίνονται σε δύο ομάδες, στις: α) νόσο του Hodgkin (ΝΗ) η οποία χαρακτηρίζεται από την παρουσία των γιγαντοκυττάρων Reed-Stenberg **(Εικ. 23)** και β) στα μη-Hodgkin λεμφώματα (ΜΗΛ), τα οποία χαρακτηρίζονται από την απουσία των εν λόγω γιγαντοκυττάρων.

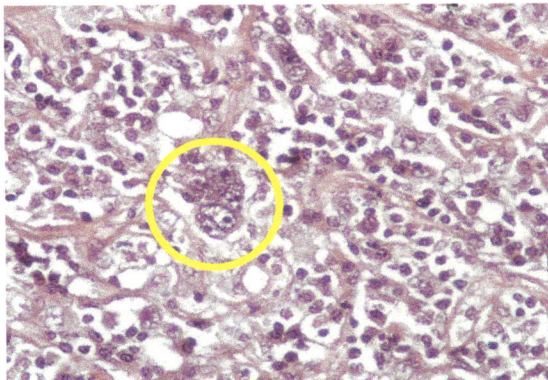

Εικόνα 23. Ιστοπαθολογικό παρασκεύασμα στο οποίο με τον κίτρινο κύκλο καταδεικνύεται κύτταρο Reed-Stenberg. Η παρουσία των εν λόγω κυττάρων, είναι παθογνωμική και θέτει τη διάγνωση της νόσου του Hodgkin.

Τα ΜΗΛ διακρίνονται στα: Β-κυτταρικής αρχής (προέρχονται από τα Β-λεμφοκύτταρα) που σε ποσοστιαία αναλογία αντιπροσωπεύουν περίπου το 80-90% του συνόλου των ΜΗΛ, στα Τ-κυτταρικής αρχής (προέρχονται από τα Τ-λεμφοκύτταρα), που σε ποσοστιαία αναλογία αντιπροσωπεύουν περίπου το 10-20% του συνόλου των ΜΗΛ, και στα ΝΚ-κυτταρικής αρχής (προέρχονται από τα ΝΚ-κύτταρα), τα οποία είναι σπάνια.

Σε γενικές γραμμές, η ΝΗ, σε σχέση με τα ΜΗΛ, είναι πιο προβλέψιμη νόσος ως προς τη βιολογική της συμπεριφορά, και με καλύτερη πρόγνωση. Από τα ΜΗΛ, πάντα σε γενικές γραμμές, τη χειρότερη πρόγνωση έχουν τα Τ-κυτταρικής αρχής, ενώ στην ομάδα των Β-κυτταρικής αρχής υπάρχει μεγάλη ετερογένεια, καθώς υπάρχουν λεμφώματα με χαμηλού βαθμού κακοήθειας έως και πολύ υψηλού βαθμού κακοήθειας. Η ανάγκη του ιατρικού κόσμου να ορίσει κοινό κώδικα για την αντικειμενική αξιολόγηση και τη σωστή θεραπευτική αντιμετώπιση των λεμφωμάτων, συμπεριλαμβανομένης και της νόσου του Hodgkin, οδήγησε στην κατάταξη κατά Ann Arbor. Το εν λόγω σύστημα ταξινόμησης δίδεται στον **πίνακα 4** και αναπαρίσταται σχηματικά στην **εικόνα 24.**

Η πρόγνωση των λεμφωμάτων εξαρτάται από πάρα πολλούς παράγοντες, όπως το στάδιο κατά Ann Arbor, ο ιστοπαθολογικός τύπος, το μέγεθος του όγκου,

Πίνακας 4. Ταξινόμηση των λεμφωμάτων κατά Ann Arbor

Στάδιο	Έκταση της νόσου με εντόπιση σε:
I	Μία ομάδα λεμφαδένων (I) ή μία εξωλεμφαδενική εντόπιση (I$_E$)
II	Δύο ή περισσότερες ομάδες λεμφαδένων στην ίδια πλευρά του διαφράγματος (II) ή μία εξωλεμφαδενική εντόπιση και μία ή περισσότερες ομάδες λεμφαδένων στη ίδια πλευρά του διαφράγματος (II$_E$)
III	Ομάδες λεμφαδένων και στις δύο πλευρές του διαφράγματος (III) συνοδευόμενη από μία ή περισσότερες εξωλεμφαδενικές εντοπίσεις (III$_E$) ή και δύο (III$_{ES}$)
IV	Διασπορά με εξωλεμφαδενικές εντοπίσεις

Κάθε στάδιο υποδιαιρείται σε Α ή Β, ανάλογα με το αν παρουσιάζεται ή όχι Β-συμπτωματολογία (πυρετός, νυχτερινές εφιδρώσεις, απώλεια βάρους >10%)

Ε: εξωαδενικές εντοπίσεις, S: προσβολή σπληνός

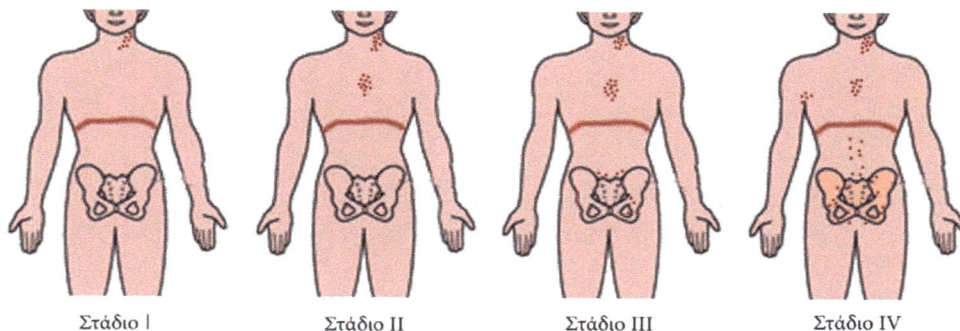

Στάδιο Ι   Στάδιο ΙΙ   Στάδιο ΙΙΙ   Στάδιο IV

Εικόνα 24. Σχηματική αναπαράσταση της ταξινόμησης των λεμφωμάτων κατά Ann Arbor.

το σημείο ανάπτυξής του, ο αριθμός των εξωλεμφαδενικών εκδηλώσεων, η ύπαρξη Β-συμπτωματολογίας, η συνύπαρξη άλλης υποκείμενης νόσου (π.χ. HIV-λοίμωξης), η γενική κατάσταση του ασθενή, η ηλικία του, οι αυξημένες τιμές της γαλακτικής δεϋδρογενάσης (LDH) και της β$_2$-μικροσφαιρίνης στο περιφερικό φλεβικό αίμα του ασθενή, κ.ά.

Εργαστηριακά ευρήματα: Δεν υπάρχουν ειδικά εργαστηριακά ευρήματα για τα λεμφώματα. Κατά κανόνα, και με εξαιρέσεις, ο αριθμός των λευκών αιμοσφαιρίων είναι φυσιολογικός ή ελάχιστα αυξημένος. Ένα σύνηθες εύρημα είναι η αναιμία. Ιδιαίτερα σε προχωρημένα στάδια της νόσου, όχι όμως και αποκλειστικά, μπορεί να καταγραφή θρομβοπενία και λευκοπενία (συχνά ουδετεροπενία). Δύο εξετάσεις που χρησιμοποιούνται πολύ συχνά στην κλινική πράξη επειδή αποτελούν εργαστηριακούς δείκτες για την παρακολούθηση της εξέλιξης των λεμφωμάτων είναι η γαλακτική δεϋδρογενάση ή αφυδρογενάση (LDH Φ.Τ. ενηλίκων 140-280 IU/l και παιδιών 60-170 IU/l) και της β$_2$-μικροσφαιρίνης (Φ.Τ. έως την ηλικία 70 χρονών <0,21 mg/dl και σε ηλικία >70, χρονών <0,24 mg/dl). Όσο πιο προχωρημένη είναι η νόσος, τόσο υψηλότερες είναι οι τιμές των δύο αυτών βιοχημικών εργαστηριακών δεικτών.

Οδοντιατρική πράξη

Ανάλογα με τη γενική κατάσταση του ασθενή και το στάδιο της νόσου, η παροχή οδοντιατρικής περίθαλψης μπορεί να δοθεί σε νοσοκομειακό περιβάλλον ή σε εξωτερικά ιατρεία. Συνήθως, ασθενείς του πρώτου ή του δευτέρου σταδίου κατά Ann Arbor, αντιμετωπίζονται όπως οι υγιείς ασθενείς, και η οδοντιατρική περίθαλψη μπορεί να χορηγηθεί σε εξωτερικά ιατρεία. Αντίθετα, ασθενείς με προχωρημένη νόσο, στην οποία στις εργαστηριακές εξετάσεις σημειώνονται σημαντικές παρεκκλίσεις του φυσιολογικού, θα πρέπει να δέχονται την οδοντιατρική περίθαλψη σε νοσοκομειακό περιβάλλον και οι οδοντιατρικές πράξεις να εκτελούνται με την κάλυψη του θεράποντος γιατρού. Ανάλογα με τον χρόνο χορήγησης, η οδοντιατρική περίθαλψη, μπορεί χορηγηθεί: α) στην πριν από την έναρξη της αντινεοπλασματικής θεραπείας περίοδο, β) κατά τη διάρκεια της θεραπείας ή γ) στη μετά τη θεραπεία περίοδο. Έτσι, η οδοντιατρική αντιμετώπιση του ασθενή, διαφοροποιείται από περίπτωση σε περίπτωση.

Η περίθαλψη *πριν από την έναρξη της αντινεοπλασματικής θεραπείας:*

→ Είναι η καλλίτερη περίοδος για την εκτέλεση οδοντιατρικών πράξεων. Στην ιδανικότερη περίπτωση, οι οδοντιατρικές επεμβάσεις θα πρέπει να έχουν περατωθεί σε χρονικό διάστημα 3 εβδομάδων πριν από την έναρξη της αντινεοπλασματικής θεραπείας. Όμως εάν τούτο δεν είναι εφικτό, είναι αποδεκτό και μικρότερο χρονικό διάστημα. Έτσι, για επεμβάσεις στην άνω γνάθο, είναι αποδεκτό οι πράξεις να γίνουν έως και 5 ημέρες πριν από την έναρξη της αντινεοπλασματικής θεραπείας, και για την κάτω γνάθο έως και 7 ημέρες πριν. Στους ασθενείς αυτούς, συμπληρωματικά μπορεί να χορηγηθεί και βιταμίνη C, η οποία προάγει τη σύνθεση του κολλαγόνου, επηρεάζοντας με αυτόν τον τρόπο θετικά, την επούλωση του χειρουργικού τραύματος.

→ Είναι πολύ σημαντικό, να θεραπευθεί κάθε τυχόν προϋπάρχουσα εγκατεστημένη τοπική ή συστηματική λοίμωξη. Οδοντογενείς λοιμώξεις, περιοδοντική νόσος, άλλες βακτηριακές, ιογενείς, μυκητιασικές ή παρασιτικές λοιμώξεις πρέπει να αντιμετωπισθούν άμεσα, ώστε στην περίοδο της αντινεοπλασματικής θεραπείας και αμέσως μετά απ' αυτή να μην αποτελέσουν πιθανές εστίες μόλυνσης. Μία μολυσματική εστία θα μπορούσε να δημιουργήσει σημαντικά προβλήματα στη γενική υγεία του ασθενή. Εξαιτίας της ύπαρξης μιας μολυσματικής εστίας, θα μπορούσε να προκληθεί σήψη (σηψαιμία), και να εκδηλωθούν μεταναστευτικές λοιμώξεις σε όμορα ή απομακρυσμένα όργανα και ιστούς, ενώ η ύπαρξή της αποτελεί και προδιαθεσικό παράγοντα για την εκδήλωση οστεοακτινονέκρωσης. Για τους παραπάνω λόγους, είναι σημαντικό οι οδοντιατρικές πράξεις να γίνουν αφού έχουν ληφθεί όλα τα προληπτικά μέτρα με τα οποία αποφεύγεται η ανάπτυξη λοιμώξεων. Στα πλαίσια αυτού του κανόνα, απαιτείται η βελτίωση της στοματικής υγιεινής και η στοματόπλυση με διάλυμα χλωρεξιδίνης ή άλλο αντισηπτικό διάλυμα λίγο πριν από την έναρξη της συνεδρίας. Με τη στοματόπλυση μειώνεται η ποσοτικά η χλωρίδα του στόματος, και για ικανοποιητικό χρονικό διάστημα που συνήθως αρκεί για να ολοκληρωθεί μια οδοντιατρική πράξη. Η στοματόπλυση είναι μια αναγκαία ιατρική πράξη, επειδή είναι γνωστό και τεκμηριωμένο γεγονός, ότι σε ανοσοκατασταλ-μένους ασθενείς ακόμα και μικρής λοιμογόνου δύναμης μικροοργανισμοί, μπο-ρεί να προκαλέσουν σημαντικές από προγνωστική άποψη λοιμώξεις. Αξιοση-μείωτο είναι ότι οποιοσδήποτε μικροοργανισμός της χλωρίδας του στόματος, και με μοναδική εξαίρεση τους γαλακτοβάκιλλους, σε ανοσοκατασταλμένους ασθενείς μπορεί να προκαλέσουν σοβαρές λοιμώξεις.

→ Για προληπτικούς λόγους, προτείνεται η εξαγωγή κάποιων δοντιών και ριζών η παρουσία των οποίων εκτιμάται ότι κατά τη διάρκεια ή μετά το τέλος της αντινεοπλασματικής θεραπείας, μπορεί να προκαλέσει προβλήματα που πιθανόν να επιδεινώσουν τη γενική κατάσταση του ασθενή. Οι εξαγωγές κρίνονται άκρως επιτακτικές: **α)** σε ασθενείς θα υποβληθούν σε ακτινοθερα-πεία στην περιοχή κεφαλής και τραχήλου, και **β)** σε ασθενείς που παραμελούν και αδιαφορούν για τη στοματική τους υγιεινή. Οι ενδείξεις για τις εν λόγω εξαγωγές, είναι οι παρακάτω:

♦ Δόντια και ρίζες, με περιοδοντικούς θυλάκους μεγαλύτερους ή ίσους με 6mm, με έντονη κινητικότητα ή/και πυόρροια,

♦ Δόντια και ρίζες, με περιακρορριζικές αλλοιώσεις,

♦ Κατεστραμμένα δόντια και ρίζες, με περιορισμένες ενδείξεις και πιθανό-τητες ανασύστασης, ώστε να γίνουν λειτουργικά,

♦ Ημιέγκλειστα δόντια, ιδίως όταν προκαλούν συχνά φλεγμονές (περιστε-φανίτιδες).

Είναι σημαντικό μετά τις χειρουργικές πράξεις, τα οστικά όρια των τραυμά-των να λειαίνονται ώστε να μην παραμένουν οξύαιχμες ακίδες. Οι οξύαιχμες ακί-δες αφενός τραυματίζουν τους καλυπτικούς ή/και τους παρακείμενους μαλακούς ιστούς, προκαλώντας έντονο πόνο στον ασθενή, ιδίως αν θα εκδηλωθεί ακτινο- ή χημειο-βλεννογονίτιδα, και αφετέρου, επειδή λύεται η συνέχεια του βλεννογόνου, ευνοείται η εγκατάσταση λοιμογόνων παραγόντων στους ιστούς και η ανάπτυξη λοιμώξεων. Για τους παραπάνω λόγους είναι προτιμότερο το τραύμα να συρράπτε-ται και η επούλωση να γίνεται κατά πρώτο σκοπό.

Η χορήγηση περίθαλψης **στην περίοδο της αντινεοπλασματικής θε-ραπείας:**

→ Σ' αυτή τη χρονική περίοδο είναι καλλίτερα να αποφεύγεται η εκτέλε-ση οποιασδήποτε οδοντιατρικής πράξης. Οι μόνες οδοντιατρικές πράξεις που επιτρέπονται είναι αυτές που θα ανακουφίσουν τον ασθενή από τον πόνο (π.χ. τοποθέτηση ευγενολούχου σκευάσματος σε δόντι με πολφίτιδα, και παροχέτευ-ση πυώδους συλλογής) ή αυτές με τις οποίες θα ελεγχθεί μια αιμορραγία. Αν όμως κριθεί επιβεβλημένη και αναπόφευκτη μια οδοντιατρική πράξη, πρώτα απ' όλα ο οδοντίατρος πρέπει να σταθμίσει τη χρονική στιγμή εκτέλεσής της.

Είναι γνωστό ότι τα αντινεοπλασματικά χημειοθεραπευτικά φάρμακα που χορηγούνται στους ασθενείς, χορηγούνται σε διαδοχικές συνεδρίες, η κάθε μία από τις οποίες απέχει από την άλλη ένα σταθερό χρονικό διάστημα κάποιων ημερών. Σ' ένα μεγάλο αριθμό αντινεοπλασματικών χημειοθεραπευτικών σχημάτων το μεσοδιάστημα μεταξύ δύο συνεχόμενων συνεδριών είναι οι 21 ημέρες, επειδή σ' αυτό το χρονικό διάστημα συμβαίνει ο πολλαπλασιασμός των νεοπλασματικών κυττάρων. Στις πρώτες ημέρες μετά από μία συνεδρία, στον οργανισμό του ασθενή συμβαίνουν έντονες διαταραχές και η γενική κατάστασή του είναι άσχημη. Ο ασθενής είναι εξαντλημένος, άτονος, παραπονείται για έντονη ναυτία και κάνει συνεχώς εμέτους. Με την πάροδο των ημερών η γενική κατάστασή του βελτιώνεται. Έτσι, σ' έναν ασθενή που δέχεται αντινεοπλασματική χημειοθεραπεία, οι οδοντιατρικές πράξεις θα πρέπει να γίνονται σε χρονική στιγμή που απέχει όσο το δυνατό περισσότερο από τη συνεδρία που προηγήθηκε και λίγο πριν από την επόμενη συνεδρία. Για παράδειγμα αναφέρεται η περίπτωση που ο ασθενής δέχεται αντινεοπλασματική χημειοθεραπεία κάθε 21 ημέρες (π.χ. το σχήμα CHOP). Στον ασθενή αυτόν οι οδοντιατρικές πράξεις είναι προτιμότερο να εκτελούνται μεταξύ $17^{ης}$ και $20^{ης}$ ημέρας, μετά τη συνεδρία που προηγήθηκε. Αν το χημειοθεραπευτικό σχήμα χορηγείται κάθε 14 ημέρες (π.χ. το σχήμα CHOP-14), οι οδοντιατρικές πράξεις είναι προτιμότερο να εκτελούνται μεταξύ $11^{ης}$ και $13^{ης}$ ημέρας, μετά τη συνεδρία που προηγήθηκε.

Η ονομασία του σχήματος CHOP, προέρχεται από τα αρχικά γράμματα των φαρμάκων που χρησιμοποιούνται στο σχήμα. Το γράμμα C υποδηλώνει το φάρμακο κυκλοφωσφαμίδη, το γράμμα H το φάρμακο υδροχλωρική δοξορουβικίνη, το γράμμα O το φάρμακο οπσουίν (βινκριστίνη) και το γράμμα P το φάρμακο πρεδνιζόνη (κορτικοστεροειδές).

→ Μετά την επιλογή της χρονικής στιγμής που θα εκτελεστεί η οδοντιατρική πράξη, πρέπει να αποφασισθεί το είδος της οδοντιατρικής πράξης. Για την επιλογή πρέπει να σταθμιστούν πολλοί παράγοντες. Ένας πρώτος βασικός παράγοντας είναι η γενική κατάσταση του ασθενή. Για παράδειγμα αναφέρεται ότι σ' έναν ασθενή που υπόκειται σε αντινεοπλασματική χημειοθεραπεία, λόγω των πολλών και συχνών εμέτων, μπορεί, αντί της per os χορήγησης ενός φαρμάκου (π.χ. του αντιμικροβιακού χημειοθεραπευτικού) να συστηθεί η παρεντερική χορήγησή του. Τούτο επειδή λόγω των πολλαπλών εμέτων, αν ένα φάρμακο χορηγηθεί pe ros, ένα μέρος της χορηγούμενης ποσότητας δε θα απορροφηθεί, με αποτέλεσμα η βιοδιαθεσιμότητά του να είναι μικρότερη από αυτήν που απαιτείται, και φυσικά το φάρμακο να μην είναι αποτελεσματικό.

Επίσης, η εκδήλωση χημειοβλεννογονίτιδας ή ακτινοβλεννογονίτιδας **(Εικ. 25)** που εμφανίζονται ως επιπλοκές αντίστοιχα της χημειοθεραπείας ή της ακτινοθεραπείας σε περιπτώσεις ακτινοβολίας στην περιοχή κεφαλής και τραχήλου, δυσχεραίνει σε μεγάλο βαθμό την εκτέλεση οδοντιατρικών πράξεων.

Η χημειο- ή ακτινο-βλεννογονίτιδα είναι μια πολύ επώδυνη επιπλοκή. Τούτο έχει ως αποτέλεσμα τον περιορισμό της διάνοιξης του στόματος στο μέγιστο δυνατό, ενώ κάθε επαφή του φλεγμαίνοντος βλεννογόνου με κάποιο αντικείμενο ή τα δάχτυλα του οδοντιάτρου προκαλεί έντονο πόνο, και ο ασθενής αντιδρά. Εξαιτίας αυτών των δεδομένων μπορεί να μην επιλεγεί μία οδοντιατρική πράξη που σ' άλλες περιπτώσεις θα ήταν η πρώτη επιλογή, αλλά να επιλεγεί μια άλλη πράξη, λιγότερο χρονοβόρα ή/και λιγότερο τραυματική. Για παράδειγμα αναφέρεται η περίπτωση οξείας πολφίτιδας οπίσθιου δοντιού. Η προτιμητέα λύση, θα μπορούσε να είναι η πολφεκτομή και η ενδοδοντική θεραπεία, που όμως είναι μια θεραπευτική μέθοδος που μπορεί να διαρκέσει μεγάλο χρονικό διάστημα και πιθανόν να χρειαστούν περισσότερες της μίας συνεδριών. Ανάλογα με την περίπτωση, η προτιμητέα λύση θα μπορούσε να είναι και η εξαγωγή του δοντιού, που όμως είναι μία τραυματική χειρουργική πράξη. Έτσι, σ' αυτούς τους ασθενείς μπορεί να προτιμηθεί έστω και ως προσωρινή λύση η λιγότερη «χρονοβόρα» και η λιγότερο «τραυματική» πολφοτομή.

Τέλος, η ακτινοθεραπεία στη περιοχή κεφαλής και του τραχήλου, προδια-

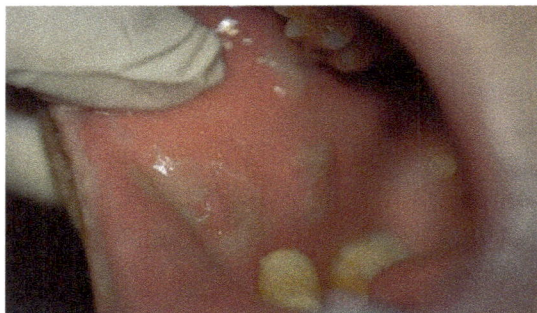

Εικόνα 25. Κλινική εικόνα ακτινο-βλεννογονίτιδας.

θέτει στην εκδήλωση οστεοακτινονέκρωσης των γνάθων. Όπως είναι γνωστό, η οστεοακτινονέκρωση μπορεί να εμφανιστεί αυτόματα, αλλά πιο συχνά εμφανίζεται ύστερα από τραυματισμό. Έτσι, ο κίνδυνος εκδήλωσης οστεοακτινονέκρωσης, μπορεί να οδηγήσει έναν οδοντίατρο να επιλέξει την ενδοδοντική θεραπεία, αντί της εξαγωγής.

→ Ιδιαίτερη προσοχή πρέπει να δοθεί στην πρόληψη ανάπτυξης λοιμώξεων, που προκύπτουν από τη λευκοπενία, την ουδετεροπενία και τις ανοσοδιαταραχές. Όλα αυτά αφενός αποτελούν εκδηλώσεις, κυρίως προχωρημένης νόσου, και αφετέρου είναι συχνές επιπλοκές της αντινεοπλασματικής χημειοθεραπείας. Πολλοί συγγραφείς μεταξύ των προληπτικών μέτρων για την αποφυγή ανάπτυξης λοιμώξεων που πρέπει να εφαρμόζονται κατά τη διάρκεια των οδοντιατρικών πράξεων, προτείνουν και τη χορήγηση αντιμικροβιακής χημειοπροφύλαξης. Πρέπει όμως να διευκρινιστεί ότι η άποψη αυτή δεν έχει τη ευρεία αποδοχή και ότι δεν υπάρχουν σαφείς οδηγίες για τη χορήγηση συγκεκριμένου αντιμικροβιακού σχήματος. Αντίθετα, κάθε μία περίπτωση πρέπει να κρίνεται ξεχωριστά.

Αν μετά την οδοντιατρική επέμβαση εκδηλωθεί λοίμωξη θα πρέπει να αντιμετωπισθεί άμεσα και να χορηγηθεί αντιμικροβιακή χημειοθεραπεία. Η επιλογή του αντιμικροβιακού χημειοθεραπευτικού φαρμάκου επηρεάζεται από πάρα πολλούς παράγοντες όπως, π.χ. η γενική κατάσταση του ασθενή, η πρόγνωση της νόσου, το περιβάλλον στο οποίο βρίσκεται και δέχεται την οδοντιατρική περίθαλψη ο ασθενής (νοσοκομειακό ή εξωνοσοκομειακό), τα επίπεδα της λευκοπενίας και της ουδετεροπενίας, η πιθανή αλλεργία που εμφανίζει ο ασθενής έναντι αντιμικροβιακών χημειοθεραπευτικών φαρμάκων, κ.λπ. Σε ιδιαίτερα προχωρημένη νόσο, και κυρίως σε περιπτώσεις με κακή πρόγνωση, επιλέγεται ένα μικροβιοκτόνο αντιμικροβιακό χημειοθεραπευτικό φάρμακο ή περισσότερα του ενός, που όμως παρουσιάζουν συνεργική δράση μεταξύ τους, ενώ αποφεύγονται τα μικροβιοστατικά αντιμικροβιακά χημειοθεραπευτικά. Υπενθυμίζεται ότι αντιμικροβιακά χημειοθεραπευτικά φάρμακα με μικροβιοκτόνο δράση, είναι οι β-λακτάμες (πενικιλλίνες και κεφαλοσπορίνες), οι 5-νιτρο-ιμιδαζόλες, οι αμινογλυκοσίδες, οι κινολόνες και η βανκομυκίνη (που χορηγείται αποκλειστικά σε ενδονοσοκομειακούς ασθενείς). Αντίθετα, μικροβιοστατική δράση παρουσιάζουν οι μακρολίδες, οι λινκοζαμίδες και οι τετρακυκλίνες. Φυσικά, αν η λοίμωξη είναι ιογενούς ή μυκητιασικής αιτιολογίας, θα πρέπει να χορηγηθούν άμεσα τα κατάλληλα αντιιικά ή αντιμυκητιασικά φάρμακα.

→ Ένα πρόβλημα που επίσης μπορεί να προκύψει κυρίως σε περιπτώσεις προχωρημένης νόσου, είναι η **αιμορραγία**, που αποδίδεται στη θρομβοπενία και στις διαταραχές του μηχανισμού πήξης του αίματος. Οι διαταραχές αυτές αποτελούν σημειολογία της νόσου αλλά μπορεί να προκύψουν και ως επιπλοκές της αντινεοπλασματικής θεραπείας στην οποία υποβάλλεται ο ασθενής. Για την αντιμετώπιση αυτού του προβλήματος, σε κάποιες περιπτώσεις μπορεί να συστηθεί η προεγχειρητική μετάγγιση αιμοπεταλίων ή/και παραγόντων πήξης. Στη χειρουργική αντιμετώπιση επιβάλλεται, το τραύμα να συρράπτεται και να χρησιμοποιούνται αιμοστατικές αυτοαπορροφήσιμες ουσίες (σπόγγοι ινικής, σπόγγοι ζελατίνης, θρομβίνη, κ.ά.) ή/και συγκολλητική ουσία ινώδους και κολλαγόνου σπόγγου (Beriplast®) ή/και γάζα από αυτοαπορροφήσιμη οξειδωθείσα κυτταρίνη (γάζα Surgicel®).

→ Ο οδοντίατρος πρέπει να λαμβάνει υπ' όψη του ότι παρατηρείται και επιμήκυνση του χρόνου της επούλωσης των χειρουργικών τραυμάτων.

→ Για τον έλεγχο τόσο του προεγχειρητικού, όσο και του μετεγχειρητικού πόνου πρέπει να αποφεύγεται η χορήγηση ασπιρίνης και άλλων μη στεροειδών αντιφλεγμονωδών φαρμάκων. Συνήθως χορηγείται παρακεταμόλη.

Η χορήγηση περίθαλψης στην περίοδο **μετά το τέλος της αντινεοπλασματικής θεραπείας:**

→ Αμέσως μετά το τέλος της αντινεοπλασματικής χημειοθεραπείας, ισχύουν οι ίδιοι κανόνες μ' αυτούς που αναφέρθηκαν στη χορήγηση οδοντιατρικής περίθαλψης κατά τη διάρκεια της αντινεοπλασματικής θεραπείας. Υπενθυμίζεται π.χ. ότι η βλεννογονίτιδα μπορεί να διαρκέσει 1 έως και 2 μήνες μετά το τέλος της αντινεοπλασματικής θεραπείας, ενώ η ανάταξη της θρομβοπενίας και της λευκοπενίας και γενικά η ανάρρωση του ασθενή απαιτεί την πάροδο κάποιου ικανού χρονικού διαστήματος.

→ Οι οδοντιατρικές πράξεις, εφ' όσον τούτο είναι εφικτό, είναι καλύτερα να εκτελούνται σε χρονικό διάστημα που απέχει όσο το δυνατόν περισσότερο από τη χρονική στιγμή του τέλους της αντινεοπλασματικής θεραπείας. Όμως και σε απώτερο χρονικό διάστημα, μπορεί να δημιουργηθούν προβλήματα. Για παράδειγμα αναφέρεται ο κίνδυνος εκδήλωσης οστεοακτινονέκρωσης. Ο κίνδυνος εκδήλωσης οστεοακτινονέκρωσης υφίσταται για 6 μήνες ή και για ακόμη μεγαλύτερο χρονικό διάστημα, μετά το τέλος της ακτινοθεραπείας, και στην εκδήλωσή του προδιαθέτουν οι τραυματισμοί των γνάθων. Εξαιτίας αυτών των δεδομένων, θα πρέπει να αποφεύγονται χειρουργικές πράξεις και να προτιμώνται συντηρητικές οδοντιατρικές θεραπείες. Σε περιπτώσεις που μετά την ακτινοθεραπεία επιβάλλεται να γίνει μια εξαγωγή ή άλλη χειρουργική πράξη, η καλύτερη χρονική στιγμή που επιλέγεται για να περιορισθούν οι πιθανότητες εκδήλωσης οστεοακτινονέκρωσης, είναι ο τέταρτος μήνας μετά το τέλος της ακτινοθεραπείας. Όταν απαιτηθεί εξαγωγή ή άλλη χειρουργική πράξη, άλλη χρονική στιγμή, οι ασθενείς μπορεί να υποβληθούν σε υπερβαρική οξυγονοθεραπεία (χορήγηση υπερβαρικού οξυγόνου). Με τη χρήση του υπερβαρικού οξυγόνου, επιτυγχάνεται καλύτερη αιμάτωση-οξυγόνωση των γνάθων, γεγονός που είναι σημαντικό για την πρόληψη της οστεοακτινονέκρωσης. Η χορήγηση υπερβαρικού οξυγόνου παρέχεται σε ειδικούς θαλάμους που βρίσκονται εγκατεστημένοι σε μεγάλα νοσηλευτικά ιδρύματα (Εικ. 26).

Ο ασθενής μπαίνει στον θάλαμο και συνήθως, του χορηγείται το σχήμα 20/10 ΥΒΟ. Τούτο σημαίνει ότι γίνονται 20 συνεδρίες πριν από την επέμβαση και ακολουθούν 10 ακόμη συνεδρίες μετά την επέμβαση. Μέσα στον θάλαμο η περιεκτικότητα της ατμόσφαιρας σε οξυγόνο είναι 100%, και η πίεση 2,4 ΑΤΑ. Κάθε συνεδρία διαρκεί 90 λεπτά και εκτελούνται 5-6 συνεδρίες την εβδομάδα.

Επίσης, πρέπει ο οδοντίατρος να γνωρίζει ότι σε απώτερο χρονικό διάστημα

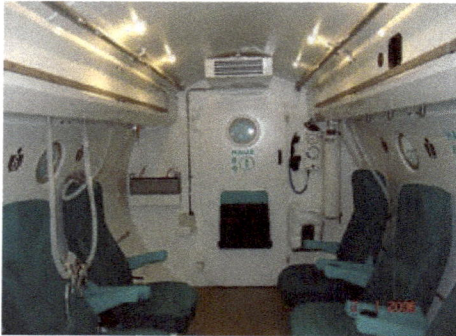

Εικόνα 26. Θάλαμος χορήγησης υπερβαρικού οξυγόνου (υπερβαρικής οξυγονοθεραπείας).

μπορεί να εκδηλωθούν και οι όψιμες επιπλοκές των αντινεοπλασματικών θεραπειών που επηρεάζουν επίσης την επιλογή των οδοντιατρικών πράξεων. Για παράδειγμα αναφέρεται ο τρισμός που εκδηλώνεται ως όψιμη επιπλοκή της ακτινοθεραπείας. Ο περιορισμός της διάνοιξης του στόματος στο μέγιστο δυνατό δυσχεραίνει την εκτέλεση οδοντιατρικών πράξεων, κυρίως στα οπίσθια δόντια, και ιδιαίτερα πράξεων που απαιτούν χρόνο και πολλαπλές συνεδρίες. Ένα ακόμη πρόβλημα που μπορεί να επηρεάσει τον οδοντιατρικό θεραπευτικό σχεδιασμό, είναι η υποσιαλία που οφείλεται σε εκφυλιστικές βλάβες του παρεγχύματος των σιαλογόνων αδένων. Η ξηροστομία που προκύπτει εξαιτίας της υποσιαλίας, μπορεί να διαρκέσει για πολύ μεγάλο χρονικό διάστημα, ίσως και για όλη την υπόλοιπη ζωή του ασθενή. Η ξηροστομία επιφέρει μεταβολές στην ποιοτική και ποσοτική σύνθεση της χλωρίδας, και ενοχοποιείται για πολυτερηδονισμό και εκδήλωση ή επιδείνωση προϋπάρχουσας νόσου του περιοδοντίου. Τούτο, σε πρακτικό επίπεδο σημαίνει ότι π.χ. ο οδοντίατρος για να προφυλάξει ένα δόντι από τον πιθανό πολυτερηδονισμό, ίσως θα έπρεπε να προτιμήσει την κατασκευή μιας στεφάνης, και όχι μία εκτεταμένη ή πολλαπλές εμφράξεις στο ίδιο δόντι.

1° Ανακεφαλαιωτικό QUIZ:

1. Ποια από τα παρακάτω εργαστηριακά κριτήρια είναι συμβατά για τη διάγνωση της απλαστικής αναιμίας;
α. Hb <10g/dl, αριθμός αιμοπεταλίων <50.000/ml, απόλυτος αριθμός ουδετερόφιλων <1.500/ml
β. Hb <12g/dl, αριθμός αιμοπεταλίων <60.000/ml, απόλυτος αριθμός ουδετερόφιλων <1.500/ml
γ. Hb <12g/dl, αριθμός αιμοπεταλίων <80.000/ml, απόλυτος αριθμός ουδετερόφιλων <500/ml

2. Σε ασθενείς με απλαστική αναιμία, ποιος είναι ο απόλυτος αριθμός των ουδετερόφιλων, κάτω από τον οποίον επιβάλλεται η χορήγηση αντιμικροβιακής χημειοπροφύλαξης πριν από την εκτέλεση χειρουργικών οδοντιατρικών πράξεων;
α. <1.500/ml
β. <1.000/ml
γ. <500/ml

3. Ποιες είναι οι τιμές της αιμοσφαιρίνης στο περιφερικό αίμα ασθενών με ομόζυγη ή μείζονα μορφή β-θαλασσαιμίας ή αναιμίας Cooley ή Μεσογειακής αναιμίας;
α. 2 έως 7g/dl
β. 7 έως 10g/dl
γ. 10 έως 14g/dl

4. Ποια από τις παρακάτω αναιμίες δεν περιλαμβάνεται στις αιμολυτικές αναιμίες;
α. Δρεπανοκυταρική νόσος
β. Αναιμία από έλλειψη του ενζύμου G-6PD
γ. Απλαστική αναιμία

5. Γιατί ένας ασθενής με ομόζυγη μορφή δρεπανοκυτταρικής νόσου, που θα υποβληθεί σε οδοντιατρική πράξη δεν πρέπει να διακατέχεται από φοβίες, άγχος και stress;
α. επειδή είναι επιρρεπής σε εκδήλωση αιμορραγίας
β. επειδή είναι επιρρεπής στην ανάπτυξη λοίμωξης
γ. επειδή είναι επιρρεπής στην εκδήλωση αιμολυτικής κρίσης

6. Σε ασθενείς με δρεπανοκυτταρική νόσο, ποιο είναι το όριο της Hb, κάτω από το οποίο είναι καλό να αποφεύγεται η χορήγηση γενικής αναισθησίας;
α. 15 g/dl
β. 10g/dl
γ. 5 g/dl

7. Σε περιπτώσεις ασθενών με ανεπάρκεια του ενζύμου G-6PD, η χορήγηση ποιου από τα παρακάτω φάρμακα είναι αποδεκτή για τον έλεγχο του πόνου;
α. ακετινοφενιδίνη
β. φαινιδραζίνη
γ. κανενός
δ. και των δύο

8. Σε ασθενείς που πάσχουν από λευχαιμίες, ποιος είναι ο απόλυτος αριθμός των λευκών αιμοσφαιρίων κάτω από τον οποίον επιβάλλεται η χορήγηση αντιμικροβιακής χημειοπροφύλαξης πριν από την εκτέλεση οδοντιατρικών πράξεων;
α. 5.000/ml
β. 2.000/ml
γ. 1.000/ml

9. Ποιος είναι ο οριακός απόλυτος αριθμός των αιμοπεταλίων, κάτω από τον οποίον είναι απαγορευτική η εκτέλεση οδοντιατρικών χειρουργικών πράξεων;
α. 20.000/ml
β. 50.000/ml
γ. 70.000/ml

10. Ποια από τις παρακάτω ομάδες αντιμικροβιακών χημειοθεραπευτικών φαρμάκων παρουσιάζει μικροβιοστατική και όχι μικροβιοκτόνο δράση;
α. πενικιλλίνες
β. τετρακυκλίνες
γ. 5-νιτο-ιμιδαζόλες
δ. αμινογλυκοσίδες

11. Ποια από τις παρακάτω νόσους δεν περιλαμβάνεται στις μυελοϋπερπλαστικές διαταραχές;
α. Πολυκυτταραιμία
β. Ιδιοπαθής θρομβοκυττάρωση
γ. Πολλαπλούν μυέλωμα

12. Σε ασθενείς με πολυκυτταραιμία ή ερυθροκυττάρωση, ποια από τις παρακάτω επιπλοκές που μπορεί να προκύψουν κατά την εκτέλεση οδοντιατρικών χειρουργικών πράξεων, δε θεωρείται κύρια επιπλοκή;
α. αιμορραγία
β. λοίμωξη
γ. αγγειοκινητικές και θρομβοεμβολικές επιπλοκές

13. Σε ασθενείς με πολυκυτταραιμία ή ερυθροκυττάρωση, ποιες από τις παρακάτω τιμές του Ht θεωρούνται σχετικά ασφαλή όρια για την εκτέλεση μικρών χειρουργικών οδοντιατρικών πράξεων, ώστε να προληφθεί η εκδήλωση θρομβοεμβολικών επιπλοκών;
α. στους άνδρες <57%, και στις γυναίκες <54%
β. στους άνδρες <60%, και στις γυναίκες <57%
γ. στους άνδρες <63%, και στις γυναίκες <60%

14. Στο πολλαπλούν μυέλωμα, δεν παρατηρείται παραγωγή μονοκλωνικής παθολογικής ανοσοσφαιρίνης των:
α. IgA
β. IgD
γ. IgE
δ. IgG
ε. IgM

15. Η χορήγηση ποιου από τα παρακάτω φάρμακα ενδείκνυται ση θεραπεία του πολλαπλού μυελώματος;
α. Διφωσφονικά άλατα
β. Τρανεξαμικό οξύ
γ. Κλοπιδογρέλη

16. Ποιο είναι το χρονικό όριο, από τη μεταμόσχευση αρχέγονων αιμοποιητικών κυττάρων, μετά το οποίο η εκδήλωση της νόσου μοσχεύματος κατά ξενιστή, χαρακτηρίζεται ως χρόνια;
α. 50 ημέρες
β. 100 ημέρες
γ. 150 ημέρες

17. Σε ασθενείς που υποβλήθηκαν σε μεταμόσχευση αρχέγονων αιμοποιητικών κυττάρων, και παρουσιάζουν αλλεργία στις β-λακτάμες, η χορήγηση ποιου από τα παρακάτω φάρμακα συνήθως συνιστάται για αντιμικροβιακή χημειοπροφύλαξη;
α. βανκομυκίνη
β. ερυθρομυκίνη
γ. κλινταμυκίνη

18. Πότε μια αιμορροφιλία χαρακτηρίζεται ως μεγάλης βαρύτητας;
α. όταν τα επίπεδα των παραγόντων VIII ή IX είναι <0,001 IU/ml
β. όταν τα επίπεδα των παραγόντων VIII ή IX είναι <0,01 IU/ml
γ. όταν τα επίπεδα των παραγόντων VIII ή IX είναι <0,1 IU/ml

19.Σε περίπτωση αιμορροφιλίας Α, ποιο από τα παρακάτω είναι σωστό;

α. Παρατηρείται παρατεταμένος χρόνος ενεργοποιημένης μερικής θρομβοπλαστίνης (aPTT), ο χρόνος ροής και ο και ο χρόνος προθρομβίνης (PT), ενώ είναι φυσιολογικός ο αριθμός και η λειτουργικότητα των αιμοπεταλίων

β. Παρατηρείται φυσιολογικός χρόνος ενεργοποιημένης μερικής θρομβοπλαστίνης (aPTT), φυσιολογικός αριθμός και η λειτουργικότητα των αιμοπεταλίων, και παρατεταμένος χρόνος ροής και ο χρόνος προθρομβίνης (PT).

γ. Παρατηρείται παρατεταμένος χρόνος ενεργοποιημένης μερικής θρομβοπλαστίνης (aPTT), ενώ είναι φυσιολογικός ο αριθμός και η λειτουργικότητα των αιμοπεταλίων, ο χρόνος ροής και ο χρόνος προθρομβίνης (PT)

20.Ποια είναι η δοσολογία χορήγησης τρανεξαμικού οξέος σε per os λήψη στους αιμορροφιλικούς ασθενείς, πριν από την εκτέλεση χειρουργικών οδοντιατρικών πράξεων ώστε να προληφθεί η εκδήλωση έντονης και ανεξέλεγκτης αιμορραγίας;

α. 1-4 mg/κιλό βάρους σώματος, 2-4 φορές την ημέρα.

β. 2-10 mg/κιλό βάρους σώματος, 2-4 φορές την ημέρα

γ. 10-25 mg/κιλό βάρους σώματος, 2-4 φορές την ημέρα

δ. 25-50 mg/κιλό βάρους σώματος, 2-4 φορές την ημέρα

21.Σε ασθενείς με νόσο von Willebrand, ποιο από τα παρακάτω είναι σωστό

α. Ο χρόνος ροής και ο χρόνος ενεργοποιημένης μερικής θρομβοπλαστίνης (aPTT) είναι φυσιολογικοί, ενώ ο αριθμός των αιμοπεταλίων μεγαλύτερος και ο χρόνος προθρομβίνης (PT) παρατεταμένος

β. Ο χρόνος ροής και ο χρόνος ενεργοποιημένης μερικής θρομβοπλαστίνης (aPTT) είναι παρατεταμένοι, ενώ ο αριθμός των αιμοπεταλίων και ο χρόνος προθρομβίνης (PT) κυμαίνονται μέσα στα φυσιολογικά όρια

γ. Ο χρόνος ροής, ο χρόνος ενεργοποιημένης μερικής θρομβοπλαστίνης (aPTT) και ο χρόνος προθρομβίνης (PT) είναι παρατεταμένοι, ενώ ο αριθμός των αιμοπεταλίων φυσιολογικός

22.Σε ποιους τύπους της νόσου von Willebrand υπάρχει ο μεγαλύτερος κίνδυνος κατά την εκτέλεση χειρουργικών οδοντιατρικών πράξεων να εκδηλωθεί έντονη και παρατεταμένη αιμορραγία;

α. στους τύπους 1 και 2Α

β. στους τύπους 2Α και 2Μ

γ. στους τύπους 3 και 2Ν

23.Ποιο από τα παρακάτω αντιπηκτικά φάρμακα ανήκει στην ομάδα των κουμαρινικών αντιπηκτικών;

α. κλοπιδογρέλη

β. ασενοκουμαρόλη

γ. ασπιρίνη

δ. ηπαρίνη

24.Σε ασθενείς που λαμβάνουν κουμαρινικά αντιπηκτικά φάρμακα, η χορή-γηση ποιου από τα παρακάτω αντιμικροβιακά χημειοθεραπευτικά φάρμακα, αντενδείκνυται;

α. μετρονιδαζόλης

β. αμοξυκιλλίνης

γ. κλινταμυκίνης

25.Σε ποιο στάδιο κατά Ann Arbor κατατάσσεται ένας ασθενής με λέμφωμα της παρωτίδας και των λεμφαδένων του μεσαύλιου χώρου;

α. στάδιο I_E

β. στάδιο II_E

γ. στάδιο III_E

26.Σ' έναν ασθενή με λέμφωμα που για θεραπευτικούς λόγους υπόκειται σε χημειοθεραπεία κάθε 21 ημέρες, και στον οποίο θα χρειασθεί μία οδοντική εξαγωγή, ποια θεωρείται η καλλίτερη χρονική στιγμή για την εκτέλεση της οδοντιατρικής πράξης;

α. την 4η ημέρα μετά τη λήψη της χημειοθεραπείας

β. την 12η ημέρα μετά τη λήψη της χημειοθεραπείας

γ. την 18η ημέρα μετά τη λήψη της χημειοθεραπείας

ΑΣΘΕΝΕΙΣ ΜΕ ΣΥΜΠΑΓΗ ΚΑΚΟΗΘΗ ΝΕΟΠΛΑΣΜΑΤΑ

Με τον όρο συμπαγή κακοήθη νεοπλάσματα περιγράφεται μια ετερογενής ομάδα κακοήθων νόσων που κλινικά εκδηλώνονται ως όγκοι **(Εικ. 27)**. Οι εν λόγω νόσοι χαρακτηρίζονται από τον συνεχή, ασταμάτητο, γρήγορο, και φαινομενικά ανεξήγητο και ανεξέλεγκτο πολλαπλασιασμό των κυττάρων, με αποτέλεσμα τη διήθηση των παρακείμενων ιστών, τη μετάστασή τους σε όμορους ή απομακρυσμένους ιστούς και την τάση υποτροπής μετά το τέλος της θεραπευτικής παρέμβασης.

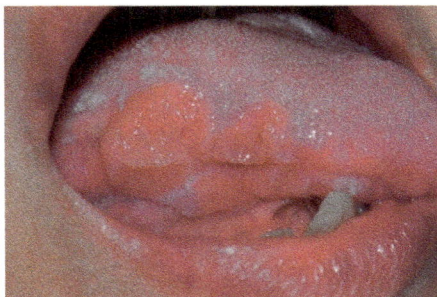

Εικόνα 27. Κλινική εικόνα ακανθοκυτταρικού καρκινώματος με εντόπιση στο δεξιό πλάγιο χείλος της γλώσσας. Πρόκειται για συμπαγές κακόηθες νεόπλασμα.

Η ανάγκη του ιατρικού κόσμου, για την αντικειμενική εκτίμηση της έκτασης της νόσου, που είναι απαραίτητη για την επιλογή της θεραπευτικής αντιμετώπισής της, οδήγησε στη θέσπιση του συστήματος κλινικής σταδιοποίησης cTNM ή απλά TNM. Το σύστημα αυτό ταξινομεί τα συμπαγή κακοήθη νεοπλάσματα, λαμβάνοντας υπ' όψη τρεις σημαντικές παραμέτρους της εξέλιξής τους. Η πρώτη παράμετρος είναι το μέγεθος της τοπικής ανάπτυξης του όγκου, και συμβολίζεται με το γράμμα Τ που προέρχεται από την αγγλική λέξη tumor (όγκος). Η δεύτερη παράμετρος είναι η επέκταση της κακόηθειας στους επιχώριους λεμφαδένες, και συμβολίζεται με το γράμμα Ν που προέρχεται από την αγγλική λέξη nodes (λεμφαδένες). Η τρίτη παράμετρος είναι η μετάσταση της κακόηθειας, και συμβολίζεται με το γράμμα Μ που προέρχεται από την ελληνική λέξη που χρησιμοποιείται στην αγγλική ορολογία metastasis. Το σύστημα σταδιοποίησης TNM δίδεται στον **πίνακα 5** που παρατίθεται.

Μετά τη χειρουργική θεραπεία και την παθολογοανατομική εξέταση των εξαιρεθέντων ιστών, η ταξινόμηση με το εν λόγω σύστημα, μπορεί να τροποποιηθεί

Πίνακας 5. Σύστημα κλινικής σταδιοποίησης TNM ή cTNM

Συμβολισμός	
Πρωτοπαθής εστία: Τ	
Τχ	Δεν μπορεί να γίνει εκτίμηση του πρωτοπαθούς όγκου
Τ0	Δεν ανευρίσκεται ο πρωτοπαθής όγκος
Tis	Πρόκειται για καρκίνωμα in situ
Τ1	Ο πρωτοπαθής όγκος έχει μέγιστη διάμετρο <2 cm
Τ2	Ο πρωτοπαθής όγκος έχει διάμετρο μεταξύ 2-4 cm
Τ3	Ο πρωτοπαθής όγκος έχει μέγιστη διάμετρο >4 cm
Τ4	Ο πρωτοπαθής όγκος έχει μέγιστη διάμετρο >4cm και διήθηση παρακείμενων ιστών
Λεμφαδένες: Ν	
Νχ	Δεν μπορεί να γίνει εκτίμηση
Ν0	Δεν υπάρχουν διηθημένοι λεμφαδένες
Ν1	Ένας ψηλαφητός σύστοιχος λεμφαδένας, με μέγιστη διάμετρο <3 cm
Ν2a	Ένας ψηλαφητός σύστοιχος λεμφαδένας με μέγιστη διάμετρο μεταξύ 3-6 cm
Ν2b	Πολλοί ψηλαφητοί σύστοιχοι λεμφαδένες με μέγιστη διάμετρο μεταξύ 3-6 cm
Ν2c	Πολλοί ψηλαφητοί αμφοτερόπλευροι λεμφαδένες με μέγιστη διάμετρο μεταξύ 3-6 cm
Ν3	Πολλοί ψηλαφητοί αμφοτερόπλευροι λεμφαδένες με μέγιστη διάμετρο >6 cm
Μεταστάσεις: Μ	
Μχ	Δεν μπορεί να γίνει εκτίμηση
Μ0	Δεν υπάρχουν μεταστάσεις
Μ1	Υπάρχουν μεταστάσεις
Σταδιοποίηση	
I	T1N0M0
II	T2N0M0
III	T3N0M0 ή T1,2,3N1M0
IV	Κάθε Τ4 ή Κάθε Ν2 ή κάθε Ν3 ή κάθε Μ1

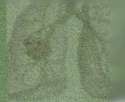

καθώς προκύπτουν νέα πιο αντικειμενικά ευρήματα σε σχέση με αυτά της κλινικής εξέτασης. Στις περιπτώσεις αυτές η μετεγχειρητική ταξινόμηση αναφέρεται ως pTNM.

Το σύστημα TNM δεν χρησιμοποιείται για τη σταδιοποίηση των λεμφωμάτων, για τα οποία όπως προαναφέρθηκε χρησιμοποιείται το σύστημα κατά Ann Arbor, που ήδη περιγράφηκε.

Εδώ πρέπει να παρατηρηθεί ότι σε κάποιους ασθενείς με συμπαγή κακοήθη νεοπλάσματα παρατηρούνται μεταστάσεις και στη στοματογναθοπροσωπική χώρα. Συχνά οι εν λόγω μεταστάσεις εντοπίζονται στα ούλα των ασθενών δίδοντας την κλινική εικόνα περιφερικού γιγαντοκυτταρικού κοκκιώματος ή πυογόνου κοκκιώματος κ.λ.π.

Στη θεραπευτική αντιμετώπιση των ασθενών με συμπαγή κακοήθη νεοπλάσματα, εφαρμόζουμε την αντινεοπλασματική θεραπεία στην οποία περιλαμβάνονται η χειρουργική, η χημειοθεραπεία, η ακτινοθεραπεία και οι βιοθεραπείες, από μόνες τους ή σε συνδυασμούς μεταξύ τους (περιλαμβανομένης της ανοσοθεραπείας).

Αξιοσημείωτο είναι ότι τα κακοήθη νεοπλάσματα, σε παγκόσμιο επίπεδο, αποτελούν τη δεύτερη συχνότερη αιτία θανάτου, μετά από τις καρδιοαγγειακές νόσους.

Οδοντιατρική πράξη

Λόγω του εξαιρετικά μεγάλου αριθμού ατόμων που πάσχουν ή έχουν θεραπευτεί από διάφορα κακοήθη νεοπλάσματα, είναι πρακτικά αδύνατον ένας οδοντίατρος να μην αντιμετωπίσει κατά τη διάρκεια της επαγγελματικής του σταδιοδρομίας, παρόμοιους ασθενείς. Η χορήγηση οδοντιατρικής περίθαλψης σ' αυτούς τους ασθενείς, σε γενικές γραμμές, διέπεται από τους κανόνες που περιγράφηκαν ήδη στα λεμφώματα. Ανάλογα με τη γενική κατάσταση της υγείας του και το στάδιο της νόσου, η παροχή οδοντιατρικής περίθαλψης μπορεί να γίνει σε εξωνοσοκομειακό ή σε νοσοκομειακό περιβάλλον. Συνήθως, οι ασθενείς των I και II σταδίων αντιμετωπίζονται όπως τα υγιή άτομα, και η οδοντιατρική περίθαλψη μπορεί να χορηγηθεί σε εξωνοσοκομειακό περιβάλλον. Αντίθετα, σε ασθενείς με προχωρημένη νόσο, απαιτείται οι οδοντιατρικές πράξεις να εκτελούνται σε νοσοκομειακό περιβάλλον, κάτω από την κάλυψη του θεράποντος γιατρού (σε κάθε περίπτωση απαιτείται συνεργασία οδοντιάτρου και θεράποντος γιατρού). Ανάλογα με τον χρόνο χορήγησης, η οδοντιατρική περίθαλψη, μπορεί: α) να δοθεί στην πριν από την έναρξη της αντινεοπλασματικής θεραπείας περίοδο, β) να εφαρμοστεί κατά τη διάρκεια της θεραπείας ή γ) να χρειασθεί στη μετά τη θεραπεία περίοδο. Έτσι, η οδοντιατρική αντιμετώπιση του ασθενή, διαφοροποιείται σε κάθε περίπτωση.

Η χορήγηση περίθαλψης στην περίοδο **πριν από την έναρξη της αντινεο-πλασματικής θεραπείας:**

→ Είναι η προτιμητέα περίοδος για την εκτέλεση οδοντιατρικών πράξεων, συμπεριλαμβανομένων και μικρών χειρουργικών πράξεων. Σωστό είναι οι οδοντιατρικές επεμβάσεις να έχουν περατωθεί το αργότερο σε χρονικό διάστημα 3 εβδομάδων πριν από την έναρξη της αντινεοπλασματικής θεραπείας.

Όμως είναι αποδεκτό και μικρότερο χρονικό διάστημα. Συγκεκριμένα, για επεμβάσεις στην άνω γνάθο, είναι αποδεκτό οι πράξεις να έχουν περατωθεί έως και 5 ημέρες πριν από την έναρξη της αντινεοπλασματικής θεραπείας, και στην κάτω γνάθο έως και 7 ημέρες πριν. Με δεδομένο ότι η βιταμίνη C προάγει τη σύνθεση του κολλαγόνου, στους ασθενείς, συμπληρωματικά μπορεί να χορηγηθεί και βιταμίνη C, ώστε να επιταχυνθεί η επουλωτική διαδικασία.

→ Είναι πολύ σημαντικό, να προηγηθεί η θεραπεία οποιασδήποτε προϋπάρχουσας εγκατεστημένης τοπικής ή συστηματικής λοίμωξης και να βελτιωθεί η στοματική υγιεινή ώστε να μειωθεί ποσοτικά η χλωρίδα του στόματος. Οι λοιμώξεις πρέπει να αντιμετωπισθούν άμεσα, ώστε στην περίοδο της αντινεοπλασματικής θεραπείας και στο αμέσως μετά τη θεραπεία χρονικό διάστημα, να μην αποτελέσουν πιθανές εστίες μόλυνσης που θα μπορούσαν να οδηγήσουν στην εκδήλωση δυσμενών για την υγεία του ασθενή προβλημάτων. Για παράδειγμα αναφέρεται ότι μικροοργανισμοί από μια μολυσματική εστία μπορεί να προκαλέσουν σήψη (σηψαιμία), μεταναστευτικές λοιμώξεις, επιμόλυνση τραυμάτων, και να προδιαθέσουν στην εκδήλωση οστεοακτινονέκρωσης ή οστεονέκρωσης των γνάθων από λήψη διφωσφονικών φαρμάκων, κ.λπ. Επίσης, είναι γνωστό ότι μικροοργανισμοί της χλωρίδας του στόματος, που δεν χαρακτηρίζονται για τη μεγάλη λοιμογόνο δύναμή τους (π.χ. είδη του γένους των καπνοκυττοφάγων) σε ασθενείς που βρίσκονται υπό ανοσοκαταστολή μπορεί να προκαλέσουν σημαντικές από προγνωστική άποψη λοιμώξεις.

→ Για προληπτικούς λόγους, προτείνεται και η εξαγωγή κάποιων δοντιών ή ριζών η παρουσία των οποίων εκτιμάται ότι κατά τη διάρκεια της αντινεοπλασματικής θεραπείας ή στο αμέσως μετά το τέλος της χρονικό διάστημα, μπορεί να προκαλέσουν προβλήματα που πιθανόν να επιδεινώσουν τη γενική κατάσταση του ασθενή. Οι εξαγωγές κρίνεται ότι είναι απόλυτα επιβεβλημένες: α) σε ασθενείς θα υποβληθούν σε ακτινοθεραπεία στην περιοχή κεφαλής και τραχήλου, και β) σε ασθενείς που παραμελούν και αδιαφορούν για τη στοματική τους υγιεινή. Οι ενδείξεις για τις εν λόγω εξαγωγές, είναι οι παρακάτω:

♦ Δόντια ή ρίζες, με περιοδοντικούς θυλάκους μεγαλύτερο ή ίσο με 6 mm, με έντονη κινητικότητα ή/και πυόρροια,

♦ Δόντια ή ρίζες, με περιακρορριζικές αλλοιώσεις,

♦ Κατεστραμμένα δόντια και ρίζες, με περιορισμένες ενδείξεις και πιθανότητες ανασύστασης, ώστε να καταστούν λειτουργικά,

♦ Ημιέγκλειστα δόντια, ιδίως όταν προκαλούν συνεχείς υποτροπιάζουσες περιστεφανίτιδες.

Είναι σημαντικό μετά τις εξαγωγές, τα όρια των φατνίων να λειαίνονται ώστε να μην παραμένουν οξύαιχμες ακίδες. Οι οξύαιχμες ακίδες αφενός τραυματίζουν τους καλυπτικούς ή/και τους όμορους μαλακούς ιστούς, προκαλώντας έντονο πόνο στον ασθενή, ιδίως αν εκδηλωθεί ακτινο- ή χημειο-βλεννογονίτιδα, και αφετέρου, επειδή λύεται η συνέχεια του βλεννογόνου, ευνοείται η εγκατάσταση λοιμογόνων παραγόντων στους ιστούς και η ανάπτυξη λοιμώξεων. Για τους παραπάνω λόγους είναι προτιμότερο το τραύμα να συρράπτεται.

Η χορήγηση περίθαλψης **στην περίοδο της αντινεοπλασματικής θεραπείας:**

→ Είναι η χειρότερη περίοδος για την εκτέλεση οδοντιατρικών πράξεων. Σ' αυτή τη χρονική περίοδο είναι καλλίτερα να αποφεύγεται η εκτέλεση οποιασδήποτε οδοντιατρικής πράξης. Οι μόνες πράξεις η εκτέλεση των οποίων είναι αποδεκτή, είναι αυτές που θα ανακουφίσουν τον ασθενή από τον πόνο (π.χ. τοποθέτηση ευγενολούχου σκευάσματος σε δόντι με πολφίτιδα και παροχέτευση πυώδους συλλογής) ή αυτές με τις οποίες θα ελεγχθεί μια αιμορραγία. Αν όμως κριθεί αναπόφευκτη μια οδοντιατρική πράξη, πρώτα απ' όλα ο οδοντίατρος πρέπει να σταθμίσει τη χρονική στιγμή εκτέλεσής της.

→ Είναι γνωστό ότι τα αντινεοπλασματικά χημειοθεραπευτικά φάρμακα που χορηγούνται στους ασθενείς, χορηγούνται σε συνεδρίες, η κάθε μία από τις οποίες απέχει από την αμέσως επόμενη ένα συγκεκριμένο χρονικό διάστημα λίγων ημερών. Σ' ένα μεγάλο αριθμό αντινεοπλασματικών χημειοθεραπευτικών σχημάτων το μεσοδιάστημα μεταξύ δύο συνεχόμενων συνεδριών είναι οι 21 ημέρες, επειδή σ' αυτό το χρονικό διάστημα συμβαίνει ο πολλαπλασιασμός των νεοπλασματικών κυττάρων. Στις πρώτες ημέρες μετά από μία συνεδρία, στον οργανισμό του ασθενή συμβαίνουν έντονες διαταραχές και η γενική κατάστασή του είναι πάρα πολύ άσχημη. Ο ασθενής είναι άτονος, εξαντλημένος, παραπονείται για έντονη ναυτία και κάνει συνεχώς εμέτους. Με την πάροδο των ημερών η κατάστασή του βελτιώνεται. Έτσι, σ' έναν ασθενή που δέχεται αντινεοπλασματική χημειοθεραπεία, οι οδοντιατρικές πράξεις θα πρέπει να γίνονται σε χρονική στιγμή που απέχει όσο το δυνατό περισσότερο από τη συνεδρία που προηγήθηκε και λίγο πριν από την επόμενη συνεδρία. Για παράδειγμα αναφέρεται η περίπτωση που ο ασθενής δέχεται αντινεοπλασματική χημειοθεραπεία κάθε 21 ημέρες. Στον ασθενή αυτόν οι οδοντιατρικές πράξεις είναι προτιμότερο να εκτελούνται μεταξύ 17ης και 20ης ημέρας, μετά τη συνεδρία που προηγήθηκε.

→ Για την επιλογή των οδοντιατρικών πράξεων σταθμίζονται πολλοί παράγοντες. Στην αρχή εκτιμάται η γενική κατάσταση του ασθενή, καθώς επηρεάζει σημαντικά την επιλογή των οδοντιατρικών θεραπευτικών σχημάτων. Ως παράδειγμα αναφέρεται ότι οι πολλοί έμετοι που εκδηλώνονται σ' έναν ασθενή που βρίσκεται υπό αντινεοπλασματική χημειοθεραπεία, επιρρεάζουν τον τρόπο χορήγησης των φαρμάκων. Έτσι, αντί της per os χορήγησης θα πρέπει να συστηθεί η παρεντερική χορήγηση. Τούτο επειδή ένα μέρος της ποσότητας του φαρμάκου που χορηγείται per os δε θα απορροφηθεί, με αποτέλεσμα η βιοδιαθεσιμότητά του να είναι μικρότερη από αυτήν που απαιτείται, και φυσικά το φάρμακο να είναι αναποτελεσματικό.

Επίσης, η εκδήλωση βλεννογονίτιδας που εμφανίζεται ως επιπλοκή της χημειοθεραπείας ή της ακτινοθεραπείας σε περιπτώσεις ακτινοβολίας στην περιοχή κεφαλής και τραχήλου, δυσχεραίνει σε μεγάλο βαθμό την εκτέλεση οδοντιατρικών πράξεων. Η βλεννογονίτιδα είναι μια πάρα πολύ επώδυνη επιπλοκή. Τούτο έχει ως αποτέλεσμα ο ασθενής να μην μπορεί να ανοίξει το στόμα του στο μέγιστο δυνατό, ενώ κάθε επαφή του βλεννογόνου που φλεγμαίνει, με κάποιο αντικείμενο ή τα δάχτυλα του οδοντιάτρου προκαλεί έντονο πόνο, και ο ασθενής αντιδρά. Εξαιτίας αυτών των δεδομένων μπορεί να μην επιλεγεί μία οδοντιατρική πράξη που σ' άλλες περιπτώσεις θα ήταν η πρώτη επιλογή, αλλά να επιλεγεί μια άλλη πράξη, λιγότερο χρονοβόρα ή/και λιγότερο τραυματική. Για παράδειγμα αναφέρεται η περίπτωση οξείας πολφίτιδας ενός γομφίου δοντιού. Μια λύση θα μπορούσε να επιλεγεί είναι η πολφεκτομή και η ενδοδοντική θεραπεία. Όμως, η εν λόγω λύση είναι χρονοβόρα καθώς μπορεί για την εκτέλεσή της να απαιτηθεί μεγάλο χρονικό διάστημα και πιθανόν να χρειαστούν περισσότερες από μία συνεδρίες. Μια δεύτερη λύση θα μπορούσε να είναι η εξαγωγή του δοντιού. Όμως η εξαγωγή είναι μία τραυματική χειρουργική πράξη. Έτσι, σ' αυτούς τους ασθενείς μπορεί να επιλεγεί, έστω και ως προσωρινή λύση, η πολφοτομή που είναι λιγότερο χρονοβόρα και η λιγότερο τραυματική οδοντιατρική πράξη.

Ο οδοντίατρος πρέπει να λαμβάνει υπ' όψη του και το γεγονός ότι σε πολλούς ασθενείς, που εμφανίστηκαν οστικές μεταστάσεις ή εκδηλώθηκε η υπερασβεστιαιμία των κακοήθων νεοπλασμάτων, χορηγούνται διφωσφονικά φάρμακα. Όπως είναι γνωστό, τα διφωσφονικά φάρμακα προκαλούν αυτόματα ή εξαιτίας τραυματισμού την εκδήλωση οστεονέκρωσης των γνάθων. Με δεδομένο ότι η οστεονέκρωση των γνάθων από λήψη διφωσφονικών φαρμάκων είναι μια δύσκολα αντιμετωπίσιμη νοσολογική οντότητα, αποφεύγονται οι χειρουργικές πράξεις που είναι τραυματικές και προτιμώνται οι συντηρητικές οδοντιατρικές πράξεις που δεν επιφέρουν τραυματισμούς.

Τέλος, η ακτινοβολία στην περιοχή κεφαλής και του τραχήλου, μπορεί να προκαλέσει την εκδήλωση οστεοακτινονέκρωσης των γνάθων. Όπως είναι γνωστό, η οστεοακτινονέκρωση μπορεί να εμφανιστεί αυτόματα, αλλά πιο συχνά εμφανίζεται ύστερα από τραυματισμό. Έτσι, ο κίνδυνος εκδήλωσης οστεοακτινονέκρωσης, μπορεί να οδηγήσει έναν οδοντίατρο να επιλέξει την ενδοδοντική θεραπεία, αντί της εξαγωγής, που είναι μια τραυματική πράξη.

→ Πρέπει επίσης ο οδοντίατρος να λαμβάνει υπ' όψη του ότι ένας ασθενής με συμπαγή κακοήθη νεοπλασματικό όγκο, ανάλογα με την εντόπιση του όγκου, πιθανόν θα παρουσιάζει και επι μέρους προβλήματα που σχετίζονται με το όργανο στο οποίο αναπτύχθηκε ο όγκος. Αν π.χ. πρόκειται για ασθενή στον οποίο αναπτύχθηκε φαιοχρωμοκύττωμα (εντοπίζεται στη μυελώδη μοίρα των επινεφριδίων), το οποίο προκαλεί την παραγωγή μεγάλων ποσοτήτων κατεχολαμινών, ο ασθενής θα παρουσιάζει και αρτηριακή υπέρταση. Εξαιτίας αυτού του γεγονότος, ο οδοντίατρος θα πρέπει να λάβει και όλα εκείνα τα μέτρα που απαιτούνται για την αντιμετώπιση προβλημάτων που πιθανόν παρουσιασθούν εξαιτίας της αρτηριακής υπέρτασης, και τα οποία περιγράφονται πιο κάτω στο κεφάλαιο «Ασθενείς με νόσους του καρδιαγγειακού συστήματος – Αρτηριακή υπέρταση».

→ Ιδιαίτερη προσοχή πρέπει να δοθεί στην πρόληψη ανάπτυξης λοιμώξεων. Οι λοιμώξεις προκύπτουν εξαιτίας της λευκοπενίας, της ουδετεροπενίας και των ανοσοδιαταραχών που αποτελούν συχνές εκδηλώσεις, κυρίως προχωρημένης νόσου, αλλά που μπορεί να εκδηλωθούν και ως επιπλοκές της αντινεοπλασματικής χημειοθεραπείας που χορηγείται. Πολλοί συγγραφείς μεταξύ των προληπτικών μέτρων, προτείνουν και τη χορήγηση αντιμικροβιακής

χημειοπροφύλαξης. Πρέπει όμως να διευκρινιστεί ότι η άποψη αυτή δεν έχει τη γενική αποδοχή και ότι δεν υπάρχουν σαφείς κανόνες για τη χορήγηση συγκεκριμένου αντιμικροβιακού σχήματος. Αντίθετα, κάθε μία περίπτωση πρέπει να κρίνεται ξεχωριστά.

→ Σε περίπτωση εκδήλωσης λοιμώξεων μετά την οδοντιατρική επέμβαση, πρέπει να χορηγηθεί άμεσα αντιμικροβιακή χημειοθεραπεία. Η επιλογή του αντιμικροβιακού χημειοθεραπευτικού φαρμάκου επηρεάζεται από πάρα πολλούς παράγοντες όπως, π.χ. η γενική κατάσταση του ασθενή, το στάδιο της νόσου, το περιβάλλον στο οποίο βρίσκεται και δέχεται την οδοντιατρική περίθαλψη ο ασθενής (νοσοκομειακό ή εξωνοσοκομειακό), τα επίπεδα της λευκοπενίας και της ουδετεροπενίας, κ.λπ. Σε ιδιαίτερα προχωρημένη νόσο, συνήθως επιλέγεται ένα μικροβιοκτόνο αντιμικροβιακό χημειοθεραπευτικό φάρμακο ή περισσότερα του ενός, που όμως παρουσιάζουν συνεργική δράση μεταξύ τους. Συνήθως, η επιλογή μικροβιοστατικών αντιμικροβιακών χημειοθεραπευτικών, εκτός εξαιρέσεων (π.χ. ανάπτυξη αντοχής του υπαίτιου για τη λοίμωξη μικροοργανισμού προς τα μικροβιοκτόνα αντιμικροβιακά φάρμακα), αποφεύγεται.

→ Ένα πρόβλημα που επίσης μπορεί να προκύψει κυρίως σε περιπτώσεις προχωρημένης νόσου, είναι η αιμορραγία, που αποδίδεται στη θρομβοπενία και στις διαταραχές του μηχανισμού πήξης του αίματος. Οι διαταραχές αυτές αποτελούν σημειολογία της νόσου αλλά μπορεί να προκύψουν και ως επιπλοκές της αντινεοπλασματικής θεραπείας στην οποία υποβάλλεται ο ασθενής. Για την αντιμετώπιση αυτού του προβλήματος, σε κάποιες περιπτώσεις μπορεί να συστηθεί η προεγχειρητική μετάγγιση αιμοπεταλίων ή/και παραγόντων πήξης. Στη χειρουργική αντιμετώπιση επιβάλλεται, το τραύμα να συρράπτεται και να χρησιμοποιούνται αιμοστατικές αυτοαπορροφήσιμες ουσίες (σπόγγοι ινικής, σπόγγοι ζελατίνης, θρομβίνη, κ.ά.) ή/και συγκολλητική ουσία ινώδους και κολλαγόνου σπόγγου (Beriplast®) ή/και γάζα από αυτοαπορροφήσιμη οξειδωθείσα κυτταρίνη (γάζα Surgicel®).

→ Ο οδοντίατρος πρέπει να λαμβάνει υπ' όψη του ότι καταγράφεται και επιμήκυνση του χρόνου της επούλωσης των χειρουργικών τραυμάτων.

→ Για τον έλεγχο τόσο του προεγχειρητικού όσο και του μετεγχειρητικού πόνου πρέπει να αποφεύγεται η χορήγηση ασπιρίνης και άλλων μη στεροειδών αντιφλεγμονωδών φαρμάκων. Συνήθως χορηγείται παρακεταμόλη.

Η θεραπευτική αντιμετώπιση **μετά το τέλος της αντινεοπλασματικής θεραπείας:**

→ Στο άμεσο χρονικό διάστημα μετά το τέλος της αντινεοπλασματικής χημειοθεραπείας, ισχύουν οι ίδιοι κανόνες μ' αυτούς που αναφέρθηκαν στη χορήγηση οδοντιατρικής περίθαλψης κατά τη διάρκεια της αντινεοπλασματικής θεραπείας. Υπενθυμίζεται π.χ. ότι η βλεννογονίτιδα μπορεί να διαρκέσει 1 έως και 2 μήνες μετά το τέλος της αντινεοπλασματικής θεραπείας, ενώ η ανάταξη της θρομβοπενίας και της λευκοπενίας και γενικά η ανάρρωση του ασθενή απαιτεί την πάροδο εύλογου χρονικού διαστήματος.

→ Οι οδοντιατρικές πράξεις, εφ' όσον τούτο είναι εφικτό, είναι καλύτερα να εκτελούνται σε χρονικό διάστημα που απέχει όσο το δυνατόν περισσότερο από τη χρονική στιγμή του τέλους της αντινεοπλασματικής θεραπείας. Όμως και σε απώτερο χρονικό διάστημα, μπορεί να δημιουργηθούν προβλήματα. Για παράδειγμα αναφέρεται ο κίνδυνος εκδήλωσης οστεοακτινονέκρωσης. Ο κίνδυνος εκδήλωσης οστεοακτινονέκρωσης υφίσταται για 6 μήνες, ακόμη και για μεγαλύτερο χρονικό διάστημα, μετά το τέλος της ακτινοθεραπείας, και στην εκδήλωσή του προδιαθέτουν οι τραυματισμοί των γνάθων. Εξαιτίας αυτών των δεδομένων, θα πρέπει να αποφεύγονται χειρουργικές πράξεις και να προτιμώνται συντηρητικές οδοντιατρικές θεραπείες. Σε περιπτώσεις που μετά την ακτινοθεραπεία επιβάλλεται να γίνει μια εξαγωγή ή άλλη χειρουργική πράξη, η καλύτερη χρονική στιγμή που επιλέγεται για να περιορισθούν οι πιθανότητες εκδήλωσης οστεοακτινονέκρωσης, είναι ο τέταρτος μήνας μετά το τέλος της ακτινοθεραπείας. Σε ασθενείς που θα απαιτηθεί εξαγωγή ή άλλη χειρουργική πράξη, άλλη χρονική στιγμή, οι ασθενείς μπορεί να υποβληθούν σε υπερβαρική οξυγονοθεραπεία (χορήγηση υπερβαρικού οξυγόνου). Η χορήγηση υπερβαρικού οξυγόνου παρέχεται σε ειδικούς θαλάμους που βρίσκονται εγκατεστημένοι σε μεγάλα νοσηλευτικά ιδρύματα και το σχήμα που χορηγείται είναι αυτό που περιγράφηκε ήδη στο κεφάλαιο «Λεμφώματα» (σχήμα 20/10 ΥΒΟ).

Επίσης, πρέπει ο οδοντίατρος να γνωρίζει ότι σε απώτερο χρονικό διάστημα μπορεί να εκδηλωθούν και οι όψιμες επιπλοκές των αντινεοπλασματικών θεραπειών που επηρεάζουν επίσης την επιλογή των οδοντιατρικών πράξεων. Για παράδειγμα αναφέρεται ο τρισμός που εκδηλώνεται ως επιπλοκή της ακτινοθεραπείας. Ο περιορισμός της διάνοιξης του στόματος στο μέγιστο δυνατό δυσχεραίνει την εκτέλεση οδοντιατρικών πράξεων, κυρίως στα οπίσθια δόντια, και ιδιαίτερα πράξεων που απαιτούν χρόνο και πολλαπλές συνεδρίες. Ένα ακόμη πρόβλημα που μπορεί να επηρεάσει τον οδοντιατρικό θεραπευτικό σχεδιασμό, είναι η υποσιαλία που οφείλεται σε εκφυλιστικές βλάβες του παρεγχύματος των σιαλογόνων αδένων. Αξιοσημείωτο είναι ότι η ξηροστομία που προκύπτει εξαιτίας της υποσιαλίας, μπορεί να διαρκέσει για πολύ μεγάλο χρονικό διάστημα, ίσως και για όλη την υπόλοιπη ζωή του ασθενή. Η ξηροστομία επιφέρει μεταβολές στην ποιοτική και ποσοτική σύνθεση της χλωρίδας, και ενοχοποιείται για πολυτεριδονισμό, και εκδήλωση ή επιδείνωση προϋπάρχουσας νόσου του περιοδοντίου.

2º Ανακεφαλαιωτικό QUIZ:

1. Σε ποιο στάδιο της σταδιοποίησης κατά cTNM κατατάσσεται ένας ασθενείς του οποίου ο πρωτοπαθής συμπαγής όγκος έχει διάμετρο >4 cm, δεν έχει διηθημένους επιχώριους λεμφαδένες, ούτε και μεταστάσεις σε άλλα όργανα και ιστούς;
α. στάδιο I
β. στάδιο II
γ. στάδιο III
δ. στάδιο IV

2. Σ' έναν ασθενή με συμπαγές κακόηθες νεόπλασμα, στον οποίον δεν έχει αρχίσει η αντινεοπλασματική θεραπεία, και ο οποίος πρέπει να υποβληθεί σε εξαγωγή του 36, ποιος είναι ο ακραίος αποδεκτός χρόνος στον οποίον μπορεί να πραγματοποιηθεί η εξαγωγή;
α. 3 εβδομάδες πριν από την έναρξη της αντινεοπλασματικής θεραπείας
β. 7 ημέρες πριν από την έναρξη της αντινεοπλασματικής θεραπείας
γ. 5 ημέρες πριν από την έναρξη της αντινεοπλασματικής θεραπείας

3. Σε ασθενείς με συμπαγή κακόηθη νεοπλάσματα στους οποίους δεν έχει αρχίσει η αντινεοπλαματική θεραπεία, και οι οποίοι θα υποβληθούν σε χειρουργική οδοντιατρική πράξη, γιατί μετά τη χειρουργική πράξη χορηγείται και βιταμίνη C;
α. για την πρόληψη εκδήλωσης αιμορραγίας
β. για την πρόληψη εκδήλωσης αγγειοκινητικών και θρομβοεμβολικών επιπλοκών
γ. για την επιτάχυνση της επούλωσης του χειρουργικού τραύματος
δ. για την πρόληψη επιλοίμωξης του χειρουργικού τραύματος

4. Γιατί σ' έναν ασθενή που βρίσκεται υπό αντινεοπλασματική χημειοθεραπεία και στον οποίο θα χρειασθεί και η χορήγηση αντιμικροβιακής χημειοθεραπείας προτιμάται η παρεντερική και όχι η per os χορήγηση του αντιμικροβιακού φαρμάκου;
α. επειδή μπορεί να εκδηλωθεί ανταγωνιστική δράση μεταξύ των αντινεοπλασματικών και των αντιμικροβιακών φαρμάκων
β. επειδή στην per os χορήγηση, μια ποσότητα των αντιμικροβιακών φαρμάκων μπορεί να χαθεί εξαιτίας των εμέτων και των διαρροιών του ασθενή
γ. επειδή η αντινεοπλασματική χημειοθεραπεία εμποδίζει την απορρόφηση των αντιμικροβιακών φαρμάκων δια μέσου του εντερικού βλεννογόνου

5. Σ' έναν ασθενή που βρίσκεται υπό αντινεοπλασματική χημειοθεραπεία και στον οποίο θα χρειασθεί και χορήγηση αντιμικροβιακής θεραπείας, ποιο από τα παρακάτω αντιμικροβιακά φάρμακα θα προτιμούσατε να χορηγήσετε και γιατί; (εφ' όσον βέβαια όλα πληρούν τις προϋποθέσεις χορήγησης).

α. αμπικιλλίνη
β. ερυθρομυκίνη
γ. κλινταμυκίνη
δ. μινοκυκλίνη

6. Ποιος είναι ο προτιμητέος χρόνος πραγματοποίησης μιας εξαγωγής σ' έναν ασθενή που υποβλήθηκε σε ακτινοθεραπεία της στοματογναθοπροσωπικής χώρας;
α. 4 μήνες μετά το τέλος της ακτινοθεραπείας
β. 6 μήνες μετά το τέλος της ακτινοθεραπείας
γ. 8 μήνες μετά το τέλος της ακτινοθεραπείας

ΑΣΘΕΝΕΙΣ ΜΕ ΝΟΣΟΥΣ ΤΟΥ ΚΑΡΔΙΑΓΓΕΙΑΚΟΥ ΣΥΣΤΗΜΑΤΟΣ

ΚΑΡΔΙΑΚΗ ΑΝΕΠΑΡΚΕΙΑ

Ως καρδιακή ανεπάρκεια χαρακτηρίζεται η αδυναμία της καρδιάς, να ανταποκριθεί στο φυσιολογικό της έργο, με αποτέλεσμα τη μειωμένη αιμάτωση και οξυγόνωση των ιστών και των οργάνων.

Η κύρια αιτία της καρδιακής ανεπάρκειας (σε ποσοστιαία αναλογία έως και 60-70% των περιπτώσεων), είναι η στεφανιαία νόσος και λιγότερο συχνές αιτίες, η υπέρταση, ο σακχαρώδης διαβήτης, οι βαλβιδοπάθειες, οι μυοκαρδιοπάθειες, κ.ά. Κάποιες πολύ λίγες περιπτώσεις είναι ιδιοπαθείς.

Αίτια που μπορεί να απορρυθμίσουν μια χρόνια ελεγχόμενη καρδιακή ανεπάρκεια ή και να πυροδοτήσουν την εκδήλωση μιας οξείας, είναι διάφορα φάρμακα, κάποιες λοιμώξεις, οι αρρυθμίες, το άγχος και η ψυχική καταπόνηση, κ.ά.

Ανάλογα με τη βαρύτητα της κλινικής εικόνας, οι ασθενείς κατατάσσονται σε 4 στάδια (Ι έως IV).

• *Στο στάδιο Ι* κατατάσσονται οι πιο ήπιες περιπτώσεις. Οι ασθενείς του σταδίου Ι εκδηλώνουν συμπτωματολογία (δύσπνοια, μυϊκή αδυναμία, λήθαργο κ.λπ.) σε δραστηριότητα πιο έντονη από τη συνήθη

• *Στο στάδιο ΙΙ* κατατάσσονται οι ασθενείς που εκδηλώνουν συμπτωματολογία στη συνήθη δραστηριότητα

• *Στο στάδιο ΙΙΙ* κατατάσσονται οι ασθενείς που εκδηλώνουν συμπτωματολογία σε μικρότερη από τη συνήθη δραστηριότητα

• *Στο στάδιο IV* κατατάσσονται οι ασθενείς με την πιο βαριά συμπτωματολογία, που την εκδηλώνουν ακόμα και στην πιο μικρή δραστηριότητα.

Παρακλινικές εξετάσεις: Η κλινική διάγνωση υποστηρίζεται με την πραγματοποίηση ηλεκτροκαρδιογραφήματος, ακτινογραφίας θώρακος με την οποία κατά κανόνα διαπιστώνεται ότι το μέγεθος της καρδιάς είναι μεγαλύτερο του φυσιολογικού (μεγαλοκαρδία) **(Εικ. 28)**, ηχοκαρδιογραφήματος, δοκιμασία κόπωσης, σπινθηρογραφήματος του μυοκαρδίου, καρδιακού καθετηριασμού, αξονικής και μαγνητικής τομογραφίας, και αιματολογικών εξετάσεων με τις οποίες ελέγχονται τα επίπεδα των ηλεκτρολυτών, της ουρίας, της κρεατινίνης, κ.λπ.

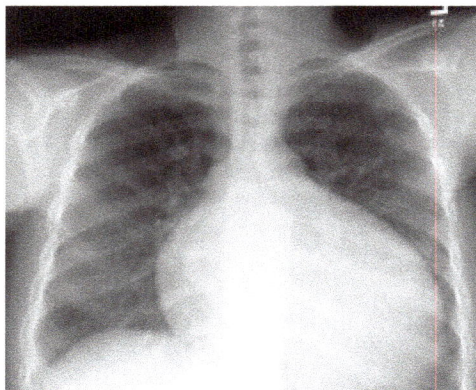

Εικόνα 28. Ακτινογράφημα θώρακος, στο οποίο απεικονίζεται καρδιά με εξαιρετικά μεγάλες διαστάσεις (μεγαλοκαρδία).

Οδοντιατρική πράξη

Η παροχή οδοντιατρικής περίθαλψης σε ασθενείς με καρδιακή ανεπάρκεια, σε κάποιες περιπτώσεις, περικλείει κινδύνους για την υγεία τους ή/και για τη ζωή τους. Πιο επικίνδυνοι ασθενείς θεωρούνται οι ασθενείς που παραμελούν τη φαρμακευτική αγωγή που τους συστήθηκε, και αυτοί που κατατάσσονται στα πιο προχωρημένα στάδια της νόσου (στάδια ΙΙΙ και ΙV).

Έτσι, η οδοντιατρική περίθαλψη **σε επικίνδυνους ασθενείς:**

→ Πρέπει να παρέχεται σε νοσοκομειακό περιβάλλον, κάτω από την κάλυψη καρδιολόγου γιατρού και να αποφεύγονται πράξεις που δε θεωρούνται επιβεβλημένες. Πράξεις, η εκτέλεση των οποίων επιβάλλεται, είναι για να ανακουφισθούν οι ασθενείς από πόνο (τοποθέτηση ευγενολούχου σκευάσματος σε δόντι με πολφίτιδα και η παροχέτευση πύου σε περίπτωση αποστήματος – αν είναι δυνατόν μέσω των ριζικών σωλήνων) ή για να αντιμετωπισθεί πιθανή αιμορραγία. Στις περιπτώσεις που κρίνεται αναγκαία η εκτέλεση μιας άλλης επείγουσας οδοντιατρικής πράξης, ιδιαίτερα σε ασθενείς του σταδίου ΙV, πρέπει να λαμβάνονται όλα τα απαραίτητα μέτρα για την αντιμετώπιση μιας πιθανής εκδήλωσης οξείας κρίσης. Πρέπει να υπάρχει στον χώρο η δυνατότητα εκτέλεσης ηλεκτροκαρδιογραφήματος και χορήγησης οξυγόνου, να ελέγχεται η αρτηριακή πίεση του ασθενή πριν, κατά τη διάρκεια και αμέσως μετά την επέμβαση, κ.λπ. ενώ ανάλογα με την περίπτωση, ιδίως σε ασθενείς που διακατέχονται από έντονο άγχος, μπορεί να συστηθεί και η χορήγηση ηρεμιστικών-αγχολυτικών και νιτρωδών φαρμάκων πριν από την οδοντιατρική συνεδρία.

Για τους **ακίνδυνους και δυνητικά επικίνδυνους ασθενείς,** ο οδοντίατρος πρέπει να γνωρίζει ότι:

→ Είναι σημαντικό, πριν και κατά την εκτέλεση της οδοντιατρικής πράξης ο ασθενής να μη διακατέχεται από άγχος. Το άγχος, όπως ήδη προαναφέρθηκε, μπορεί να απορρυθμίσει μια χρόνια ελεγχόμενη καρδιακή ανεπάρκεια, αλλά και να πυροδοτήσει την εκδήλωση μιας οξείας. Για την αντιμετώπιση του προβλήματος, συστήνεται, η per os χορήγηση, περίπου 1 ώρα

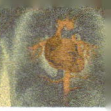

πριν από την εκτέλεση της οδοντιατρικής πράξης, ενός ηρεμιστικού-αγχολυτικού (συνήθως βενζοδιαζεπίνης ταχείας δράσης, όπως π.χ. της λοραζεπάμης σε δόση 1-4 mg ή της διαζεπάμης σε δόση 2-10 mg).

→ Ο ασθενής πρέπει να τοποθετείται σε κατακόρυφη θέση ή με μικρή κλίση προς τα πίσω. Η τοποθέτηση σε ύπτια θέση δεν είναι σωστή και πρέπει να αποφεύγεται. Τούτο επειδή κάποιοι από τους ασθενείς παρουσιάζουν πνευμονικό οίδημα, ή/και πλευριτική συλλογή και η ύπτια θέση, μπορεί να εμποδίζει τον επαρκή αερισμό των πνευμόνων τους.

→ Πριν την έναρξη της συνεδρίας πρέπει να αφαιρεί από το στόμα του ασθενή οποιαδήποτε τυχόν υπάρχουσα κινητή προσθετική εργασία, η οποία θα μπορούσε να προκαλέσει πρόβλημα στην αναπνευστική λειτουργία, εμποδίζοντας τη βατότητα των αεραγωγών.

→ Ο ασθενής δεν πρέπει να πονά. Το γεγονός αυτό επιβάλλει, η αναισθησία που θα πραγματοποιηθεί να έχει βάθος. Γενικά, πρέπει να αποφεύγονται αναισθητικά που περιέχουν αδρεναλίνη, ιδιαίτερα σε ασθενείς που για θεραπευτικούς λόγους λαμβάνουν διγοξίνη (καρδιοτονωτικό). Τούτο επειδή ο συνδυασμός αδρεναλίνης-διγοξίνης ενοχοποιείται για την πρόκληση αρρυθμιών (Εικ. 29). Εν τούτοις, θεωρείται αποδεκτή η χρήση της αδρεναλίνης, σε πυκνότητα 1/100.000, αλλά πρέπει να αποφεύγεται η χρήση περισσότερων των δύο φυσίγγων (0,036mg).

Η διγοξίνη αυξάνει τη συσταλτικότητα του μυοκαρδίου. Χορηγείται σε καρδιακή ανεπάρκεια, υπερκοιλιακές αρρυθμίες, κολπικό πτερυγισμό και ιδιαίτερα στην κολπική μαρμαρυγή, κ.ά.

Εικόνα 29. *Σε ασθενείς με καρδιακή ανεπάρκεια, οι οποίοι για θεραπευτικούς λόγους λαμβάνουν διγοξίνη θα πρέπει να αποφεύγεται η χορήγηση αναισθητικών που περιέχουν και αδρεναλίνη. Τούτο επειδή η ταυτόχρονη χορήγησή αδρεναλίνης-διγοξίνης μπορεί να προκαλέσει την εκδήλωση αρρυθμιών.*

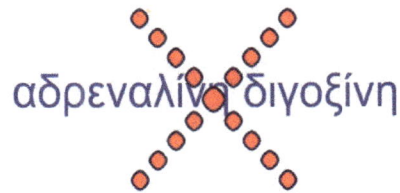

Η γενική αναισθησία πρέπει να αποφεύγεται και να προτιμάται η τοπική δια εμποτίσεως ή η ενδοσυνδεσμική αναισθησία. Σε περιπτώσεις που απαιτείται στελεχιαία αναισθησία, ο οδοντίατρος θα πρέπει να είναι ιδιαίτερα προσεχτικός ώστε να μην ενέσει το αναισθητικό που περιέχει αδρεναλίνη, ενδοαγγειακά. Ο έλεγχος για την αποφυγή της ενδοαγγειακής έγχυσης, γίνεται με τη δοκιμασία αναρρόφησης, η εκτέλεση της οποίας θεωρείται επιβεβλημένη.

Τέλος, θα πρέπει να ελέγχεται τόσο προεγχειρητικά όσο και μετεγχειρητικά ο πόνος με τη λήψη αναλγητικών φαρμάκων, για όσο χρονικό διάστημα κρίνεται απαραίτητο. Αξιοσημείωτο είναι ότι δεν υπάρχουν κανόνες ή ενδείξεις αποφυγής κάποιας συγκεκριμένης ομάδας αναλγητικών φαρμάκων.

→ Επιβάλλεται πριν και κατά τη διάρκεια της οδοντιατρικής πράξης, ο έλεγχος της αρτηριακής πίεσης του ασθενή, καθώς η πίεση είναι ευμετάβλητή, ιδιαίτερα σε ασθενείς που δε λαμβάνουν θεραπεία ή δεν ακολουθούν πιστά τη φαρμακευτική τους αγωγή. Η επέμβαση μπορεί να γίνει σε ασθενείς με αρτηριακή πίεση που κυμαίνεται μέσα στα επιτρεπτά όρια (τα σχετικά αναφέρονται λίγο πιο κάτω, στο κεφάλαιο «Αρτηριακή πίεση»).

→ Ορισμένοι από τους ασθενείς λαμβάνουν αντιπηκτική αγωγή, με αποτέλεσμα να εκδηλώνουν α ι μ ο ρ ρ α γ ι κ ή   δ ι ά θ ε σ η. Πρέπει όμως να τονισθεί ότι κατά κανόνα η αιμορραγία που μπορεί να προκληθεί δεν προβληματίζει ιδιαίτερα. Τα σχετικά με την αιμορραγική διάθεση εξαιτίας της αντιπηκτικής αγωγής, αναφέρθηκαν ήδη στο κεφάλαιο «Ασθενείς με νόσους του αίματος και του λεμφικού συστήματος».

→ Σε κάποιους, λίγους, ασθενείς, κατ' εξαίρεση του κανόνα, μπορεί να παρατηρηθεί μείωση του αριθμού των λευκών αιμοσφαιρίων, γεγονός που προδιαθέτει στην ανάπτυξη λοιμώξεων. Το γεγονός αυτό είναι σπάνιο και γι' αυτόν τον λόγο δεν συστήνεται η λήψη αντιμικροβιακής χημειοπροφύλαξης πριν από την οδοντιατρική πράξη, εκτός φυσικά των περιπτώσεων που ο ασθενής υπάγεται στους ασθενείς υψηλού κινδύνου για την εκδήλωση λοιμώδους ενδοκαρδίτιδας και για τους οποίους θα γίνει λόγος παρακάτω στο κεφάλαιο «Βαλβιδοπάθειες και λοιμώδης ενδοκαρδίτιδα».

→ Ο μεγαλύτερος κίνδυνος που διατρέχουν οι ασθενείς, είναι η εκδήλωση ο ξ ε ί α ς   κ ρ ί σ η ς. Στις περιπτώσεις που θα εκδηλωθεί οξεία κρίση, επιβάλλεται η άμεση διακοπή οποιασδήποτε οδοντιατρικής πράξης, η χορήγηση οξυγόνου, κυρίως με ρινικό καθετήρα και ρυθμό χορήγησης 5-7 l/λεπτό, και η επείγουσα κλίση καρδιολόγου, αν αυτός δεν παρευρίσκεται στον χώρο ή η άμεση κλίση ασθενοφόρου και μεταγωγή του ασθενή σε εφημερεύουσα νοσηλευτική μονάδα, αν η οδοντιατρική πράξη γίνεται εκτός νοσοκομειακού περιβάλλοντος.

ΣΤΕΦΑΝΙΑΙΑ ΝΟΣΟΣ

Ως στεφανιαία νόσος, ορίζεται η ισχαιμική καρδιαγγειακή νόσος που προκύπτει από την εναπόθεση αθηρωματικών πλακών στα τοιχώματα των στεφανιαίων αγγείων. Τούτο οδηγεί στη στένωση και στη σκλήρυνση των αγγείων με αποτέλεσμα τη μείωση ή τη μη αιμάτωση και οξυγόνωση του μυοκαρδίου. Η μείωση ή η μη αιμάτωση και οξυγόνωση του μυοκαρδίου, μπορεί να προκαλέσει την εκδήλωση:

α) σταθερής στηθάγχης ή

β) οξέων στεφανιαίων συνδρόμων. Στα οξέα στεφανιαία σύνδρομα περιλαμβάνονται: η ασταθής στηθάγχη, και τα εμφράγματα του μυοκαρδίου.

Η   σ τ α θ ε ρ ή   σ τ η θ ά γ χ η οφείλεται σε ισχαιμία του μυοκαρδίου, εξαιτίας στένωσης των στεφανιαίων αγγείων από την αθηρωματική πλάκα **(Εικ. 30)**. Τα οξέα στεφανιαία σύνδρομα οφείλονται στην αιφνίδια στένωση που προέρχεται από ρήξη της αθηρωματικής πλάκας και τον σχηματισμό θρόμβου. Στην α σ τ α θ ή   σ τ η-θ ά γ χ η η στένωση, που προκύπτει από τη θρόμβωση, δεν είναι πλήρης, με αποτέλεσμα τη μειωμένη αιμάτωση και οξυγόνωση του μυοκαρδίου. Στα ε μ φ ρ ά γ μ α τ α η θρόμβωση οδηγεί σε πλήρη απόφραξη του στεφανιαίου αγγείου με αποτέλεσμα τη μη αναστρέψιμη νέκρωση του τμήματος του μυοκαρδίου που αιματώνεται από το αγγείο στο οποίο συνέβη η θρόμβωση **(Εικ. 31).**

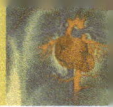

Εικόνα 30. Συγκριτική σχηματική απεικόνιση (α) φυσιολογικού αγγείου και (β) αγγείου με σχηματισμό αθηρωματικής πλάκας, με αποτέλεσμα τη στένωση του αυλού, σε ποσοστό περίπου 60% του φυσιολογικού.

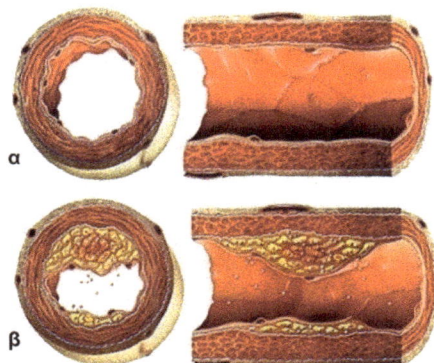

Εικόνα 31. Σχηματική αναπαράσταση εμφράγματος του μυοκαρδίου. Με το σκούρο χρώμα απεικονίζεται η περιοχή του μυοκαρδίου που νεκρώθηκε. Στη λεπτομέρεια απεικονίζεται το σημείο της θρόμβωσης των στεφανιαίων αγγείων, που οδήγησε στην υποξία της περιοχής και στη νέκρωση του μυοκαρδίου.

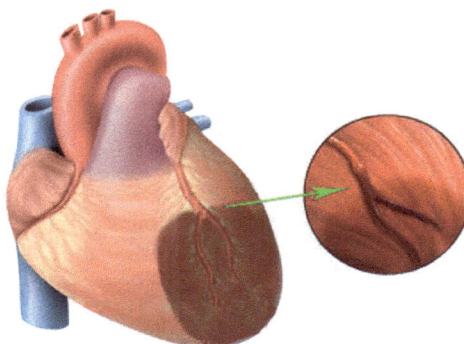

Οι παράγοντες κινδύνου στην καρδιαγγειακή νόσο διακρίνονται σε μη αναστρέψιμους και σε αναστρέψιμους. Στους μη αναστρέψιμους περιλαμβάνεται η προχωρημένη ηλικία, το φύλο (πιο συχνή στους άντρες) και η κληρονομικότητα (οικογενειακό ιστορικό). Στους αναστρέψιμους περιλαμβάνονται το κάπνισμα, η δυσλιπιδαιμία, η αρτηριακή υπέρταση, η παχυσαρκία, ο σακχαρώδης διαβήτης, κ.ά.

Τόσο η στηθάγχη όσο και τα εμφράγματα του μυοκαρδίου, μπορεί να οδηγήσουν σε καρδιακή ανεπάρκεια ή σε αρρυθμίες που σε πολλές περιπτώσεις έχουν ιδιαίτερα κακή πρόγνωση.

Παρακλινικές εξετάσεις: Η κλινική διάγνωση υποστηρίζεται από τα ευρήματα από την εκτέλεση ηλεκτροκαρδιογραφήματος, υπερηχογραφήματος, εξέταση καρδιακών ενζύμων (τροπονίνη Ι, τροπονίνη Τ και το μυοκαρδιακό ισοένζυμο της κρεατινοφωσφοκινάσης –CPK) στο περιφερικό φλεβικό αίμα του ασθενή, τη δοκιμασία κόπωσης σε κυλιόμενο τάπητα, τις ραδιοϊσοτοπικές δοκιμασίες κόπωσης (σπινθηρογράφημα μυοκαρδίου με θάλιο), το στεφανιογράφημα κ.ά.

Οδοντιατρική πράξη

Η οδοντιατρική αντιμετώπιση ενός ασθενή με στεφανιαία νόσο, εξαρτάται από πολλούς παράγοντες, τους οποίους πρέπει να σταθμίσει ο οδοντίατρος, ώστε σε να εκτιμήσει τον βαθμό επικινδυνότητας της οδοντιατρικής πράξης. Οι παράγοντες σχετίζονται: **α)** με τη βαρύτητα της νόσου, **β)** με τη φύση της οδοντιατρικής πράξης και **γ)** με την καρδιοπνευμονική λειτουργική δραστηριότητα του ασθενή.

Για να κατανοηθεί η έννοια της βαρύτητας της νόσου, ως παράδειγμα αναφέρεται ότι αν ένας ασθενής υπέστη πρόσφατο έμφραγμα του μυοκαρδίου (έως και 30 ημέρες πριν) ή παρουσιάζει ασταθή στηθάγχη, κατατάσσεται στους ασθενείς υψηλού κινδύνου, ανεξάρτητα από την οδοντιατρική πράξη που θα εκτελεστεί. Αντίθετα, αν ένας ασθενής πάσχει από σταθερή στηθάγχη η οποία οφείλεται σε μικρή έως μέσου βαθμού στένωση στεφανιαίας αρτηρίας ή έχει ιστορικό παλαιού εμφράγματος (χρονικό διάστημα μεγαλύτερο των 6 μηνών), ο βαθμός επικινδυνότητας για την εκτέλεση μιας οδοντιατρικής πράξης είναι πολύ μικρότερος, και ο ασθενής θεωρείται μέσης επικινδυνότητας.

Σχετικά με τη φύση της οδοντιατρικής πράξης που θα εκτελεστεί, αναφέρεται ότι μια μεγάλης έκτασης χειρουργική οδοντιατρική πράξη, θεωρείται μέσου βαθμού επικινδυνότητας, καθώς επιπλοκές, εκδηλώνονται σε ποσοστιαία αναλογία που κυμαίνεται από 1% έως και 5% των ασθενών. Αντίθετα, μια μικρή χειρουργική πράξη (π.χ. εύκολη εξαγωγή δοντιού), θεωρείται μικρού βαθμού επικινδυνότητας, καθώς οι πιθανότητες εκδήλωσης προβλημάτων και επιπλοκών, σε ποσοστιαία αναλογία, είναι <1% των ασθενών.

Τέλος, πρέπει να λαμβάνεται υπόψη αν η καρδιοπνευμονική ικανότητα του ασθενή ανταποκρίνεται στις φυσιολογικές ανάγκες του οργανισμού του.

Για τους παραπάνω λόγους, οι οδοντιατρικοί χειρισμοί διαφοροποιούνται από περίπτωση σε περίπτωση. Στην προσπάθεια να δοθούν κατευθυντήριες οδηγίες, οι ασθενείς ομαδοποιούνται σε δύο ομάδες. Στην πρώτη ομάδα, περιλαμβάνονται οι ασθενείς με σταθερή στηθάγχη που οφείλεται σε μικρού ή μέσου βαθμού στένωση των στεφανιαίων αρτηριών ή έχουν ιστορικό παλαιού εμφράγματος (διάστημα >6 μηνών), χωρίς ισχαιμικά συμπτώματα. Στη δεύτερη ομάδα, περιλαμβάνονται οι ασθενείς με ασταθή στηθάγχη ή με πρόσφατο έμφραγμα του μυοκαρδίου (έως και 30 ημέρες πριν).

Έτσι, ο οδοντίατρος που θα εκτελέσει μια οδοντιατρική πράξη σ' έναν ασθενή **με σταθερή στηθάγχη μέσης ή μικρής βαρύτητας,** ή σ' έναν ασθενή **με ιστορικό παλαιού εμφράγματος,** πρέπει να γνωρίζει ότι:

→ Για την εκτέλεση μιας οδοντιατρικής πράξης δεν απαιτείται η διακοπή της φαρμακευτικής αγωγής του ασθενή. Αντίθετα, επιβάλλεται ο ασθενής να έχει πάρει κανονικά τα φάρμακά του.

→ Είναι σημαντικό ο ασθενής να μη διακατέχεται από άγχος. Για την επιτυχία αυτού του στόχου, ο ασθενής πρέπει να κάθεται σε αναπαυτική θέση, να αποφεύγονται οι γρήγορες και συχνές εναλλαγές της θέσης του, να φορά ευρύχωρα ρούχα και να μη φέρει ενδυματολογικά εξαρτήματα που ασκούν σωματική πίεση (π.χ. γραβάτα, ζώνες, στηθόδεσμο, κ.λπ.). Επίσης, πρέπει πριν, αλλά και κατά τη διάρκεια της οδοντιατρικής πράξης, ο οδοντίατρος να ενθαρρύνει και να καθησυχάζει τον ασθενή, σχετικά με την πρόοδο της οδοντιατρικής πράξης. Σε κάποιες επιλεγμένες περιπτώσεις συστήνεται και η per os χορήγηση, περίπου 1 ώρα πριν από την εκτέλεση της οδοντιατρικής πράξης, ηρεμιστικού-αγχολυτικού (συνήθως μιας βενζοδιαζεπίνης ταχείας δράσης, όπως π.χ. της λοραζεπάμης σε δόση 1-4 mg ή της διαζεπάμης σε δόση 2-10 mg).

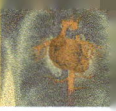

→ Πριν την επέμβαση, πρέπει να μετριέται η αρτηριακή πίεση του ασθενή. Για την εκτέλεση της οδοντιατρικής πράξης πρέπει η αρτηριακή πίεση να κυμαίνεται εντός των επιτρεπτών ορίων (τα σχετικά αναφέρονται λίγο πιο κάτω, στο κεφάλαιο «Αρτηριακή υπέρταση»).

→ Πριν την έναρξη της συνεδρίας πρέπει να αφαιρεί από το στόμα του ασθενή οποιαδήποτε τυχόν υπάρχουσα κινητή προσθετική εργασία. Αν μια κινητή προσθετική εργασία φύγει από τη θέση της κατά τη διάρκεια της οδοντιατρικής πράξης, αφενός μπορεί να προκαλέσει πρόβλημα στην απρόσκοπτη αναπνευστική λειτουργία του ασθενή, και αφετέρου να αγχώσει τόσο τον ασθενή όσο και τον οδοντίατρο.

→ Κατά τη διάρκεια της οδοντιατρικής πράξης, αλλά και μετά την εκτέλεσή της, ο ασθενής δεν πρέπει να πονά. Στα πλαίσια αυτού του κανόνα, επιβάλλεται η αναισθησία που θα πραγματοποιηθεί να έχει βάθος. Καλό είναι να αποφεύγονται αναισθητικά που περιέχουν αδρεναλίνη, επειδή είναι γνωστό ότι η αδρεναλίνη προκαλεί αγγειοσύσπαση. Όμως, όταν η χορήγηση αδρεναλίνης κρίνεται αναγκαία, θεωρείται αποδεκτή η χρήση της, σε πυκνότητα 1/100.000. Επίσης, και με κάποιες αποδεκτές εξαιρέσεις, αποφεύγεται η χρήση περισσότερων των δύο φυσίγγων που περιέχουν αδρεναλίνη στην πυκνότητα που προαναφέρθηκε. Σε περίπτωση ανάγκης χορήγησης δύο τέτοιων φυσίγγων, είναι καλλίτερο, και αν τούτο είναι αποδεκτό, η δεύτερη ένεση να γίνεται μετά την πάροδο 30-45 λεπτών, σε σχέση με την πρώτη. Αξιοσημείωτο είναι το γεγονός, ότι χορήγηση μεγάλων δόσεων αδρεναλίνης σε ασθενείς που για θεραπευτικούς λόγους λαμβάνουν β-αποκλειστές πρέπει να αποφεύγεται, επειδή μπορεί να παρατηρηθεί μεγάλη αύξηση της αρτηριακής πίεσης.

Σε περιπτώσεις που απαιτείται στελεχιαία αναισθησία, ο οδοντίατρος θα πρέπει να είναι ιδιαίτερα προσεχτικός ώστε να μην ενέσει το αναισθητικό που περιέχει αδρεναλίνη, ενδοαγγειακά. Για την αποφυγή της ενδοαγγειακής ένεσης, πρέπει να εκτελείται η δοκιμασία αναρρόφησης. Για τους ασθενείς που δέχονται περίθαλψη σε νοσοκομειακό περιβάλλον μπορεί να επιτευχθεί καταστολή-αναλγησία με τη χρήση N_2O-O_2.

Τέλος, θα πρέπει να ελέγχεται μετεγχειρητικά ο πόνος με τη λήψη αναλγητικών φαρμάκων, για όσο χρονικό διάστημα κρίνεται απαραίτητο. Αξιοσημείωτο είναι ότι δεν υπάρχουν κανόνες ή ενδείξεις αποφυγής κάποιας συγκεκριμένης ομάδας αναλγητικών φαρμάκων.

→ Πρέπει να αποφεύγεται η χρησιμοποίηση νημάτων απώθησης ούλων που είναι εμποτισμένα με αδρεναλίνη.

→ Στους ασθενείς που βρίσκονται υπό αντιπηκτική αγωγή, μπορεί να παρατηρηθεί αιμορραγική διάθεση. Πρέπει όμως να τονισθεί ότι κατά κανόνα η αιμορραγία σ' αυτούς τους ασθενείς δεν προβληματίζει ιδιαίτερα. Τα σχετικά με την αιμορραγική διάθεση εξαιτίας της αντιπηκτικής αγωγής, αναφέρθηκαν ήδη στο κεφάλαιο «Ασθενείς με νόσους του αίματος και του λεμφικού συστήματος».

→ Ο μεγαλύτερος κίνδυνος που διατρέχουν οι ασθενείς αυτοί, είναι η εκδήλωση οξείας στηθαγχικής κρίσης, οξέος εμφράγματος του μυοκαρδίου ή επικίνδυνων αρρυθμιών **(Εικ. 32).** Στις περιπτώσεις που

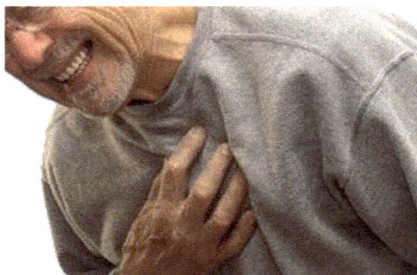

Εικόνα 32. Χαρακτηριστική κλινική εικόνα ασθενούς σε οξεία στηθαγχική κρίση. Στην έκφραση του προσώπου του είναι εμφανής ο έντονος συσφικτικός πόνος.

θα εκδηλωθεί μια τέτοια επιπλοκή, επιβάλλεται η άμεση διακοπή της οδοντιατρικής πράξης, η τοποθέτηση του ασθενή σε ύπτια θέση, η άμεση χορήγηση οξυγόνου και με ρυθμό χορήγησης 5-7 l/λεπτό, και καταπραϋντικών νιτρωδών φαρμάκων σε υπογλώσσια λήψη (π.χ. νιτρογλυκερίνης) **(Εικ. 33).** Η υπογλώσσια λήψη του φαρμάκου γίνεται με τη τοποθέτηση ενός δισκίου, στο έδαφος του στόματος, κάτω από τη γλώσσα. Το δισκίο δεν πρέπει να θρυμματίζεται αλλά πρέπει να αφήνεται να λιώσει. Ταυτόχρονα, πρέπει να ειδοποιηθεί και να προσέλθει επειγόντως ο καρδιολόγος γιατρός, αν αυτός δεν παρευρίσκεται στο χώρο, ή να ειδοποιηθεί και να προσέλθει άμεσα ασθενοφόρο, για τη μεταγωγή του ασθενή σε εφημερεύουσα νοσηλευτική μονάδα, αν η οδοντιατρική πράξη γίνεται εκτός νοσοκομειακού περιβάλλοντος. Ορισμένοι συγγραφείς προτείνουν και την άμεση χορήγηση 325 mg, ασπιρίνης.

Στα νιτρώδη φάρμακα περιλαμβάνονται η νιτρογλυκερίνη (ή τρινιτρική γλυκερίνη), ο δινιτρικός ισοσορβίτης και ο μονονιτρικός ισοσορβίτης. Τα φάρμακα αυτά διαφέρουν μεταξύ τους κυρίως ως προς την ταχύτητα και τη διάρκεια δράσης τους, ανάλογα με τη δραστική ουσία, την οδό χορήγησης και τη φαρμακοτεχνική μορφή. Την ταχύτερη αλλά και βραχύτερη σε χρονική διάρκεια δράση, παρουσιάζει η νιτρογλυκερίνη σε υπογλώσσια χορήγηση.

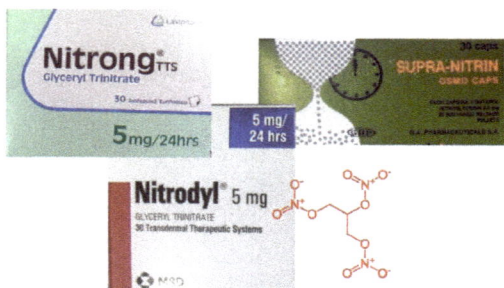

Εικόνα 33. Εμπορικά σκευάσματα νιτρογλυκερίνης (ή τρινιτρικής γλυκερίνης). Τα σκευάσματα Nitrodyl και Supra-Nitrin, περέχουν δισκία, ενώ το Nitrong διαδερμικά έμπλαστρα.

Ο οδοντίατρος που θ' αντιμετωπίσει έναν ασθενή **με ασταθή στηθάγχη** ή έναν ασθενή **με πρόσφατο οξύ έμφραγμα του μυοκαρδίου (έως και 1 μήνα πριν),** πρέπει να γνωρίζει ότι:

→ Οποιαδήποτε επέμβαση πρέπει να αποφευχθεί. Οι μόνες επεμβάσεις που επιβάλλονται σ' αυτούς τους ασθενείς είναι για να ανακουφισθούν από πόνο (τοποθέτηση ευγενολούχου σκευάσματος σε δόντι με πολφίτιδα, και η παροχέτευση πύου σε περίπτωση αποστήματος – αν είναι δυνατόν μέσω των ριζικών σωλήνων) ή για να αντιμετωπισθεί πιθανή αιμορραγία. Στις περιπτώσεις που κρίνεται αναγκαία η εκτέλεση μιας άλλης επείγουσας οδοντιατρικής πράξης, αυτή πρέπει να πραγματοποιείται σε νοσοκομειακό περιβάλλον, με την κάλυψη καρδιολόγου γιατρού.

→ Στους εν λόγω ασθενείς λίγο πριν από την οδοντιατρική πράξη, πρέπει να χορηγούνται καταπραϋντικά νιτρώδη φάρμακα, σε υπογλώσσια λήψη, με τον τρόπο που αναφέρθηκε αμέσως πιο πάνω.

→ Πρέπει να γίνουν όλες οι άλλες ενέργειες που μόλις περιγράφηκαν στα σχετικά με τους ασθενείς με σταθερή στηθάγχη ή ιστορικό παλαιού εμφράγματος.

ΒΑΛΒΙΔΟΠΑΘΕΙΕΣ ΚΑΙ ΛΟΙΜΩΔΗΣ ΕΝΔΟΚΑΡΔΙΤΙΔΑ

Με τον όρο βαλβιδοπάθεια ορίζεται η στένωση ή η ανεπάρκεια των βαλβίδων της καρδιάς (μιτροειδής, τριγλώχινα, αορτική και πνευμονική). Στις βαλβιδοπάθειες συμπεριλαμβάνεται και η πρόπτωση της μιτροειδούς (μια πολύ συχνή οντότητα που εμφανίζεται κυρίως στις γυναίκες) στην οποία, κατά τη φάση της καρδιακής συστολής, συμβαίνει μετατόπιση της μίας ή και των δύο γλωχίνων της μιτροειδούς βαλβίδας μέσα τον αριστερό κόλπο.

Τα αίτια των βαλβιδοπαθειών είναι συγγενή (σπάνια) ή επίκτητα (συνήθη). Ένα από τα πιο συχνά επίκτητα αίτια, στο παρελθόν, ήταν ο ρευματικός πυρετός. Σήμερα όμως, η συχνότητα εμφάνισής του, και κυρίως στις κοινωνικά και οικονομικά ανεπτυγμένες χώρες του κόσμου, έχει μειωθεί σε σημαντικό βαθμό. Ο ρευματικός πυρετός είναι μία συστηματική νόσος, ανοσολογικής αιτιοπαθογένειας, που εκδηλώνεται ως επιπλοκή ύστερα από λοίμωξη των αμυγδαλών και του φάρυγγα, από τον β-αιμολυτικό στρεπτόκοκκο της ομάδας Α *(Streptococcus pyogenes)*. Μία από τις μείζονες κλινικές εκδηλώσεις της εν λόγω νόσου είναι η ανεπάρκεια της μιτροειδούς ή της αορτικής βαλβίδας.

Άλλα επίκτητα αίτια των βαλβιδοπαθειών είναι η στεφανιαία νόσος, τα εμφράγματα του μυοκαρδίου, η λοιμώδης ενδοκαρδίτιδα, η προχωρημένη ηλικία των ασθενών εξαιτίας της οποίας παρατηρούνται εκφυλιστικές αλλοιώσεις, κ.λπ.

Τέλος, στο κεφάλαιο αυτό θα συμπεριληφθούν και τα άτομα στα οποία με χειρουργικές τεχνικές, έγινε αντικατάσταση μιας παθολογικής βαλβίδας από άλλη προσθετική (βιολογική ή μηχανική), και τα άτομα που φέρουν ενδοκαρδιακά βηματοδότες ή απινιδωτές.

Οδοντιατρική πράξη

Ο οδοντίατρος που πρόκειται να εκτελέσει μια οδοντιατρική πράξη, σ' έναν τέτοιο ασθενή, πρέπει να γνωρίζει ότι:

→ Το κύριο πρόβλημα που μπορεί να προκύψει είναι η λοιμώδης εν-δοκαρδίτιδα (Εικ. 34).

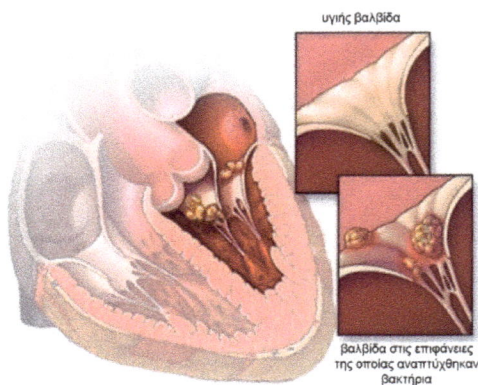

Εικόνα 34. Σχηματική απεικόνιση περίπτωσης βακτηριακής ενδοκαρδίτιδας. Στις λεπτομέρειες απεικονίζονται συγκριτικά: α) φυσιολογική βαλβίδα και β) βαλβίδα η επιφάνεια της οποίας αποικήθηκε από βακτήρια.

Αξιοσημείωτο είναι ότι η θνησιμότητα των ασθενών που εκδηλώνουν λοιμώδη ενδοκαρδίτιδα είναι πολύ υψηλή (περίπου 40% των περιπτώσεων). Η πρόγνωσή της όμως, εξαρτάται από τους παρακάτω παράγοντες: **α)** τον ασθενή, **β)** την οδοντιατρική πράξη, και **γ)** τη λήψη σωστής αντιμικροβιακής χημειοπροφύλαξης.

• Σχετικά με τους ασθενείς, πρέπει να τονισθεί ότι όλοι τους δεν παρουσιάζουν τον ίδιο βαθμό επικινδυνότητας, και γι' αυτό τον λόγο διακρίνονται σε τρεις κατηγορίες, οι οποίες είναι οι: υψηλού, μέσου και χαμηλού κινδύνου.

Υψηλού κινδύνου χαρακτηρίζονται οι ασθενείς που φέρουν προσθετικές βαλβίδες, που έχουν ιστορικό λοιμώδους ενδοκαρδίτιδας (ιδιαίτερα αν η λοίμωξη ήταν πρόσφατη), με συγγενείς καρδιοπάθειες και με επικοινωνίες αγγείων.

Μέσου κινδύνου χαρακτηρίζονται οι ασθενείς: με επίκτητες βαλβιδοπάθειες, με πρόπτωση μιτροειδούς βαλβίδας που συνοδεύεται από ανεπάρκεια ή με πεπαχυμένες γλωχίνες, με δίπτυχη αορτική βαλβίδα, και οι ασθενείς με υπερτροφική μυοκαρδιοπάθεια.

Χαμηλού κινδύνου χαρακτηρίζονται οι ασθενείς με πρόπτωση της μιτροειδούς βαλβίδας χωρίς ανεπάρκεια, με ενδοκαρδιακούς βηματοδότες ή απινιδωτές, που υποβλήθηκαν σε εγχειρήσεις bypass, με μεμονωμένη μεσοκολπική επικοινωνία, και με ιστορικό χειρουργικής διόρθωσης μεσοκοιλιακής επικοινωνίας και βοτάλειου πόρου.

Με βάση τα δεδομένα του σήμερα, και σε αντίθεση με τα δεδομένα του παρελθόντος, αντιμικροβιακή χημειοπροφύλαξη πριν από την εκτέλεση μιας οδοντιατρικής πράξης ενδείκνυται μόνο στους ασθενείς υψηλού κινδύνου.

• Σχετικά με τη οδοντιατρική πράξη, πρέπει να διευκρινιστεί ότι όλες οι πράξεις δεν ενέχουν τον ίδιο βαθμό επικινδυνότητας. Σε γενικές γραμμές, αντιμικροβιακή χημειοπροφύλαξη, απαιτείται σε κάθε χειρουργική πράξη που γίνεται στα ούλα, στην περιακρορριζική περιοχή των δοντιών (π.χ. ακρορριζεκτομή, σχάση υποβλεννογόνιου περιακρορριζικού αποστήματος) ή στο βλεννογόνο (π.χ. βιοψία) και φυσικά θα προκαλέσει αιμορραγία. Αντίθετα, δεν απαιτείται κατά την εκτέλεση τοπικής αναισθησίας σε ιστούς που δε φλεγμαίνουν, κατά την αφαίρεση ραμμάτων, κατά τη λήψη ενδοστοματικών ακτινογραφημάτων, κατά τη λήψη αποτυπωμάτων και τη τοποθέτηση ή την αφαίρεση προσθετικών ή ορθοδοντικών μηχανημάτων. Επίσης, δεν απαιτείται κατά την ανατολή και την απόπτωση δοντιών

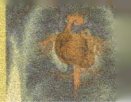

και σε μικρούς τραυματισμούς των χειλέων και του παρειακού βλεννογόνου.

Σε αντίθεση με το παρελθόν, σήμερα θεωρείται ότι οι οδοντιατρικές πράξεις ενοχοποιούνται για την πρόκληση λοιμώδους ενδοκαρδίτιδας σε μικρή ποσοστιαία αναλογία. Η άποψη αυτή υποστηρίζεται από το γεγονός ότι περίπου τα 2/3 των ασθενών που εκδήλωσαν λοιμώδη ενδοκαρδίτιδα, έχουν αρνητικό ιστορικό χειρουργικών ή/και οδοντιατρικών πράξεων.

→ Το αντιμικροβιακό σχήμα που συστήνεται για την πρόληψη της λοιμώδους ενδοκαρδίτιδας, στις περιπτώσεις που επιβάλλεται η χορήγησή του, είναι το παρακάτω:

● Στους ασθενείς που δεν είναι αλλεργικοί στις β-λακτάμες (πενικιλλίνες, κεφαλοσπορίνες) συστήνεται η χορήγηση:

♦ 2 g αμοξυκιλλίνης σε per os λήψη, περίπου 1 ώρα πριν από την οδοντιατρική πράξη. Στα παιδιά, η δόση είναι 50 mg/κιλό βάρος σώματος.

♦ Σε περίπτωση αδυναμίας per os λήψης, χορηγείται ενδομυϊκά ή ενδοφλέβια η αμπικιλλίνη στις ίδιες δόσεις με την αμοξυκιλλίνη, κατά προτίμηση μισή ώρα πριν την οδοντιατρική πράξη. Επίσης, μπορεί να χορηγηθούν κεφαζολίνη ή κεφτριαξόνη σε δόση 1 g και στα παιδιά σε δόση 50mg/κιλό βάρος σώματος.

● Στους ασθενείς που είναι αλλεργικοί στις β-λακτάμες (πενικιλλίνες, κεφαλοσπορίνες) συστήνεται η χορήγηση:

♦ 600 mg κλινταμυκίνης, σε per os λήψη, περίπου 1 ώρα πριν από την οδοντιατρική πράξη. Στα παιδιά η δόση είναι 20 mg/κιλό βάρος σώματος. Επίσης, μπορεί να χορηγηθούν κλαριθρομυκίνη ή αζιθρομυκίνη σε δόση 500 mg, σε per os λήψη, περίπου 1 ώρα πριν από την οδοντιατρική πράξη. Στα παιδιά η δόση είναι 15 mg/κιλό βάρος σώματος.

♦ Σε περίπτωση αδυναμίας per os λήψης, χορηγείται ενδομυϊκά ή ενδοφλέβια κλινταμυκίνη στις ίδιες δόσεις που αναφέρθηκαν λίγο πιο πάνω, κατά προτίμηση μισή ώρα πριν την οδοντιατρική πράξη.

Πρέπει να διευκρινιστεί, ότι ασθενείς που αναφέρουν αλλεργία στην πενικιλλίνη, σε ποσοστιαία αναλογία περίπου 10%, παρουσιάζουν διασταυρούμενη αλλεργία και προς τις κεφαλοσπορίνες. Ως εκ τούτου στις περιπτώσεις που οι ασθενείς δηλώνουν αλλεργία στην πενικιλλίνη ή στις κεφαλοσπορίνες, είναι σωστό να αποφεύγεται η χορήγηση οποιασδήποτε β-λακτάμης.

Σε κάθε περίπτωση που η διάρκεια της οδοντιατρικής πράξης είναι πολύ μεγάλη (π.χ. σε γναθοχειρουργική επέμβαση), απαιτείται η ελάχιστη ανασταλτική πυκνότητα (MIC) του φαρμάκου στο αίμα να παραμένει σε ψηλά επίπεδα για μεγάλο χρονικό διάστημα. Για την επιτυχία αυτού του στόχου, σε κάποιες περιπτώσεις συνιστάται η χορήγηση μιας επιπλέον δόσης του αντιμικροβιακού χημειοθεραπευτικού φαρμάκου που χορηγήθηκε πριν από την επέμβαση, σε χρόνο που αποφασίζει ο οδοντίατρος και ο οποίος συνήθως είναι 6 ώρες μετά τη χορήγηση της πρώτης δόσης. Σε εξαιρετικά λίγες περιπτώσεις ίσως απαιτηθεί σε απώτερο χρονικό διάστημα, η χορήγηση και τρίτης δόσης.

Επίσης, σωστό είναι ο ασθενής πριν την εκτέλεση της οδοντιατρικής πράξης να κάνει στοματόπλυση με χλωρεξιδίνη ή άλλο αντισηπτικό διάλυμα, έτσι ώστε να μειωθεί ο αριθμός των βακτηρίων της χλωρίδας του στόματος.

Όμως, σύμφωνα με την άποψη που επικρατεί σήμερα, ένα πολύ μικρό ποσοστό περιπτώσεων λοιμώδους ενδοκαρδίτιδας που αποδίδεται σε οδοντιατρικές πράξεις, μπορεί να προληφθεί με την αντιμικροβιακή χημειοπροφύλαξη. Αντίθετα, η πλειονότητα των περιπτώσεων λοιμώδους ενδοκαρδίτιδας αποδίδεται σε μικροβιαιμία που προέρχεται από καθημερινές πρακτικές, όπως π.χ. από το βούρτσισμα των δοντιών. Έτσι, η καθημερινή φροντίδα της στοματικής υγιεινής και η διατήρηση καλής στοματικής υγείας, θεωρείται πολύ πιο αποτελεσματική από την περιστασιακή χορήγηση αντιμικροβιακής χημειοπροφύλαξης.

→ Στους ασθενείς που φέρουν ενδοκαρδιακούς βηματοδότες, η χρησιμοποίηση ηλεκτρικού εξοπλισμού (π.χ. ηλεκτροτόμων, υπέρηχων, ηλεκτρικοί πολφοδοκιμαστήρες, κ.λπ.) καλό είναι να αποφεύγεται επειδή υπάρχει ο κίνδυνος ηλεκτρομαγνητικής παρεμβολής στη λειτουργία του βηματοδότη. Πρέπει βέβαια να τονιστεί, ότι ο εν λόγω κίνδυνος για τους σύγχρονους βηματοδότες είναι εξαιρετικά περιορισμένος αν όχι ανύπαρκτος.

ΣΥΓΓΕΝΕΙΣ ΚΑΡΔΙΟΠΑΘΕΙΕΣ

Συγγενείς καρδιοπάθειες χαρακτηρίζονται οι δυσπλαστικές ανωμαλίες της καρδιάς και των μεγάλων αγγείων που αναπτύσσονται κατά τη διάρκεια της εμβρυϊκής ηλικίας.

Οι συγγενείς καρδιοπάθειες σε κλινικό επίπεδο διακρίνονται στις ακυανωτικές και κυανωτικές. Οι ακυανωτικές χαρακτηρίζονται από το φυσιολογικό χρώμα του δέρματος και των βλεννογόνων των ασθενών. Αντίθετα, οι κυανωτικές χαρακτηρίζονται από το κυανό χρώμα του δέρματος και των βλεννογόνων. Η κυάνωση είναι ιδιαίτερα εμφανής στα χείλη των ασθενών (Εικ. 35α, β).

Οι πιο συχνές ακυανωτικές συγγενείς καρδιοπάθειες είναι: η μεσοκολπική επικοινωνία (10-15% του συνόλου των συγγενών καρδιοπαθειών), η μεσοκοιλιακή επικοινωνία (10% του συνόλου των συγγενών καρδιοπαθειών), και ο ανοικτός βοτάλειος (ή αρτηριακός) πόρος. Οι πιο συχνές κυανωτικές είναι: η στένωση της πνευμονικής βαλβίδας, η στένωση της αορτικής βαλβίδας, η τετραλογία του Fallot, η μετάθεση των μεγάλων αρτηριών, η μονήρης κοιλία, κ.ά.

Οδοντιατρική πράξη

Ο οδοντίατρος που θα αναλάβει τη χορήγηση οδοντιατρικής περίθαλψης σε έναν ασθενή με συγγενή καρδιοπάθεια, θα πρέπει να σταθμίσει την περίπτωση και να αποφασίσει αν οι οδοντιατρικές πράξεις θα πρέπει να γίνουν σε νοσοκομειακό περιβάλλον ή σε εξωτερικό ιατρείο. Σε γενικές γραμμές, ο οδοντίατρος, πρέπει να γνωρίζει ότι:

→ Το κύριο πρόβλημα που μπορεί να προκύψει είναι η λοιμώδης ενδοκαρδίτιδα. Έχει ήδη αναφερθεί ότι οι ασθενείς με συγγενείς καρδιοπάθειες κατατάσσονται στους ασθενείς υψηλού κινδύνου για ανάπτυξη λοιμώδους ενδοκαρδίτιδας. Για παράδειγμα αναφέρεται ότι στις περιπτώσεις μεσοκοιλια-

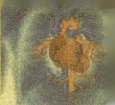

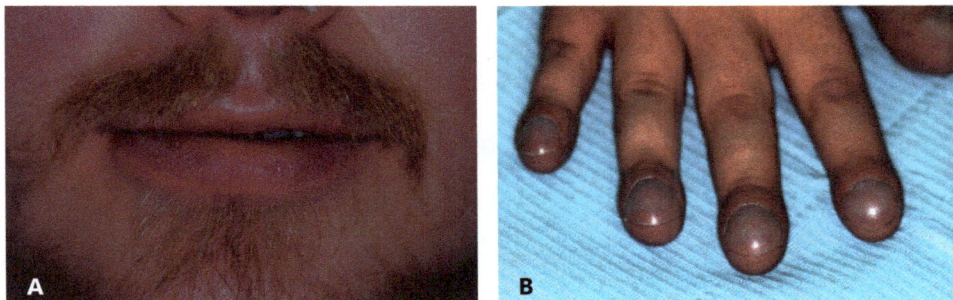

Εικόνες 35α, β. Κλινικές εικόνες ασθενούς που πάσχει από κυανωτική καρδιο-πάθεια (μονήρη κοιλία). Στην εικόνα α, είναι εμφανής η κυανωτική απόχρωση του δέρματος και των ερυθρών κρασπέδων των χειλέων και στην εικόνα β, η πληκτρο-δακτυλία. Με τον όρο πληκτροδακτυλία περιγράφεται η διόγκωση των ονυχοφόρων φαλάγγων των δακτύλων (άνω και κάτω άκρων) που συνοδεύεται και από κύρτω-ση των ονύχων. Η πληκτροδακτυλία εμφανίζεται σε νόσους του κυκλοφοριακού, του αναπνευστικού, του ήπατος, κ.λπ.

κής επικοινωνίας ο ετήσιος κίνδυνος ανάπτυξης λοιμώδους ενδοκαρδίτιδας σε ποσοστιαία αναλογία ανέρχεται περίπου στο 0,2% των περιπτώσεων. Όμως, ο κίνδυνος αυξάνεται σε μεγάλο βαθμό κατά τη διάρκεια οδοντιατρικών πράξε-ων. Μετά τη σύγκλειση της επικοινωνίας ο κίνδυνος μειώνεται σε σημαντικό βαθμό, χωρίς όμως να εξαλειφθεί. Αξιοσημείωτο είναι το γεγονός ότι οι ασθε-νείς που έχουν υποστεί χειρουργική σύγκλειση της επικοινωνίας, αν χρειασθεί να υποβληθούν σε οδοντιατρικές πράξεις μέσα στο πρώτο 3μηνο από τη χρο-νική στιγμή της χειρουργικής επέμβασης, είναι πάρα πολύ ευάλωτοι στην ανά-πτυξη λοιμώδους ενδοκαρδίτιδας. Η αντιμετώπιση εκ μέρους του οδοντιάτρου, των εν λόγω ασθενών γίνεται όπως ακριβώς αναφέρθηκε λίγο πιο πάνω στο κεφάλαιο «Βαλβιδοπάθειες και λοιμώδης ενδοκαρδίτιδα».

Η λοιμώδης ενδοκαρδίτιδα δεν είναι η μόνη λοίμωξη που μπορεί να εκδη-λωθεί σε ασθενείς με συγγενείς καρδιοπάθειες. Σήμερα θεωρείται τεκμηριωμένη επιπλοκή η ανάπτυξη και εγκεφαλικών αποστημάτων και λοιμώξεων του αναπνευ-στικού, εξαιτίας ύπαρξης εστιακής λοίμωξης που εντοπίζεται στη στοματική κοι-λότητα. Οι λοιμογόνοι παράγοντες που εισέρχονται στην κυκλοφορία, μπορούν να ενοφθαλμιστούν σε σημεία του εγκεφάλου ή του πνευμονικού παρεγχύματος, κα-θώς περνούν δια μέσου των επικοινωνιών εξαιτίας της διπλής κατεύθυνσης ροής. Το γεγονός αυτό, επιβάλλει την άμεση και αποτελεσματική αντιμετώπιση κάθε πιθα-νής προϋπάρχουσας εγκατεστημένης εστιακής ή συστηματικής λοίμωξης, πριν από την εκτέλεση των οδοντιατρικών πράξεων.

→ Οι ασθενείς με συγγενείς καρδιοπάθειες μπορεί να επιπλεχθούν με θρομβώσεις. Παραδόξως όμως, σε ασθενείς στους οποίους σημειώνονται συ-χνά θρομβώσεις, παρατηρούνται και διαταραχές στον πηκτικό τους μηχανισμό. Έτσι, μπορεί να παρατηρηθούν και διαταραχές στη λειτουργικότητα των αιμο-πεταλίων ή/και ποσοτική μείωση των παραγόντων πήξης. Εξαιτίας αφενός αυ-τού του γεγονότος και αφετέρου επειδή κάποιοι από τους ασθενείς λαμβάνουν αντιπηκτική αγωγή, μπορεί να παρατηρηθεί και αιμορραγική διάθεση. Τα σχετικά με την αντιμετώπιση ασθενών με αιμορραγική διάθεση αναφέρθηκαν ήδη στο κεφάλαιο «Ασθενείς με νόσους του αίματος και του λεμφικού συστήματος».

→ Τέλος, μπορεί να εκδηλωθούν και αρρυθμίες, για τις οποίες ο τρόπος αντιμετώπισής τους περιγράφεται αμέσως μετά, στο κεφάλαιο «Αρρυθμίες».

ΑΡΡΥΘΜΙΕΣ

Με τον όρο αρρυθμίες αναφέρονται οι διαταραχές της ηλεκτρικής δραστηριότητας της καρδιάς. Υπενθυμίζεται ότι η φυσιολογική καρδιακή συχνότητα κυμαίνεται από 60 έως 100 σφίξεις/1 λεπτό της ώρας. Όταν η καρδιακή συχνότητα είναι <60 σφίξεις/1 λεπτό, υφίσταται βραδυκαρδία και όταν είναι >100 σφύξεις/1 λεπτό υφίσταται ταχυκαρδία.

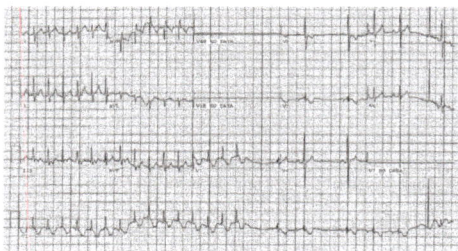

Τα αίτια των αρρυθμιών διακρίνονται σε καρδιακά, όπως π.χ. οι βαλβιδοπάθειες, η στεφανιαία νόσος, κ.ά. και εξωκαρδιακά όπως π.χ. ο σακχαρώδης διαβήτης, διάφορες παθήσεις των ενδοκρινών αδένων (π.χ. υπερθυρεοειδισμός ή υποθυρεοειδισμός), η λήψη κάποιων φαρμάκων ή άλλων διεγερτικών ουσιών, όπως π.χ. η καφεΐνη, η αλκοόλη, η νικοτίνη, κ.ά.

Μία αρρυθμία μπορεί να είναι:
- **τελείως ακίνδυνη** (π.χ. έκτακτος παλμός σε άτομο χωρίς καρδιοαγγειακή νόσο),
- **επικίνδυνη** για τη ζωή του ασθενή (π.χ. κοιλιακή μαρμαρυγή, κολποκοιλιακός αποκλεισμός), ή
- **δυνητικά επικίνδυνη** (π.χ. μη εμμένουσες ταχυκαρδίες), και οι οποίες κατά κανόνα απαντούν σε ασθενείς με ανατομικές βλάβες στην καρδιά.

Τέλος διακρίνονται σε υπερκοιλιακές και κοιλιακές ανάλογα με το αν ο έκτακτος κόμβος βρίσκεται πάνω ή κάτω από τον κολποκοιλιακό κόμβο.

Οδοντιατρική πράξη

Οι ασθενείς με επικίνδυνες αρρυθμίες, πρέπει να δέχονται οδοντιατρική περίθαλψη σε νοσοκομειακό περιβάλλον, ενώ οι ασθενείς με ακίνδυνες αρρυθμίες μπορούν να δεχθούν περίθαλψη σε εξωτερικά ιατρεία. Ιδιαίτερη προσοχή για να ληφθεί η σχετική απόφαση χρειάζεται για τους ασθενείς με δυνητικά επικίνδυνες αρρυθμίες. Στις περιπτώσεις αυτές είναι σημαντική η γνωμοδότηση καρδιολόγου γιατρού.

Ο οδοντίατρος που πρόκειται να εκτελέσει μια οδοντιατρική πράξη, σε ασθενείς **με επικίνδυνες ή δυνητικά επικίνδυνες αρρυθμίες,** πρέπει να γνωρίζει ότι:

→ Είναι σημαντικό ο ασθενής να μη διακατέχεται από άγχος. Για την επιτυχία αυτού του στόχου, ο ασθενής πρέπει να κάθεται σε αναπαυτική

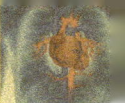

θέση και κατά τη διάρκεια της οδοντιατρικής συνεδρίας, δεν πρέπει να υπόκειται σε συχνές και γρήγορες αλλαγές της θέσης του. Επίσης, πρέπει πριν, αλλά και κατά τη διάρκεια της οδοντιατρικής πράξης, ο οδοντίατρος να ενθαρρύνει και να καθησυχάζει τον ασθενή, σχετικά με την πρόοδο της οδοντιατρικής πράξης. Τέλος, συστήνεται και η per os λήψη ηρεμιστικού-αγχολυτικού (συνήθως μιας βενζοδιαζεπίνης ταχείας δράσης, όπως π.χ. της λοραζεπάμης σε δόση 1-4 mg ή της διαζεπάμης σε δόση 2-10 mg) από την προηγούμενη νύχτα, καθώς και περίπου 1 ώρα πριν από την εκτέλεση της οδοντιατρικής πράξης.

→ Πριν την επέμβαση, πρέπει να μετριέται η αρτηριακή πίεση του ασθενή. Για την εκτέλεση της οδοντιατρικής πράξης, πρέπει η αρτηριακή πίεση να κυμαίνεται εντός των επιτρεπτών ορίων (τα σχετικά περιγράφονται στο κεφάλαιο «Αρτηριακή υπέρταση»).

→ Πρέπει ο ασθενής κατά τη διάρκεια της οδοντιατρικής συνεδρίας, αλλά και μετά από αυτή, να μην πονά. Στα πλαίσια αυτού του κανόνα, επιβάλλεται η αναισθησία να έχει βάθος. Καλό είναι να αποφεύγονται αναισθητικά που περιέχουν αδρεναλίνη, ιδιαίτερα σε ασθενείς που για θεραπευτικούς λόγους λαμβάνουν διγοξίνη. Τούτο επειδή ο συνδυασμός αδρεναλίνης-διγοξίνης ενοχοποιείται για την εκδήλωση αρρυθμιών. Όταν η χορήγηση αδρεναλίνης κρίνεται αναγκαία, θεωρείται αποδεκτή η χρήση δύο φυσίγγων αναισθητικού που περιέχουν αδρεναλίνη σε πυκνότητα 1/100.000 (0,036 mg). Στις περιπτώσεις που κρίνεται αναγκαίο, μπορεί να χρησιμοποιηθούν περισσότερες φύσιγγες, αλλά αυξάνεται ο κίνδυνος εκδήλωσης επιπλοκών. Όταν γίνεται στελεχιαία αναισθησία, απαιτείται προσοχή ώστε να μην ενεθεί το αναισθητικό που περιέχει την αδρεναλίνη, ενδοαγγειακά. Εξαιτίας αυτού του γεγονότος, πριν την ένεση του αναισθητικού, κρίνεται απαραίτητη η εκτέλεση της δοκιμασίας αναρρόφησης. Για τους ασθενείς που δέχονται περίθαλψη σε νοσοκομειακό περιβάλλον είναι επιτρεπτή η καταστολή-αναλγησία με τη χρήση N_2O-O_2.

Τέλος, θα πρέπει να ελέγχεται μετεγχειρητικά ο πόνος με τη λήψη αναλγητικών φαρμάκων, για όσο χρονικό διάστημα κρίνεται απαραίτητο. Αξιοσημείωτο είναι ότι δεν υπάρχουν κανόνες ή ενδείξεις αποφυγής κάποιας συγκεκριμένης ομάδας αναλγητικών φαρμάκων.

→ Στους ασθενείς που βρίσκονται υπό αντιπηκτική αγωγή, μπορεί να παρατηρηθεί αιμορραγική διάθεση. Κατά κανόνα η αιμορραγία σ' αυτούς τους ασθενείς, και ιδιαίτερα στις μικρές χειρουργικές πράξεις, δεν προβληματίζει. Τα σχετικά με την αιμορραγική διάθεση εξαιτίας της αντιπηκτικής αγωγής, αναφέρθηκαν ήδη στο κεφάλαιο «Ασθενείς με νόσους του αίματος και του λεμφικού συστήματος».

Σε περιπτώσεις που θα γίνει μεγάλη χειρουργική πράξη πρέπει να γίνει συρραφή του τραύματος. Επίσης, μπορεί να χρησιμοποιηθούν αιμοστατικές αυτοαπορροφήσιμες ουσίες (σπόγγοι ινικής, σπόγγοι ζελατίνης, θρομβίνη, κ.ά.) ή/και συγκολλητική ουσία ινώδους (Beriplast®) ή/και γάζα από αυτοαπορροφήσιμη οξειδωθείσα κυτταρίνη (γάζα Surgicel®).

ΑΡΤΗΡΙΑΚΗ ΥΠΕΡΤΑΣΗ

Αρτηριακή υπέρταση χαρακτηρίζεται η εμμένουσα αύξηση της συστολικής ή/και διαστολικής πίεσης σε επίπεδα ψηλότερα των φυσιολογικών Κρίνεται σκόπιμο να διευκρινιστεί, ότι όταν οι τιμές της αρτηριακής πίεσης δε βρίσκονται μόνιμα υψηλές αλλά παρουσιάζουν μεγάλη μεταβλητότητα, δεν τίθεται η διάγνωση πραγματικής νόσου. Επειδή η αύξηση των τιμών της αρτηριακής πίεσης σχετίζεται με τη διέγερση του συμπαθητικού νευρικού συστήματος, είναι φυσικό τα επίπεδα των τιμών της αρτηριακής πίεσης να μεταβάλλονται με την επίδραση διαφόρων παραγόντων. Είναι χαρακτηριστικό ότι στην ιατρική ορολογία χρησιμοποιείται ο όρος «μεταβλητότητα λευκής μπλούζας». Η μεταβλητότητα λευκής μπλούζας οφείλεται στο άγχος που αισθάνονται πολλοί ασθενείς όταν έρχονται σε επαφή με γιατρούς, με αποτέλεσμα την αύξηση της αρτηριακής πίεσής τους.

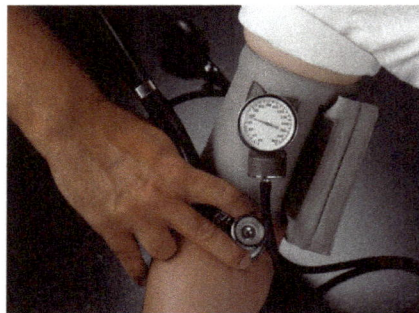

Ανάλογα με το αίτιο, η αρτηριακή πίεση διακρίνεται: σε ιδιοπαθή (ή πρωτοπαθή) και δευτεροπαθή. Η δευτεροπαθής ουσιαστικά αποτελεί σημειολογία μιας άλλης υποκείμενης νόσου (π.χ. νεφροπάθειας, ενδοκρινοπάθειας, κ.λπ.).

Με βάση τα κριτήρια που ορίστηκαν το 2007, και αναθεωρήθηκαν το 2009, από την Ευρωπαϊκή Εταιρεία Υπέρτασης (ESH) και την Ευρωπαϊκή Καρδιολογική Εταιρεία (ESC), η ταξινόμηση των επιπέδων της αρτηριακής πίεσης στους ενήλικες, δίνεται στον πίνακα 6.

Πίνακας 6. Ορισμοί και ταξινόμηση επιπέδων της αρτηριακής πίεσης ενηλίκων.

Κατηγορία	Συστολική		Διαστολική
Ιδανική	<120	και	<80
Φυσιολογική	120-129	ή/και	80-89
Υψηλή φυσιολογική	130-139	ή/και	85-89
Υπέρταση			
Στάδιο 1	140-159	ή/και	90-99
Στάδιο 2	160-179	ή/και	100-109
Στάδιο 3	≥180	ή/και	≥110
Μεμονωμένη συστολική	≥140	και	<90

Η αρτηριακή υπέρταση, αποτελεί έναν από τους κύριους προδιαθεσικούς παράγοντες για την εκδήλωση ή τη δυσμενή εξέλιξη της στηθάγχης και της καρδι-

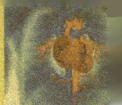

αγγειακής νόσου, των αγγειακών εγκεφαλικών επεισοδίων, των αρτηριακών ανευ-
ρυσμάτων, της χρόνιας νεφρικής ανεπάρκειας, κ.ά.

Φυσικά, η επικινδυνότητα της νόσου δεν είναι η ίδια σε όλες τις περιπτώσεις,
αλλά διαφοροποιείται από περίπτωση σε περίπτωση. Παράγοντες που επηρεάζουν
δυσμενώς την πρόγνωση είναι: η προχωρημένη ηλικία του ασθενή, το κάπνισμα, η
δισλιπιδαιμία, η παχυσαρκία, η κληρονομικότητα, η ύπαρξη υποκλινικής οργανικής
βλάβης, ο σακχαρώδης διαβήτης, η εγκατεστημένη καρδιακή ή νεφρική νόσος, κ.ά.

Ασθενείς **υψηλού και πολύ υψηλού κινδύνου** χαρακτηρίζονται άτομα με:
συστολική πίεση >160 mm Hg και χαμηλή διαστολική <70 mm Hg, ή συστολική πί-
εση >180 mmHg και διαστολική >110 mm Hg, με υποκείμενο σακχαρώδη διαβήτη,
εγκατεστημένη καρδιακή ή νεφρική νόσο, υποκλινική βλάβη οργάνων (π.χ. ύπαρξη
αθηρωματικής πλάκας στις καρωτίδες, υπερτροφία αριστερής κοιλίας, μέτρια αύ-
ξηση κρεατινίνης στον ορό, κ.ά.), κλπ.

Η εκτίμηση του καρδιαγγειακού κινδύνου σε σχέση με την αρτηριακή πίεση
δίδεται στον **πίνακα 7.**

Πίνακας 7. Η εκτίμηση του καρδιαγγειακού κινδύνου σε σχέση με την αρ-
τηριακή πίεση.

Παράγοντες κινδύνου	Φυσιολογική πίεση	Υπέρταση 1ου σταδίου	Υπέρταση 2ου σταδίου	Υπέρταση 3ου σταδίου
Κανένας	Μέσος κίνδυνος	Χαμηλός προστιθέμενος κίνδυνος	Μέτριος προστιθέμενος κίνδυνος	Υψηλός προστιθέμενος κίνδυνος
1-2 παράγοντες	Χαμηλός προστιθέμενος κίνδυνος	Μέτριος προστιθέμενος κίνδυνος	Μέτριος προστιθέμενος κίνδυνος	Πολύ υψηλός προστιθέμενος κίνδυνος
3 ή περισσότεροι, σακχαρώδης διαβήτης	Υψηλός προστιθέμενος κίνδυνος	Υψηλός προστιθέμενος κίνδυνος	Υψηλός προστιθέμενος κίνδυνος	Πολύ υψηλός προστιθέμενος κίνδυνος
Εγκατεστημένη καρδιαγγειακή ή νεφρική νόσος	Πολύ υψηλός προστιθέμενος κίνδυνος	Πολύ υψηλός προστιθέμενος κίνδυνος	Πολύ υψηλός προστιθέμενος κίνδυνος	Πολύ υψηλός προστιθέμενος κίνδυνος

Οδοντιατρική πράξη

Ο οδοντίατρος που πρόκειται να εκτελέσει μια οδοντιατρική πράξη, σε ασθενείς με
υπέρταση, πρέπει να γνωρίζει ότι:

→ Την ημέρα της επέμβασης δεν πρέπει να διακόπτεται η αντιυ-
περτασική αγωγή του ασθενή. Αντίθετα, κάθε οδοντιατρική πράξη πρέπει να
γίνεται αφού ο ασθενής έχει λάβει τα φάρμακά του.

→ Η μέτρηση της αρτηριακής πίεσης είναι απαραίτητη πράξη, πριν την έναρξη της οδοντιατρικής συνεδρίας. Ασθενείς με συστολική πίεση <180 mm Hg και διαστολική <110 mm Hg μπορεί να αντιμετωπισθούν. Σε ασθενείς με πίεση υψηλότερη από αυτές τις τιμές, σωστό είναι η αναβολή των οδοντιατρικών πράξεων, μέχρι τη μείωση των τιμών της πίεσης **(Εικ. 36)**. Σε επείγουσες περιπτώσεις, οι οδοντιατρικές πράξεις πρέπει να περιορίζονται στις απολύτως απαραίτητες και να προτιμώνται οι συντηρητικές θεραπείες (τοποθέτηση ευγενολούχου σκευάσματος σε ανοιχτή οδοντική κοιλότητα για ανακούφιση από τον πόνο, παροχέτευση πύου -κατά προτίμηση δια μέσου των ριζικών σωλήνων, και αντιμετώπιση αιμορραγίας).

συστολική >180 mmHg
διαστολική >110 mmHg

Εικόνα 36. Η εκτέλεση οδοντιατρικών πράξεων σε ασθενείς με συστολική πίεση >180 mm Hg ή συστολική πίεση >110 mm Hg, περικλείει κινδύνους, και ως εκ τούτου πρέπει να αποφεύγεται.

→ Είναι σημαντικό ο ασθενής να μη διακατέχεται από άγχος. Για την επιτυχία αυτού του στόχου, ο ασθενής πρέπει να κάθεται σε αναπαυτική θέση, να αποφεύγονται κατά τη διάρκεια της συνεδρίας, οι συχνές και γρήγορες εναλλαγές της θέσης του, να φορά ευρύχωρα ρούχα και τα διάφορα ενδυματολογικά εξαρτήματα (π.χ. γραβάτα, ζώνη, στηθόδεσμος, κ.λπ.) να μην ασκούν σωματική πίεση. Επίσης, πρέπει πριν, και κατά τη διάρκεια της οδοντιατρικής πράξης, ο οδοντίατρος να ενθαρρύνει και να καθησυχάζει τον ασθενή, σχετικά με την πρόοδο της οδοντιατρικής πράξης. Σε επιλεγμένες περιπτώσεις, μπορεί πριν την επέμβαση να χορηγηθούν σε per os λήψη, ηρεμιστικά-αγχολυτικά (συνήθως μιας βενζοδιαζεπίνης ταχείας δράσης, όπως π.χ. της λοραζεπάμης σε δόση 1-4 mg ή της διαζεπάμης σε δόση 5-10 mg) και μετά την πάροδο 20-30 λεπτών της ώρας να ξαναμετρηθεί η αρτηριακή πίεση. Εφόσον επιτευχθεί πτώση, η επέμβαση μπορεί να πραγματοποιηθεί.

→ Επιβάλλεται ο ασθενής να μην πονά. Στα πλαίσια αυτού του κανόνα, πρέπει η αναισθησία να έχει βάθος. Καλό είναι να αποφεύγονται αναισθητικά που περιέχουν αδρεναλίνη. Όμως, όταν η χορήγηση αδρεναλίνης κρίνεται αναγκαία, θεωρείται αποδεκτή η χρήση μιας ή το πολύ δύο φυσίγγων που περιέχουν αδρεναλίνη σε πυκνότητα 1/100.000. Σε περίπτωση ανάγκης χορήγησης δύο τέτοιων φυσίγγων, είναι καλλίτερα (αν τούτο είναι αποδεκτό), η δεύτερη φύσιγγα να χρησιμοποιείται μετά από πάροδο 30-45 λεπτών της ώρας. Η χρήση περισσότερων των δύο φυσίγγων, πρέπει να αποφεύγεται. Σε περιπτώσεις που απαιτείται στελεχιαία αναισθησία, ο οδοντίατρος θα πρέπει να είναι ιδιαίτερα προσεχτικός ώστε να μην ενέσει το αναισθητικό που περιέχει αδρεναλίνη, ενδοαγγειακά. Εξαιτίας αυτού του γεγονότος, πριν την ένεση του αναισθητικού, είναι επιβεβλημένο να γίνεται η δοκιμασία αναρρόφησης.

Τέλος, ο πόνος θα πρέπει να ελέγχεται και μετεγχειρητικά, με τη χορήγηση μη στεροειδών αντιφλεγμονωδών φαρμάκων. Όμως πρέπει να αποφεύγεται η χο-

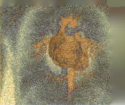

ρήγησή τους για χρονικό διάστημα μεγαλύτερο των 2 εβδομάδων. Τούτο, επειδή κάποια από αυτά παρουσιάζουν αλληλοεπίδραση με αντιπερτασικά φάρμακα και μπορεί να μειώσουν την αποτελεσματικότητα των αντιυπερτασικών φαρμάκων που λαμβάνει ο ασθενής.

→ Σε περιπτώσεις κατασκευής ακίνητων προσθετικών εργασιών ή εμφράξεων με υποουλικά όρια, πρέπει να αποφεύγεται η χρησιμοποίηση, νημάτων απώθησης των ούλων που είναι εμποτισμένα με αδρεναλίνη.

→ Αν απαιτείται η λήψη αντιμικροβιακής χημειοθεραπείας, θα πρέπει να αποφεύγεται η λήψη ορισμένων μακρολιδών (ερυθρομυκίνης και κλαριθρομυκίνης) επειδή μειώνουν την αντιυπερτασική δράση των αναστολέων διαύλων ασβεστίου, φάρμακα που συχνά παίρνουν οι υπερτασικοί ασθενείς. Αξιοσημείωτο όμως είναι ότι αζιθρομυκίνη (που είναι επίσης μία μακρολίδη), δεν παρουσιάζει ανταγωνιστική δράση προς τους αναστολείς διαύλων ασβεστίου.

Οι αναστολείς διαύλων ασβεστίου, αναφέρονται και ως ανταγωνιστές ασβεστίου. Τα εν λόγω φάρμακα δρουν στον καρδιακό μυ και στις λείες μυϊκές ίνες των αγγείων. Στα αγγεία προκαλούν αγγειοδιαστολή και μ' αυτό τον τρόπο μειώνουν την αρτηριακή πίεση. Εκτός της αντιυπερτασικής, παρουσιάζουν και αντιαρρυθμική και αντιστηθαγχική δράση. Στους αναστολείς διαύλων ασβεστίου περιλαμβάνεται ένας μεγάλος αριθμός φαρμάκων, το σύνολο των οποίων διακρίνεται σε τρεις κατηγορίες που είναι: α) οι φαινυκυλαμίνες με κύριο εκπρόσωπο τη βεραπαμίλη, β) οι βενζοδιαζεπίνες με κύριο εκπρόσωπο τη διλτιαζέμη, και γ) τα παράγωγα της διυδροπυριδίνης (νιφεδιπίνη, νικαρδιπίνη, βαρνιδιπίνη, φελοδιπίνη, κ.ά.).

→ Σε εκδήλωση υπερτασικής κρίσης, πρέπει να αποφεύγεται η ταχύτατη πτώση της πίεσης επειδή προκαλείται ισχαιμία σε ζωτικά όργανα όπως είναι η καρδιά και ο εγκέφαλος. Σήμερα, και σε αντίθεση με το παρελθόν δε συνιστάται η χορήγηση νιφεδιπίνης, που οδηγεί σε μη ελεγχόμενη πτώση της αρτηριακής πίεσης και η οποία ενοχοποιείται για αιφνίδια εμφράγματα του μυοκαρδίου ακόμη και για θανάτους. Αντίθετα, θεωρείται αποδεκτή η per os ή η υπογλώσσια χορήγηση καπτοπρίλης, σε δόση 12,5- 25 mg, αν και ορισμένοι αμφισβητούν τη χορήγηση και αυτού του φαρμάκου. Τα αποτελέσματα της δράσης της καπτοπρίλης, εμφανίζονται στα επόμενα 10-30 λεπτά της ώρας **(Εικ. 37).**

Πρέπει να τονισθεί ιδιαίτερα, ότι δεν πρέπει να χαρακτηρίζονται ως υπερτασικές κρίσεις, οι μεταβολές της αρτηριακής πίεσης κατά τις οποίες η διαστολική πίεση δεν αυξάνεται κατά 30 mm Hg και δεν παρατηρούνται σημεία και συμπτώματα από τα όργανα στόχους. Οι εν λόγω περιπτώσεις χαρακτηρίζονται ως «αιχμές υπέρτασης» και για την αντιμετώπισή τους ενδείκνυται και πάλι η χορήγηση καπτοπρίλης.

Εικόνα 37. Εμπορικό σκεύασμα καπτοπρίλης.

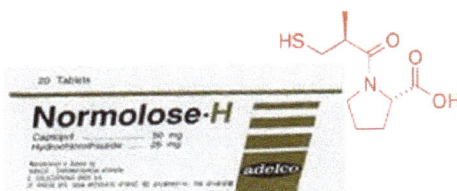

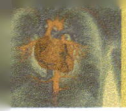

Τέλος, θεωρείται απαραίτητη η επείγουσα κλίση ειδικού γιατρού, αν αυτός δεν παρευρίσκεται στον χώρο, ή η άμεση κλίση ασθενοφόρου και μεταγωγή του ασθενή σε εφημερεύουσα νοσηλευτική μονάδα, αν η οδοντιατρική πράξη και παρ' όλες τις υποδείξεις, γίνεται εκτός νοσοκομειακού περιβάλλοντος.

Η καπτοπρίλη ανήκει στους ανταγωνιστές του μεταρεπτικού ενζύμου της αγγειοτασίνης I. Η καπτοπρίλη αφενός παρουσιάζει αντιυπερτασική δράση και αφετέρου βελτιώνει την καρδιακή λειτουργία.

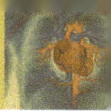

3° Ανακεφαλαιωτικό QUIZ:

1. Κατά την αξιολόγηση των ασθενών με χρόνια καρδιακή ανεπάρκεια, ποιοι από τους ασθενείς κατατάσσονται στο στάδιο III;
α. ασθενείς που εκδηλώνουν συμπτωματολογία στη συνήθη δραστηριότητα
β. ασθενείς που εκδηλώνουν συμπτωματολογία σε μικρότερη από τη συνήθη δραστηριότητα
γ. ασθενείς που εκδηλώνουν συμπτωματολογία ακόμα και στην πιο μικρή δραστηριότητα

2. Ποια είναι η συνήθης δόση λοραζεπάμης που μπορεί να χορηγηθεί πριν την εκτέλεση οδοντιατρικών πράξεων, σε ασθενείς με καρδιακή ανεπάρκεια, οι οποίοι διακατέχονται από έντονο άγχος και φοβία;
α. 1-4 mg
β. 2-10 mg
γ. 10-20 mg

3. Ποια είναι η προτιμητέα θέση στην οδοντιατρική έδρα που πρέπει να τοποθετείται ένας ασθενής με υποκείμενη καρδιακή ανεπάρκεια;
α. κάθετη
β. κάθετη με μικρή κλίση προς τα πίσω
γ. ύπτια

4. Για ποιον λόγο σε ασθενείς με καρδιακή ανεπάρκεια που για θεραπευτικούς λόγους λαμβάνουν διγοξίνη, αντενδείκνυται η χρήση αναισθητικών που περιέχουν αδρεναλίνη;
α. επειδή η αδρεναλίνη αδρανοποιεί τη δράση της διγοξίνης
β. επειδή η συνεργική δράση αδρεναλίνης-διγοξίνης ενοχοποιείται για πρόκληση αιμορραγίας
γ. επειδή η ταυτόχρονη χορήγηση των δύο φαρμάκων μπορεί να προκαλέσει αρρυθμίες

5. Ποια από τις παρακάτω περιπτώσεις δεν περιλαμβάνεται στα οξέα στεφανιαία σύνδρομα;
α. σταθερή στηθάγχη
β. ασταθής στηθάγχη
γ. οξύ έμφραγμα του μυοκαρδίου

6. Πότε ένα έμφραγμα του μυοκαρδίου θεωρείται πρόσφατο έμφραγμα;
α. μέχρι και 30 ημέρες μετά τη χρονική στιγμή που συνέβη
β. μέχρι και 6 μήνες μετά τη χρονική στιγμή που συνέβη
γ. μέχρι και 1 χρόνο μετά τη χρονική στιγμή που συνέβη

7. Ένας ασθενής με ασταθή στηθάγχη, που πρόκειται να υποβληθεί σε οδοντιατρικές πράξεις, κατατάσσεται:
α. στους ασθενείς υψηλής επικινδυνότητας
β. στους ασθενείς μέσης επικινδυνότητας
γ. στους ασθενείς χαμηλής επικινδυνότητας

8. Σ' έναν νοσοκομειακό ασθενή με ιστορικό παλαιού εμφράγματος:
α. είναι αποδεκτή η καταστολή-αναλγησία με τη χρήση N_2O-O_2
β. δεν είναι αποδεκτή η καταστολή-αναλγησία με τη χρήση N_2O-O_2

9. Ποιο από τα νιτρώδη φάρμακα παρουσιάζει την ταχύτερη καταπραϋντική δράση;
α. ο δινιτρικός ισοσορβίτης
β. ο μονονιτρικός ισοσορβίτης
γ. η νιτρογλυκερίνη (ή τρινιτρική γλυκερίνη),

10. Ένας ασθενής που υποβλήθηκε προ 6μήνου σε επέμβαση bypass, και στον οποίον πρόκειται να εκτελεστεί χειρουργική οδοντιατρική πράξη, σε ποιον βαθμό επικινδυνότητας για ανάπτυξη λοιμώδους ενδοκαρδίτιδας, κατατάσσεται;
α. υψηλού κινδύνου
β. μέσου κινδύνου
γ. χαμηλού κινδύνου

11. Σ' έναν ασθενή με υποκείμενη επίκτητη βαλβιδοπάθεια, στον οποίο θα αφαιρεθούν ράμματα από προηγηθείσα ενδοστοματική επέμβαση, πρέπει να χορηγηθεί αντιμικροβιακή χημειοπροφύλαξη για τον κίνδυνο ανάπτυξης λοιμώδους ενδοκαρδίτιδας;
α. ναι
β. όχι

12. Ποια είναι η δόση της αμοξυκιλλίνης που χορηγείται σε παιδιά που πρόκειται να υποβληθούν σε οδοντιατρικές χειρουργικές πράξεις, ως αντιμικροβιακή χημειοπροφύλαξη για τη λοιμώδη ενδοκαρδίτιδα;
α. 10 mg/κιλό βάρος σώματος
β. 50 mg/κιλό βάρος σώματος
γ. 80 mg/κιλό βάρος σώματος

13. Ποια από τις παρακάτω συγγενείς νοσολογικές οντότητες δεν κατατάσσεται στις κυανωτικές καρδιοπάθειες;
α. μεσοκολπική επικοινωνία
β. στένωση της αορτικής βαλβίδας
γ. μονήρης κοιλία

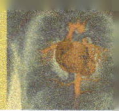

14. Ποιος είναι ο οριακός αριθμός σφίξεων για να χαρακτηρισθεί ο καρδιακός συχνότητα ως βραδυκαρδία;

α. <50 σφίξεις/ 1 λεπτό

β. <60 σφίξεις/ 1 λεπτό

γ. <70 σφίξεις/ 1 λεπτό

15. Σ΄ έναν ασθενή που παρουσιάζει δυνητικά επικίνδυνες αρρυθμίες, και στον οποίο θα εκτελεστούν οδοντιατρικές πράξεις:

α. είναι απαγορευτικό να χρησιμοποιηθούν αναισθητικά που περιέχουν αδρεναλίνη

β. είναι αποδεκτό να χρησιμοποιηθούν έως δύο φύσιγγες αναισθητικού που περιέχουν αδρεναλίνη σε αραίωση 1/100.000

γ. είναι αποδεκτό να χρησιμοποιηθούν έως τέσσερις φύσιγγες αναισθητικού που περιέχουν αδρεναλίνη σε αραίωση 1/100.000

16. Σε ασθενείς με επικίνδυνες αρρυθμίες, μπορεί ως αναλγητικό να χρησιμοποιηθεί η ασπιρίνη;

α. ναι

β. όχι

17. Σε ποιο στάδιο αρτηριακής υπέρτασης κατατάσσεται ένας ασθενής του οποίου η συστολική πίεση είναι 165 mm Hg και η διαστολική 100 mm Hg;

α. στάδιο 1

β. στάδιο 2

γ. στάδιο 3

18. Ποιες είναι οι οριακές τιμές της αρτηριακής πίεσης, που επιτρέπουν την εκτέλεση οδοντιατρικών πράξεων;

α. συστολική <160 mm Hg και <90 διαστολική mm Hg

β. συστολική <170 mm Hg και <100 διαστολική mm Hg

γ. συστολική <180 mm Hg και <110 διαστολική mm Hg

19. Σ΄ έναν ασθενή που βρίσκεται σε αντιυπερτασική αγωγή με αναστολείς διαύλων ασβεστίου, και στον οποίο θα χρειασθεί η χορήγηση αντιμικροβιακής χημειοθεραπείας, ποια από τις παρακάτω μακρολίδες μπορεί να χορηγηθεί και γιατί;

α. ερυθρομυκίνη

β. κλαριθρομυκίνη

γ. αζειθρομυκίνη

20. Σε περίπτωση που σ' έναν οδοντιατρικό ασθενή εκδηλωθεί, κατά τη δι-
άρκεια μιας συνεδρίας, υπερτασική κρίση, η άμεση χορήγηση ποιου από τα
παρακάτω αντιϋπερτασικά φάρμακα είναι στις μέρες μας η πιο αποδεκτή;
α. καπτοπρίλη
β. νιφεδιπίνη
γ. φελοδιπίνη

21. Να ορισθεί η έννοια της αιχμής υπέρτασης.

ΑΣΘΕΝΕΙΣ ΜΕ ΝΟΣΟΥΣ ΤΟΥ ΑΝΑΠΝΕΥΣΤΙΚΟΥ ΣΥΣΤΗΜΑΤΟΣ

ΧΡΟΝΙΑ ΑΠΟΦΡΑΚΤΙΚΗ ΠΝΕΥΜΟΝΟΠΑΘΕΙΑ

Ως χρόνια αποφρακτική πνευμονοπάθεια αναφέρονται η χρόνια βρογχίτιδα και το πνευμονικό εμφύσημα. Τόσο η χρόνια βρογχίτιδα, όσο και το πνευμονικό εμφύσημα, είναι δύο χρόνιες φλεγμονώδεις νόσοι που χαρακτηρίζονται από μόνιμο, και συνήθως προοδευτικά επιδεινούμενο περιορισμό του εκπνεόμενου αέρα. Η χρόνια βρογχίτιδα χαρακτηρίζεται από χρόνια φλεγμονή των βρόγχων με αποτέλεσμα την έντονη παραγωγή βλέννας και τη στένωση των βρόγχων, και το πνευμονικό εμφύσημα από χρόνια φλεγμονή που οδηγεί στην καταστροφή των τοιχωμάτων των κυψελίδων, στη διαταραχή της αρχιτεκτονικής δομής του πνευμονικού παρεγχύματος, και στη στένωση των βρόγχων. Και στις δύο νόσους εξαιτίας του περιορισμού του εκπνεόμενου αέρα, παρατηρείται δύσπνοια.

Η κύρια αιτία που προκαλεί τη νόσο είναι το κάπνισμα, συμπεριλαμβανομένου και του παθητικού καπνίσματος. Είναι χαρακτηριστικό ότι οι ασθενείς, σε ποσοστιαία αναλογία περίπου 90% είναι καπνιστές, και ότι ποσοστιαία αναλογία περίπου 20% των καπνιστών, θα εκδηλώσει τη νόσο. Άλλες, λιγότερο συχνές αιτίες είναι η χρόνια έκθεση σε οργανικές και ανόργανες ουσίες και στα καυσαέρια. Θεωρείται όμως ότι για την εκδήλωση της νόσου απαιτείται και προδιάθεση που καθορίζεται γενετικά.

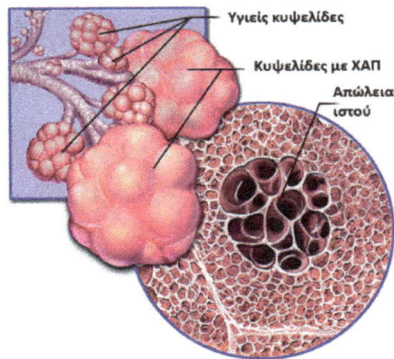

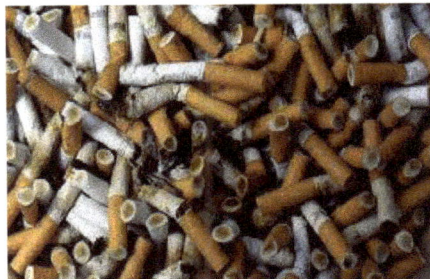

Ανάλογα με τη βαρύτητα της νόσου, η χρόνια αποφρακτική πνευμονοπάθεια διακρίνεται σε 4 στάδια.

- **Στο στάδιο 1,** κατατάσσονται οι ήπιες περιπτώσεις.
- **Στο στάδιο 2,** οι περιπτώσεις μέτριας βαρύτητας.
- **Στο στάδιο 3,** οι περιπτώσεις σοβαρού βαθμού και
- **Στο στάδιο 4,** οι περιπτώσεις πολύ σοβαρού βαθμού με χρόνια αναπνευστική ανεπάρκεια.

Οδοντιατρική πράξη

Ο οδοντίατρος που πρόκειται να εκτελέσει μια οδοντιατρική πράξη, σε ασθενείς με χρόνια αποφρακτική πνευμονοπάθεια, πρέπει να γνωρίζει ότι:

→ Για την αντιμετώπιση του άγχους του ασθενή, για κάθε περίπτωση ξεχωριστά, πρέπει να αξιολογηθεί το αν πρέπει ή δεν πρέπει να χορηγηθούν per os, μικρές δόσεις λοραζεπάμης (1-4 mg) ή διαζεπάμης (2-10 mg) λίγο πριν την προσέλευσή του στο οδοντιατρείο. Τούτο επειδή τα φάρμακα αυτά ενοχοποιούνται για πρόκληση ξηροστομίας, κάτι που δεν είναι επιθυμητό, στις χρόνιες αποφρακτικές πνευμονοπάθειες.

→ Πριν από την εκτέλεση της οδοντιατρικής πράξης, απαιτείται η θεραπεία πιθανής εγκατεστημένης εστιακής ή συστηματικής λοίμωξης. Ιδιαίτερη προσοχή πρέπει να δίνεται στη θεραπεία των λοιμώξεων του αναπνευστικού συστήματος, επειδή ενοχοποιούνται για την εκδήλωση παροξυσμικών κρίσεων.

→ Η προτιμητέα θέση του ασθενή για την εκτέλεση της οδοντιατρικής πράξης είναι η καθιστή ή η καθιστή με μικρή κλίση προς τα πίσω.

→ Στον χώρο, επιβάλλεται να υπάρχει φιάλη οξυγόνου και μάσκα χορήγησης οξυγόνου, ενώ είναι σημαντικό ο χώρος εκτέλεσης της οδοντιατρικής πράξης να αερίζεται καλά, και να είναι ελεύθερος καπνού και ατμοσφαιρικών ρύπων. Τόσο ο καπνός, όσο και οι ατμοσφαιρικοί ρύποι ενοχοποιούνται ως αίτια της χρόνιας αποφρακτικής πνευμονοπάθειας και στη συνέχεια διεγείρουν την πρόκληση παροξυσμικών κρίσεων.

→ Πριν την έναρξη της συνεδρίας πρέπει να αφαιρεί από το στόμα του ασθενή οποιαδήποτε τυχόν υπάρχουσα κινητή προσθετική εργασία, ώστε κατά τη συνεδρία ή και κατά την τυχόν εκδήλωση παροξυσμικής κρίσης, να μην υπάρχει πιθανότητα παρακώλυσης της αναπνευστικής λειτουργίας του ασθενή.

→ Πρέπει να αποφεύγεται η χρήση απομονωτήρα, ιδιαίτερα στους ασθενείς των σταδίων 3 και 4, ώστε η αναπνευστική λειτουργία να είναι άνετη και απρόσκοπτη, σ' όλο το χρονικό διάστημα που θα διαρκέσει η συνεδρία.

→ Για τους ασθενείς των σταδίων 3 και 4, πρέπει να αποφεύγεται η ολική αναισθησία, και η καταστολή-αναλγησία με τη χρήση N_2O-O_2.

→ Αντενδείκνυται η χορήγηση ορισμένων φαρμάκων. Φάρμακα η χορήγηση των οποίων αντενδείκνυται είναι τα βαρβιτουρικά, επειδή μπορεί να προκαλέσουν καταστολή στην αναπνευστική λειτουργία, τα αντιισταμινικά επειδή προκαλούν ελάττωση των εκκρίσεων, και κάποια από τα αντιμικροβιακά χημειοθεραπευτικά, όπως της ερυθρομυκίνης (μακρολίδη) και της σιπροφλοξασίνης (κινολόνη) σε ασθενείς που λαμβάνουν θεοφυλλίνη **(Εικ.**

38). Τούτο επειδή η ταυτόχρονη χορήγηση των εν λόγω φαρμάκων μπορεί να αυξήσει τα επίπεδα της θεοφυλλίνης στο αίμα με αποτέλεσμα την εκδήλωση τοξικών αντιδράσεων (κεφαλαλγία, ναυτία, έμετοι, ευερεθιστότητα, αίσθημα παλμών, αρρυθμίες, κ.ά.).

Εικόνα 38. Σε ασθενείς που για θεραπευτικούς λόγους λαμβάνουν θεοφυλλίνη, αντεδείκνυται η ταυτόχρονη χορήγηση κάποιων αντιμικροβιακών χημειοθεραπευτικών όπως της ερυθρομυκίνης και της σιπροφλοξασίνης.

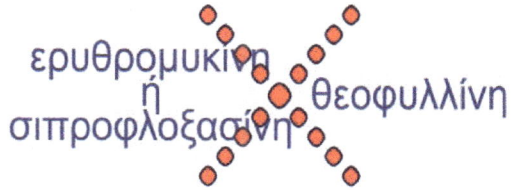

ερυθρομυκίνη
ή   θεοφυλλίνη
σιπροφλοξασίνη

Η θεοφυλλίνη είναι ένα ασθενές βρογχοδιασταλτικό φάρμακο. Επίσης, προκαλεί και διαστολή των αγγείων των πνευμόνων, ενώ παρουσιάζει και αντιφλεγμονώδεις ιδιότητες. Δεν θεωρείται πρωτεύον βρογχοδιασταλτικό φάρμακο, αλλά δευτερεύον. Έτσι, η χρήση του, ιδιαίτερα για τη θεραπευτική αντιμετώπιση των ασθενών 3 ή 4ου σταδίου, είναι περιορισμένη.

→ Πρέπει να λαμβάνεται υπόψη ότι πολλοί από τους ασθενείς λαμβάνουν κορτικοστεροειδή. Η μακροχρόνια λήψη κορτικοστεροειδών ενοχοποιείται για οστική αραίωση, με αποτέλεσμα οι γνάθοι να εμφανίζονται οστεοπορωτικοί. Το γεγονός αυτό επιβάλλει η εκτέλεση οδοντιατρικών πράξεων να γίνεται με ήπιους χειρισμούς, αποφεύγοντας την άσκηση έντονων δυνάμεων. Οι βίαιοι χειρισμοί και η άσκηση έντονων δυνάμεων, μπορεί να προκαλέσουν κ α τ ά γ μ α-τ α. Επίσης, πρέπει να αποφεύγονται και οι μεγάλης έκτασης οστικές εκτομές. Βέβαια, πρέπει να τονισθεί ότι συνήθως οι εξαγωγές σ' αυτούς τους ασθενείς, ακριβώς λόγω της μείωσης της οστικής πυκνότητας των γνάθων, είναι πιο εύκολες και λιγότερο τραυματικές από ότι οι εξαγωγές στους υγιείς.

Τέλος, η κορτιζόνη μπορεί να προκαλέσει και επιβράδυνση της επούλωσης του χειρουργικού τραύματος.

→ Μπορεί να εκδηλωθεί π α ρ ο ξ υ σ μ ι κ ή κ ρ ί σ η, σε ασθενείς με υποκείμενη λοίμωξη, και όπως προαναφέρθηκε ιδιαίτερα του αναπνευστικού συστήματος (ιογενούς ή βακτηριακής αιτιολογίας), από εισπνοή τοξικών ουσιών ή καπνού ή από αύξηση των ατμοσφαιρικών ρύπων **(Εικ. 39)**. Η παροξυσμική κρίση είναι συχνή και σοβαρή επιπλοκή της νόσου, και συνοδεύεται από υψηλά

Εικόνα 39. Κλινική εικόνα ασθενούς που πάσχει από χρόνια αποφρακτική πνευμονοπάθεια και εκδήλωσε οξεία παροξυσμική κρίση.

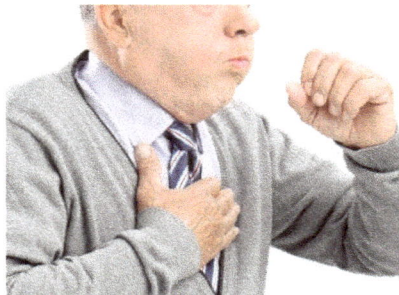

ποσοστά νοσηρότητας και θνησιμότητας. Αντιμετωπίζεται με:

♦ την ελεγχόμενη οξυγονοθεραπεία, δηλαδή την άμεση παροχή οξυγόνου σε συγκέντρωση 24-28%, χρησιμοποιώντας μάσκα οξυγόνου

♦ χορήγηση βρογχοδιασταλτικών φαρμάκων γρήγορης δράσης (διάλυμα σαλβουταμόλης 5 mg/ml με νεφελοποιητή)

♦ αντιχολινεργικών φαρμάκων επειδή επιτυγχάνουν τη μέγιστη βρογχοδιασταλτική δράση (0,5 mg ιπρατρόπιου, με νεφελοποιητή, κάθε 15 λεπτά, μέχρι 3 φορές), και

♦ κορτικοστεροειδών (200 mg υδροκορτιζόνης ή 60-80 mg μεθυλπρεδνιζολόνης, σε ενδοφλέβια έγχυση).

Η σαλβουταμόλη είναι βρογχοδιασταλτικό φάρμακο και χορηγείται σε πνευμονοπάθειες που συνοδεύονται από αναστρέψιμες αποφράξεις των αεραγωγών (Εικ. 40). Προκαλεί βρογχοδιαστολή μικρής διάρκειας (3-6 ωρών) και η δράση της είναι άμεση (μέσα σε 5-10 λεπτά, από τη χρονική στιγμή χορήγησης). Μπορεί να χορηγηθεί: α) σε σιρόπι -per os λήψη, β) σε σκόνη καψακίων με εισπνοές, κατά την οποία η κάψουλα θραύεται σε ειδική συσκευή, το περιεχόμενό της κονιορτοποιείται και η σκόνη που προκύπτει εισπνέεται απευθείας από τον ασθενή, χωρίς δηλαδή ο ασθενής να πρέπει να χρησιμοποιήσει κάποια συσκευή, και γ) σε διάλυμα με εισπνοές με τη χρήση ειδικής συσκευής.

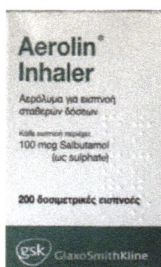

Εικόνα 40. Εμπορικό σκεύασμα σαλβουταμόλης.

Οι νεφελοποιητές είναι συσκευές με τις οποίες ένα φάρμακο, μετατρέπεται σε εκνέφωμα μικροσκοπικών σωματιδίων (έως 5μm), η εισπνοή των οποίων είναι εύκολη. Η εισπνοή επιτυγχάνεται με μάσκα ή επιστόμιο που συνδέεται με το νεφελοποιητή (Εικ. 41).

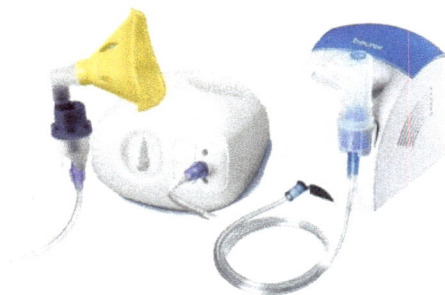

Εικόνα 41. Δύο τύποι νεφελοποιητών, από τους πολλούς που κυκλοφορούν στο εμπόριο. Στον πρώτο νεφελοποιητή το φάρμακο χορηγείται με μάσκα και στο δεύτερο με επιστόμιο.

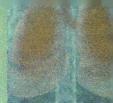

Εικόνα 42. Εμπορικό σκεύασμα ιπρατρόπιου.

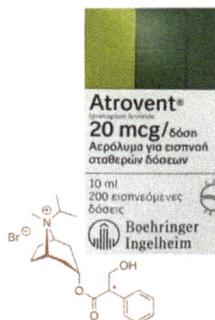

Το ιπρατρόπιο προκαλεί βρογχοδιαστολή βραχείας διάρκειας (3-6 ωρών) και η δράση του εκδηλώνεται μέσα σε 15-30 λεπτά από τη χρονική στιγμή της λήψης του φαρμάκου. Η μέγιστη ημερήσια δόση στην οποία μπορεί να χορηγηθεί το φάρμακο είναι 2 mg **(Εικ. 42).**

ΑΣΘΜΑ

Με τον όρο άσθμα, ορίζεται η φλεγμονώδης νόσος των αεραγωγών που συνοδεύεται από βρογχική υπεραντιδραστικότητα, δηλαδή, από αυξημένη αντίδραση των αεραγωγών (βρογχόσπασμο και βρογχική στένωση) σε διάφορα ερεθίσματα **(Εικ. 43).**

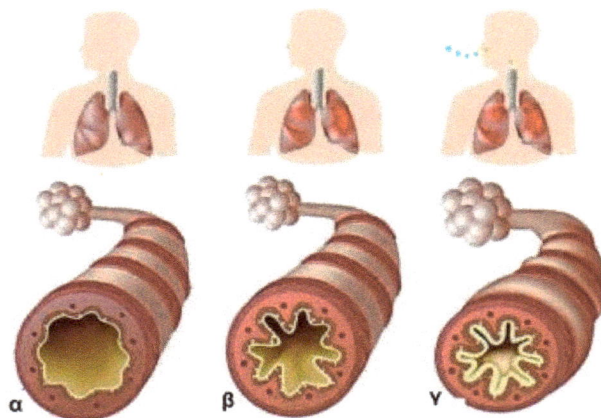

Εικόνα 43. Σχηματική απεικόνιση: α) φυσιολογικού αεραγωγού, β) αεραγωγού ασθενούς με άσθμα, και γ) αεραγωγού ασθενούς σε παροξυσμική ασθματική κρίση.

Η ασθματική αντίδραση διακρίνεται σε: **α)** οξεία σπασμογενή, **β)** επιβραδυνόμενη και **γ)** χρόνια φλεγμονώδη.

Το άσθμα είναι μια πολυγοπαραγοντική νόσος στην αιτιοπαθογένεια του οποίου συμμετέχουν προδιαθεσικοί και εκλυτικοί παράγοντες. Στους προδιαθεσικούς παράγοντες περιλαμβάνονται γενετικοί, και στους εκλυτικούς διάφορα ει-

133

σπνεόμενα αλλεργιογόνα (π.χ. ακάρεα της σκόνης των σπιτιών, οι γύρεις των φυτών, οι τρίχες οικόσιτων ζώων, κ.λπ.), οι λοιμώξεις (κυρίως οι ιογενείς), το κάπνισμα, οι ατμοσφαιρικοί ρύποι, και ορισμένα φάρμακα (π.χ. η ασπιρίνη, τα μη στεροειδή αντιφλεγμονώδη, οι ανταγωνιστές των β-υποδοχέων του συμπαθητικού, κ.ά.).

Στην εικόνα γ (παροξυσμική κρίση), και σε αντίθεση με τις εικόνες α και β, παρατηρείται σύσπαση των λείων μυϊκών ινών που περιβάλλουν περιμετρικά τον αεραγωγό και επιπλέον, λόγω της κατακράτησης αέρος στις κυψελίδες, αύξηση του όγκου των κυψελίδων.

Το άσθμα που αποδίδεται σε αλλεργία, εκδηλώνεται κατά κύριο λόγο στην παιδική ηλικία και χαρακτηρίζεται ως εξωγενές. Αντίθετα, όταν δεν μπορεί να αποδοθεί σε συγκεκριμένο αίτιο, χαρακτηρίζεται ως ενδογενές. Το ενδογενές άσθμα συνήθως εκδηλώνεται στους ενήλικες. Η νόσος, με βάση κλινικά χαρακτηριστικά, κατατάσσεται σε παροδική και εμμένουσα. Η εμμένουσα διακρίνεται σε ήπια, μέση και σοβαρή. Στους ασθενείς εκδηλώνονται ασθματικές κρίσεις οι οποίες διακρίνονται σε:

- *Ήπιες,*
- *Μέτριας βαρύτητας,*
- *Σοβαρές, και*
- *Με επικείμενη αναπνευστική ανεπάρκεια.*

Οδοντιατρική πράξη

Ο οδοντίατρος που πρόκειται να εκτελέσει μια οδοντιατρική πράξη, σε ασθενείς με άσθμα, πρέπει να γνωρίζει ότι:

→ Είναι σημαντικό κατά τη διάρκεια των οδοντιατρικών πράξεων, ο ασθενής να μη διακατέχεται από άγχος. Για την αποφυγή του άγχους, πριν την προσέλευση του ασθενή στο οδοντιατρείο (περίπου 1 ώρα), μπορεί να χορηγηθούν per os μικρές δόσεις λοραζεπάμης (1-4 mg) ή διαζεπάμης (2-10 mg). Επίσης, πρέπει πριν, αλλά και κατά τη διάρκεια της οδοντιατρικής πράξης, ο οδοντίατρος να ενθαρρύνει και να καθησυχάζει τον ασθενή, σχετικά με την πρόοδο της οδοντιατρικής πράξης.

→ Στον χώρο, επιβάλλεται να υπάρχει φιάλη οξυγόνου και μάσκα χορήγησης οξυγόνου, ενώ είναι σημαντικό ο χώρος εκτέλεσης της οδοντιατρικής πράξης να αερίζεται καλά, και να είναι ελεύθερος σκόνης, οσμών, καπνού, ατμοσφαιρικών ρύπων, κ.λπ. καθώς όλα τα παραπάνω μπορεί να πυροδοτήσουν την εκδήλωση μιας οξείας παροξυσμικής κρίσης.

→ Πριν την έναρξη της συνεδρίας πρέπει να αφαιρεί από το στόμα του ασθενή οποιαδήποτε τυχόν υπάρχουσα κινητή προσθετική εργασία, ώστε κατά τη συνεδρία ή κατά την τυχόν εκδήλωση παροξυσμικής κρίσης, να μην υπάρχει πιθανότητα παρακώλυσης της αναπνευστικής λειτουργίας του ασθενή.

→ Η καλύτερη θέση για τον ασθενή, κατά την εκτέλεση της οδοντιατρικής πράξης είναι η καθιστή ή η καθιστή με μικρή κλίση προς τα πίσω.

→ Πριν από την έναρξη της συνεδρίας πρέπει να αφαιρείται από τη στοματική κοιλότητα, κάθε κινητή προσθετική αποκαταστατική εργασία, ώστε κατά τη διάρκεια της συνεδρίας να μην υπάρξει περίπτωση ολικής ή μερικής απόφραξης των αεραγωγών.

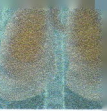

→ Πρέπει να αποφεύγεται η χρήση απομονωτήρα, ιδιαίτερα στους ασθενείς με σοβαρή, εμμένουσα νόσο, ώστε η αναπνευστική λειτουργία να είναι άνετη και απρόσκοπτη.

→ Κατά τη διάρκεια της συνεδρίας πρέπει να χρησιμοποιείται ισχυρή αναρρόφηση, με την οποία απομακρύνονται σωματίδια, η εισπνοή των οποίων θα μπορούσε να ερεθίσει το αναπνευστικό επιθήλιο.

→ Για την αναισθησία, καλό είναι να αποφεύγονται τα αναισθητικά που περιέχουν αδρεναλίνη. Αν τούτο δεν είναι δυνατό, μπορεί να χρησιμοποιηθεί μια φύσιγγα αναισθητικού που περιέχει και αδρεναλίνη σε πυκνότητα 1/100.000. Η καταστολή-αναλγησία με τη χρήση N_2O-O_2 είναι αποδεκτή, επειδή δεν ερεθίζεται το αναπνευστικό επιθήλιο.

→ Πρέπει να λαμβάνεται υπόψη ότι ορισμένοι από τους ασθενείς λαμβάνουν κορτικοστεροειδή. Η μακροχρόνια λήψη κορτικοστεροειδών φαρμάκων ενοχοποιείται για οστική αραίωση, με αποτέλεσμα οι γνάθοι να εμφανίζονται οστεοπορωτικοί. Το γεγονός αυτό επιβάλλει, η εκτέλεση οδοντιατρικών πράξεων να γίνεται με ήπιους χειρισμούς, αποφεύγοντας την άσκηση έντονων δυνάμεων. Οι βίαιοι χειρισμοί και η άσκηση έντονων δυνάμεων, μπορεί να προκαλέσουν κατάγματα. Επίσης, πρέπει να αποφεύγονται και οι μεγάλης έκτασης οστικές εκτομές. Τέλος, μπορεί να παρατηρηθεί επιβράδυνση της επούλωσης του χειρουργικού τραύματος.

→ Στους εν λόγω ασθενείς, αντενδείκνυται η χορήγηση ορισμένων φαρμάκων. Μεταξύ των φαρμάκων, η χορήγηση των οποίων αντενδείκνυται είναι τα βαρβιτουρικά, επειδή μπορεί να προκαλέσουν καταστολή στην αναπνευστική λειτουργία, τα αντιισταμινικά επειδή προκαλούν ελάττωση των εκκρίσεων, και κάποια αντιμικροβιακά χημειοθεραπευτικά όπως η ερυθρομυκίνη (μακρολίδη) και η σιπροφλοξασίνη (κινολόνη) σε ασθενείς που για θεραπευτικούς λόγους λαμβάνουν θεοφυλλίνη (βρογχοδιασταλτικό). Τούτο επειδή μπορεί να αυξηθούν τα επίπεδα της θεοφυλλίνης στο αίμα και να εκδηλωθούν τοξικές αντιδράσεις. Τέλος, πρέπει να τονιστεί ιδιαίτερα ότι αντενδείκνυται η χορήγηση ασπιρίνης και άλλων μη στεροειδών αντιφλεγμονωδών φαρμάκων, η λήψη των οποίων, όπως προαναφέρθηκε, αποτελεί και εκλυτικό παράγοντα για την εκδήλωση της νόσου. Επίσης, είναι αξιοσημείωτο το γεγονός ότι σε ποσοστιαία αναλογία περίπου 10-30%, οι ασθενείς με άσθμα, παρουσιάζουν αλλεργία στην ασπιρίνη και στα άλλα μη στεροειδή αντιφλεγμονώδη φάρμακα.

Αξιοσημείωτο είναι ότι αλλεργία στην ασπιρίνη εμφανίζεται σε ποσοστιαία αναλογία περίπου, έως και 3% του γενικού πληθυσμού.

→ Κατά τη διάρκεια μιας οδοντιατρικής πράξης, μπορεί να εκδηλωθεί παροξυσμική κρίση.

● Η αντιμετώπιση της *ήπιας ή μέτριας παροξυσμικής κρίσης*, η οποία εκδηλώνεται με προοδευτικά επιδεινούμενο ξηρό βήχα, συριγμό και ελαφρά δύσπνοια, γίνεται με:

♦ άμεση παροχή οξυγόνου
♦ άμεση χορήγηση βρογχοδιασταλτικών γρήγορης δράσης σε εισπνοές.

Φάρμακο εκλογής είναι η σαλβουταμόλη. Η σαλβουταμόλη μπορεί να χορηγηθεί σε εισπνοές από δοσομετρικές συσκευές (2-4 εισπνοές κάθε 20 λεπτά και το πολύ έως τρεις επαναλήψεις -Aerolin Nebules® 2,5 mg/2,5 ml ή 5 mg/2,5 ml) **(Εικ. 44)** ή με νεφελοποιητή (διάλυμα σαλβουταμόλης 5 mg/ml -Aerolin R/S®. Το φάρμακο διαλύεται σε 4 ml φυσιολογικού ορού και χορηγείται με ροή οξυγόνου 4 l/λεπτό, σε δόση 2,5-5 mg κάθε 20 λεπτά, μέχρι και σε συνεχή χορήγηση).

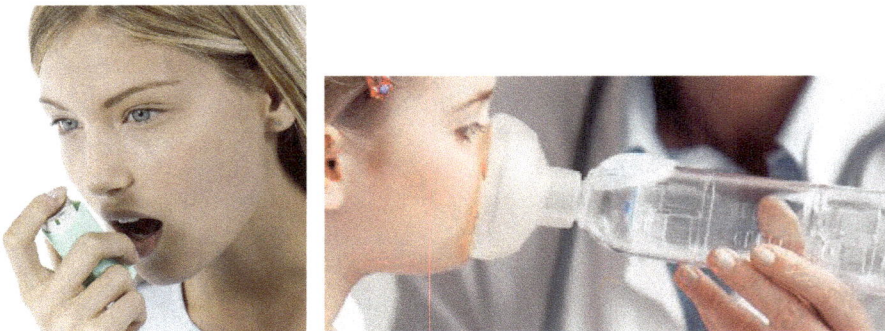

Εικόνα 44. *Σε παροξυσμική κρίση άσθματος, απαιτείται η άμεση χορήγηση σαλβου-ταμόλης. Σε ήπιο ή μέτριο οξύ παροξυσμό, η σαλβουταμόλη χορηγείται σε εισπνοές με τη χρήση δοσομετρικών συσκευών.*

♦ σε περιπτώσεις μη υποχώρησης της κρίσης, πρέπει να χορηγηθεί κορτικοστεροειδές (0,5-1 mg/κιλό βάρους σώματος, πρεδνιζολόνης σε per os λήψη ή σε αδυναμία per os λήψης, 200 mg υδροκορτιζόνης σε ενδοφλέβια έγχυση ή σε υποδόρια χορήγηση).

♦ απαραίτητη είναι και η επείγουσα κλίση πνευμονολόγου γιατρού, αν αυτός δεν παρευρίσκεται στον χώρο ή η άμεση κλίση ασθενοφόρου και μεταγωγή του ασθενή σε εφημερεύουσα νοσηλευτική μονάδα, αν η οδοντιατρική πράξη γίνεται εκτός νοσοκομειακού περιβάλλοντος.

● Η αντιμετώπιση *της οξείας σοβαρής παροξυσμικής κρίσης*, η οποία εκδηλώνεται με δύσπνοια στην ηρεμία, δυσχέρεια στη συνεχή ομιλία, ταχύπνοια (>30 εισπνοές/λεπτό) συρίττουσα αναπνοή, ταχυκαρδία (>110 σφυγμούς/λεπτό), πιθανή κυάνωση, σύγχυση και υπνηλία που είναι χαρακτηριστικό αρχόμενης εγκεφαλικής υποξίας, κ.ά. γίνεται με:

♦ άμεση παροχή οξυγόνου με ρυθμό 2-3 l/λεπτό

♦ άμεση χορήγηση βρογχοδιασταλτικών φαρμάκων γρήγορης δράσης (διάλυμα σαλβουταμόλης 5 mg/ml -Aerolin R/S®- σε χορήγηση με νεφελοποιητή). Το φάρμακο διαλύεται σε 4 ml φυσιολογικού ορού και χορηγείται με ροή οξυγόνου 4-8 l/λεπτό, σε δόση 2,5-5 mg κάθε 20 λεπτά, μέχρι και σε συνεχή χορήγηση

♦ σε πολύ σοβαρές περιπτώσεις, καθώς επίσης και σε ασθενείς που δεν ανταποκρίνονται στη λήψη βρογχοδιασταλτικών φαρμάκων, χορηγείται ιπρατρόπιο (Atrovent® 250μg/2 ml) σε δόση 0,5 mg, με νεφελοποιητή, κάθε 30 λεπτά, και το ανώτερο μέχρι 3 φορές

♦ επίσης, δίδονται 200 mg υδροκορτιζόνης ή 60-80 mg μεθυλπρεδνιζολόνης, με ενδοφλέβια ή υπογλώσσια ένεση. Αξιοσημείωτο είναι ότι τα εισπνεόμενα κορτικοστεροειδή, δεν αποτελούν πρώτη επιλογή επειδή παρουσιάζουν καθυστε-ρημένη έναρξη δράσης

♦ απαραίτητο είναι η επείγουσα κλίση πνευμονολόγου γιατρού, αν αυτός δεν παρευρίσκεται στον χώρο ή η άμεση κλίση ασθενοφόρου και μεταγωγή του ασθενή σε εφημερεύουσα νοσηλευτική μονάδα, αν η οδοντιατρική πράξη γίνεται εκτός νοσοκομειακού περιβάλλοντος

♦ τέλος, σε περιπτώσεις μικρής ή καμίας βελτίωσης, γεγονός που σηματο-δοτεί απειλή για τη ζωή, μπορεί να χορηγηθούν: α) στα παιδιά 0,1-0,2 ml αδρενα-λίνης (1/1000) και β) στους ενήλικες 0,3-0,5 ml αδρεναλίνης (1/1000), σε υποδόρια ή ενδομυϊκή λήψη **(Εικ. 45α).** Η εν λόγω δόση μπορεί να επαναληφθεί σε 20 λεπτά της ώρας, εφόσον η κρίση επιμένει και δεν υπάρχουν ενδείξεις βελτίωσης. Στο εμπόριο, κυκλοφορούν και σκευάσματα αδρεναλίνης, σε προγεμισμένες σύριγγες των 0,3 ml (300 μg) για ενήλικες **(Εικ. 45β, γ),** και 0,15 ml (150 μg) για παιδιά με μικρό σωματικό βάρος. Η χορήγησή της γίνεται ενδομυϊκά με ένεση στην πρόσθι-α-πλάγια επιφάνεια του μηρού και η έκχυση του φαρμάκου διαρκεί δέκα δευτε-ρόλεπτα. Η χορήγηση μπορεί να γίνει και από τον ίδιο τον ασθενή **(Εικ. 45γ).** Η αδρεναλίνη όταν χορηγείται γρήγορα προκαλεί ταχεία άνοδο κυρίως της συστο-λικής αρτηριακής πίεσης, διεγείρει το μυοκάρδιο και αυξάνει τη συσταλτικότητα των κοιλιών, αυξάνει τον καρδιακό ρυθμό και συστέλλει τα αρτηρίδια στο δέρμα, τους βλεννογόνους και τα σπλάχνα.

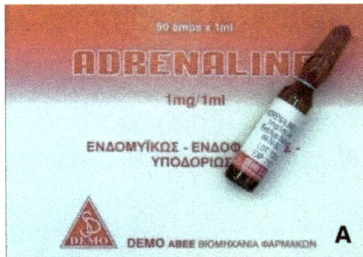

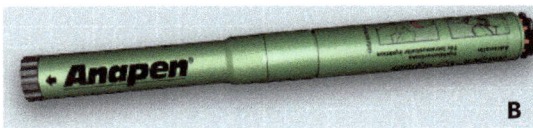

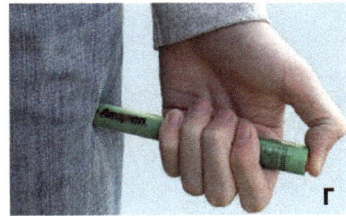

Εικόνες 45. α. Εμπορικό σκεύασμα αδρεναλίνης, β, γ. εμπορικό σκεύασμα αδρεναλίνης σε προγεμισμένη σύριγγα και τρόπος χορήγησής της με άμεση ένεση στην πρόσθια-πλάγια επιφάνεια του μηρού.

4º Ανακεφαλαιωτικό QUIZ:

1. Από τι χαρακτηρίζεται η χρόνια αποφρακτική πνευμονοπάθεια;
α. Από μόνιμο και συνήθως προοδευτικά επιδεινούμενο περιορισμό του εκπνεόμενου αέρα.
β. Από μόνιμο και συνήθως προοδευτικά επιδεινούμενο περιορισμό του εισπνεόμενου και εκπνεόμενου αέρα.
γ. Από παροδικό, αλλά επιδεινούμενο περιορισμό του εισπνεόμενου και εκπνεόμενου αέρα.

2. Σε ασθενείς με χρόνια αποφρακτική πνευμονοπάθεια των σταδίων 3 και 4, είναι αποδεκτή η καταστολή-αναλγησία με N_2O-O_2.
α. Ναι
β. Όχι

3. Σε ασθενείς με χρόνια αποφρακτική πνευμονοπάθεια που για θεραπευτικούς λόγους λαμβάνουν θεοφυλλίνη, και στους οποίους θα χρειασθεί η χορήγηση αντιμικροβιακής χημειοθεραπείας, η χορήγηση ποιου από τα παρακάτω φάρμακα αντεδείκνυται;
α. Αμοξυκιλλίνης
β. Ερυθρομυκίνης
γ. Μετρονιδαζόλης

4. Σε ασθενείς με χρόνια αποφρακτική πνευμονοπάθεια, οι οποίοι κατά τη διάρκεια μιας οδοντιατρικής συνεδρίας εκδηλώσουν παροξυσμική κρίση, η χορήγηση ποιου από τα παρακάτω φάρμακα είναι η άμεση και πρώτη επιλογή;
α. Σαλβουταμόλη
β. Ιπρατρόπιο
γ. Μεθυλπρεδνιζολόνη

5. Αν σ' έναν ασθενή με χρόνια αποφρακτική πνευμονοπάθεια, ο οποίος θα εκδηλώσει παροξυσμική κρίση και χρειασθεί η χορήγηση και ιπρατροπίου, ποιο είναι το μέγιστο επιτρεπτό δοσολογικό σχήμα χορήγησης του φαρμάκου;
α. 0,5 mg, μία και μόνο φορά
β. 0,5 mg, κάθε 15 λεπτά και το ανώτερο 2 φορές
γ. 0,5 mg, κάθε 15 λεπτά και το ανώτερο 3 φορές
δ. 0,5 mg, κάθε 15 λεπτά και το ανώτερο 5 φορές

6. Από τι χαρακτηρίζεται το βρογχικό άσθμα;
α. Βρογχοχάλαση και βρογχική διεύρυνση
β. Βρογχόσπασμο και βρογχική στένωση

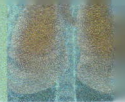

7. Πώς χαρακτηρίζεται το βρογχικό άσθμα που θεωρείται αλλεργικής αιτιολογίας και εκδηλώνεται κυρίως στην παιδική ηλικία;
α. Ενδογενές
β. Εξωγενές

8. Γιατί σ' έναν ασθενή με βρογχικό άσθμα, κατά τη διάρκεια των οδοντιατρικών συνεδριών είναι προτιμότερο να χρησιμοποιείται ισχυρή αναρρόφηση;

9. Σ' έναν ασθενή με βρογχικό άσθμα, μπορεί για τον έλεγχο του πόνου να χορηγηθεί ασπιρίνη;
α. Ναι
β. Όχι

10. Αν κατά τη διάρκεια μιας οδοντιατρικής συνεδρίας, σ' ένα παιδί με άσθμα, εκδηλωθεί οξεία σοβαρή παροξυσμική κρίση, και χρειασθεί η υποδόρια ή η ενδομυϊκή χορήγηση αδρεναλίνης, ποια είναι η επιτρεπτή δόση χορήγησής της;
α. 0,1-0,2 ml σε αραίωση 1/1.000
β. 0,3-0,4 ml σε αραίωση 1/1.000
γ. 0,5-0,6 ml σε αραίωση 1/1.000
δ. 0,7-0,9 ml σε αραίωση 1/1.000

ΑΣΘΕΝΕΙΣ ΜΕ ΝΟΣΟΥΣ ΤΟΥ ΟΥΡΟΠΟΙΗΤΙΚΟΥ ΣΥΣΤΗΜΑΤΟΣ

ΧΡΟΝΙΑ ΝΕΦΡΙΚΗ ΑΝΕΠΑΡΚΕΙΑ

Χρόνια νεφρική ανεπάρκεια χαρακτηρίζεται η προοδευτική μείωση της νεφρικής λειτουργίας, με αποτέλεσμα την αδυναμία των νεφρών να επιτελέσουν το φυσιολογικό τους έργο. Αίτιο αποτελεί κάθε νόσος που μπορεί να προκαλέσει ανατομική ή λειτουργική νεφρική βλάβη (π.χ. αποφρακτικές νεφροπάθειες -όπως είναι η λιθίαση- οι σπειραματονεφρίτιδες, ο σακχαρώδης διαβήτης, η υπέρταση, η ουρική αρθρίτιδα, οι νόσοι του συνδετικού ιστού, κ.ά.). Υπάρχουν όμως και κάποιοι παράγοντες που είναι ανεξάρτητοι των πρωτοπαθών αιτιών, οι οποίοι επιδρούν αρνητικά στη νεφρική λειτουργία την οποία και μπορεί να επιδεινώσουν. Μεταξύ αυτών των παραγόντων περιλαμβάνονται νεφροτοξικά φάρμακα, ορισμένα από τα οποία μπορεί να συνταγογραφήσει και ο οδοντίατρος όπως π.χ. οι τετρακυκλίνες και οι αμινογλυκοσίδες. Αξιοσημείωτο είναι ότι κάποιες σκιαστικές ουσίες που χρησιμοποιούνται στην ακτινολογία, παρουσιάζουν επίσης νεφροτοξική δράση. Έτσι, η παραγγελία εκτέλεσης σιαλοαδενογραφίας, σε έναν ασθενή με νεφρική ανεπάρκεια, θα πρέπει να περιορίζεται στις απόλυτα απαραίτητες περιπτώσεις, και να λαμβάνεται υπόψη η πιθανότητα της επιδείνωσης της υποκείμενης νόσου.

Νεφροτοξική δράση, παρουσιάζουν οι παλαιότερες τετρακυκλίνες (τετρακυκλίνη, οξυτετρακυκλίνη, χλωροτετρακυκλίνη, διμεθυλοχλωροτετρακυκλίνη, κ.λπ.). Αντίθετα, οι νεότερης γενιάς τετρακυκλίνες όπως η μινοκυκλίνη και δοξυκυκλίνη, δε θεωρούνται νεφροτοξικά φάρμακα

Οι ασθενείς που πάσχουν από χρόνια νεφρική ανεπάρκεια, ανάλογα με τη βαρύτητα της νόσου, κατατάσσονται σε πέντε στάδια. Το κύριο κριτήριο για την κατάταξη ενός ασθενούς σ' ένα στάδιο, είναι ο ρυθμός της σπειραματικής διήθησης που συμβολίζεται ως GFR και οι τιμές του εκφράζονται σε ml/λεπτό/1,73m^2.

● **Στο στάδιο 1,** κατατάσσονται οι ασθενείς των οποίων η GFR είναι φυσιολογική ή ελαφρά αυξημένη (GFR≥90).

● **Στο στάδιο 2,** κατατάσσονται οι ασθενείς των οποίων η GFR είναι φυσιολογική ή ελαφρά μειωμένη (GFR 60-89). Στο στάδιο αυτό παρατηρείται μείωση κατά

10 έως 20% της νεφρικής λειτουργίας και κατά κανόνα οι ασθενείς είναι ασυμπτω-ματικοί, με μη έκδηλες βιοχημικές μεταβολές στο περιφερικό φλεβικό αίμα.

• **Στο στάδιο 3,** κατατάσσονται οι ασθενείς των οποίων η GFR παρουσιάζει μέτρια μείωση (GFR 30-59). Στο εν λόγω στάδιο καταγράφεται μείωση της νεφρικής λειτουργίας κατά περίπου 50% και οι ασθενείς μπορεί να είναι ασυμπτωματικοί ή να παρουσιάζουν ήπια σημειολογία όπως π.χ. νυκτουρία, ήπια αναιμία, αύξηση στο περιφερικό φλεβικό αίμα της ουρίας και της κρεατινίνης, κ.λπ.

• **Στο στάδιο 4,** κατατάσσονται οι ασθενείς των οποίων η GFR παρουσιάζε-ται σημαντικά μειωμένη (GFR 15-29). Στο εν λόγω στάδιο οι ασθενείς παρουσιάζουν έντονη σημειολογία (πολυουρία, νυκτουρία, γαιώδη ωχρότητα, αδυναμία). Επίσης, στις βιοχημικές εξετάσεις του περιφερικού φλεβικού αίματος καταγράφονται μεγά-λες αποκλίσεις σε σχέση με τις φυσιολογικές τιμές (υπασβεστιαιμία, υπερφωσφαται-μία, κ.λπ.).

• **Στο στάδιο 5,** κατατάσσονται οι ασθενείς των οποίων η GFR παρουσιάζε-ται εξαιρετικά μειωμένη (GFR <15). Στο εν λόγω στάδιο παρατηρείται μείωση της νε-φρικής λειτουργίας κατά 75% ή και περισσότερο και οι ασθενείς εκδηλώνουν σημει-ολογία σχεδόν απ' όλα τα συστήματα του οργανισμού, γεγονός που επιβάλλει την κάθαρση του αίματος με αιμοδιάλυση σε τεχνητό νεφρό ή περιτοναϊκή κάθαρση.

Ο ρυθμός της σπειραματικής διήθησης καταδεικνύει πόσο καλά διηθούν οι νεφροί ενός ατόμου τα απόβλητα προϊόντα από το αίμα, βοηθά στη διάγνωση πι-θανής νεφρικής βλάβης, αλλά αποτελεί και χρήσιμο εργαστηριακό δείκτη για την παρακολούθηση της πορείας μιας νεφρικής νόσου.

Σημαντική εξέταση για την εκτίμηση της νεφρικής λειτουργίας είναι και η μέτρηση της κρεατινίνης (Φ.Τ. για τους άντρες 0,7-1,4 mg/dl και για τις γυναίκες 0,6-1,1 mg/dl) και της ουρίας (Φ.Τ. 10-50 mg/dl) του αίματος.

Οδοντιατρική πράξη

Ο ασθενής με χρόνια νεφρική ανεπάρκεια, ιδίως των 4ου και 5ου σταδίων, είναι σωστότερο να δέχεται οδοντιατρική περίθαλψη σε νοσοκομειακό περιβάλλον. Ο οδοντίατρος που πρόκειται να εκτελέσει μια οδοντιατρική πράξη, σ' αυτούς τους ασθενείς, πρέπει να γνωρίζει ότι:

→ Πρέπει να αποφεύγεται η εκτέλεση οδοντιατρικών πράξεων την ίδια ημέρα κατά την οποία ο ασθενής θα υποβληθεί σε αιμοκάθαρση και στις αμέσως επόμενες 6 ώρες μετά το τέλος της αιμοκάθαρσης. Είναι καλύτερο η οδοντιατρική πράξη να γίνει την αμέσως επόμενη ημέρα.

Σε ασθενείς με νεφρική ανεπάρκεια απαιτείται η κάθαρση του αίματός τους από τα τοξικά προϊόντα του μεταβολισμού. Για την επίτευξη αυτού του στόχου εφαρμόζεται στην κλινική πράξη η εξωνεφρική κάθαρση με την οποία επιτυγχάνε-ται η εξωνεφρική υποκατάσταση της νεφρικής λειτουργίας. Οι μέθοδοι που εφαρ-μόζονται είναι η αιμοκάθαρση με τεχνητό νεφρό (με φίλτρα) και η περιτοναϊκή κάθαρση. Η αιμοκάθαρση πρέπει να γίνεται 3 φορές την εβδομάδα, ενώ η περι-τοναϊκή κάθαρση συνήθως είναι συνεχής και σε λίγες περιπτώσεις διαλείπουσα.

→ Σε ασθενείς που προβλέπεται ότι οι οδοντιατρικές πράξεις στις οποί-
ες θα υποβληθούν θα είναι μεγάλης διάρκειας, και ιδιαίτερα σε ασθενείς που
παραμελούν τη θεραπεία τους ή κατατάχθηκαν στο 3° ή σε υψηλότερου του 3ου
σταδίου, υπάρχει κίνδυνος απορρύθμισης της νόσου, γεγονός που επιβάλ-
λει η οδοντιατρική συνεδρία να γίνεται κάτω από την κάλυψη νεφρολόγου
γιατρού.

→ Πρέπει πριν, και κατά την επέμβαση να μετριέται η αρτηριακή
πίεση του ασθενή. Τούτο επειδή μεγάλος αριθμός ασθενών παρουσιάζει αρτη-
ριακή υπέρταση. Σε περίπτωση διαπίστωσης αρτηριακής υπέρτασης, η οδοντι-
ατρική πράξη πρέπει να αναβάλλεται, έως ότου οι τιμές της αρτηριακής πίεσης
του ασθενή μειωθούν εντός των επιτρεπτών ορίων. Τα σχετικά αναφέρθηκαν
στο κεφάλαιο «Ασθενείς με νόσους του καρδιαγγειακού συστήματος – Αρτηρι-
ακή υπέρταση».

→ Για την εκτέλεση αναισθησίας, μπορεί να χρησιμοποιηθεί η λιδοκαΐνη,
χωρίς τροποποίηση της δοσολογίας, σε σχέση με τα υγιή άτομα. Επίσης, μπο-
ρεί το αναισθητικό να περιέχει και αδρεναλίνη. Σε ασθενείς που πάσχουν και
από καρδιοπάθειες, θα πρέπει να αποφεύγεται η χρησιμοποίηση περισσότερων
των 2-3 φυσίγγων αναισθητικού που περιέχουν και αδρεναλίνη, σε αραίωση
1/100000.

→ Λόγω της οστεοδυστροφίας που εκδηλώνεται σε κάποιες χρόνιες πε-
ριπτώσεις, παρατηρείται μείωση της οστικής πυκνότητας και οι γνάθοι αυτών
των ασθενών παρουσιάζονται οστεοπορωτικές. Το γεγονός αυτό προδιαθέτει
σε πρόκληση καταγμάτων. Τούτο επιβάλλει η εκτέλεση οδοντιατρικών πρά-
ξεων να γίνεται με σχετικά ήπιους χειρισμούς, αποφεύγοντας, όσο τούτο είναι
δυνατό, την άσκηση έντονων δυνάμεων. Επίσης, πρέπει να αποφεύγονται και
οι εκτεταμένες οστικές εκτομές, επειδή μπορεί να έχουν ως αποτέλεσμα την
οστική αποδυνάμωση των γνάθων.

→ Μπορεί κατά τη διάρκεια χειρουργικής πράξης, ιδιαίτερα σε ασθενείς
που δε βρίσκονται υπό θεραπεία, ή που δεν είναι συνεπείς στη θεραπευτική
αγωγή που τους συστήθηκε, να προκληθεί αιμορραγία. Η αιμορραγία συνή-
θως εκδηλώνονται σε άτομα που βρίσκονται σε προχωρημένα στάδια της νό-
σου, και οφείλεται σε διαταραχές του μηχανισμού της πήξης του αίματος, όπως
π.χ. στη μείωση της συσσώρευσης και της συγκόλλησης των αιμοπεταλίων, σε
λειτουργικές διαταραχές των παραγόντων VIII, και von Willebrand, κ.ά. Επίσης,
ο οδοντίατρος πρέπει να λαμβάνει υπ' όψη του, ότι οι ασθενείς που υποβάλλο-
νται σε αιμοκάθαρση λαμβάνουν αντιπηκτική αγωγή (κυρίως ηπαρίνη). Τέλος,
αξιοσημείωτο είναι ότι η αιμορραγική διάθεση βελτιώνεται σε πολύ σημαντικό
βαθμό αμέσως μετά την αιμοκάθαρση.

→ Οι ασθενείς, κατά κύριο λόγο των προχωρημένων σταδίων, διατρέ-
χουν αυξημένο κίνδυνο ανάπτυξης λοιμώξεων. Τούτο οφείλεται στις ανοσο-
λογικές διαταραχές που εκδηλώνονται στους ασθενείς, όπως π.χ. στη μείω-
ση της χημειοταξίας και της φαγοκυτταρικής ικανότητας των ουδετερόφιλων
πολυμορφοπύρηνων κοκκιοκυττάρων, στην καταστολή της λειτουργικότητας
των μονοπύρηνων κυττάρων, κ.λπ.

→ Αποφεύγεται η χορήγηση νεφροτοξικών φαρμάκων όπως
είναι οι παλαιότερων γενεών τετρακυκλίνες και οι αμινογλυκοσίδες, κάποιων

από τα μη στεροειδή αντιφλεγμονώδη (ιδιαίτερα της προποξυφαίνης), και της Β-αμφοτερικίνης (αντιμυκητιασικό), ιδίως όταν οι τιμές της GFR είναι <60.

Η προποφυξαίνη ανήκει στα συνθετικά ναρκωτικά-αναλγητικά, με χημική σύνθεση παρόμοια της μεθαδόνης. Χορηγείται για την καταστολή του ήπιου ή μέσης έντασης πόνου, υποτροπιάζοντος ή σταθερού, οξέως ή χρόνιου χωρίς να επηρεάζει το πυρετικό διάγραμμα.

→ Αν απαιτηθεί χορήγηση αντιμικροβιακής χημειοθεραπείας, ή/και αναλγητικών, η δοσολογία των φαρμάκων που θα χορηγηθούν στον ασθενή, θα πρέπει να προσαρμόζεται ανάλογα με τον βαθμό της νεφρικής ανεπάρκειας. Η προσαρμογή γίνεται: είτε α) με την αραίωση των χρονικών διαστημάτων μεταξύ των χορηγούμενων δόσεων, β) με τη μείωση της ποσότητας του φαρμάκου ανά δόση, αλλά και στο σύνολό τους. Υπάρχουν ειδικοί ενδεικτικοί κατάλογοι, στους οποίους καθορίζεται η δοσολογία των αντιμικροβιακών φαρμάκων σε σχέση με τον βαθμό της νεφρικής ανεπάρκειας, και στους οποίους ο οδοντίατρος μπορεί να ανατρέξει. Αξιοσημείωτο είναι ότι η ρύθμιση των δόσεων ή των χρονικών διαστημάτων των δόσεων επιβάλλεται για κάθε ασθενή στον οποίο παρατηρείται έκπτωση της νεφρικής λειτουργίας σε ποσοστό >50% του φυσιολογικού, δηλαδή στους ασθενείς του 3ου ή υψηλότερου σταδίου. Σωστότερο όμως είναι, η δοσολογία του φαρμάκου που θα συστηθεί, να καθορίζεται μετά από συνεννόηση με τον θεράποντα νεφρολόγο γιατρό.

Επίσης, καλό είναι να αποφεύγεται η χορήγηση φαρμάκων που απεκκρίνονται από τα νεφρά, και να προτιμάται η χορήγηση φαρμάκων που απεκκρίνονται, κατά κύριο λόγο, από τη χολή και το έντερο.

Από τα αντιμικροβιακά χημειοθεραπευτικά φάρμακα κατά κανόνα, επιλέγεται πρώτιστα η κλινταμυκίνη (λινκοζαμίδη) και δευτερευόντως η ερυθρομυκίνη ή κάποια από τις άλλες μακρολίδες, επειδή η απέκκρισή τους από τον οργανισμό γίνεται από τη χολή και το έντερο, και η δοσολογία τους, εκτός πολύ λίγων εξαιρέσεων, δεν τροποποιείται σε σχέση με τη δοσολογία τους σε υγιή άτομα. Επίσης, χωρίς τροποποίηση της δοσολογίας, μπορεί να χορηγηθεί και η μετρονιδαζόλη (5-νιτρο-ιμιδαζόλη), η οποία όμως σπάνια ενδείκνυται για μονοθεραπείες. Προσοχή, απαιτείται και στη χορήγηση αντιερπητικών φαρμάκων (π.χ. της ακυκλοβίρης). Από τα αντιμυκητιασικά φάρμακα, σχετικά ασφαλές θεωρείται η κετοκοναζόλη.

→ Για τον έλεγχο του πόνου, συνήθως συστήνεται η χορήγηση παρακεταμόλης (ακεταμινοφαίνης) όμως, σε τροποποιημένα δοσολογικά σχήματα, ανάλογα με τον βαθμό της νεφρικής ανεπάρκειας του ασθενή. Το μεσοδιάστημα των δόσεων χορήγησης παρακεταμόλης δεν πρέπει να είναι μικρότερο των 4 ωρών για ασθενείς των οποίων η GFR κυμαίνεται μεταξύ 30 και 50, μικρότερο των 6 ωρών για ασθενείς των οποίων η GFR κυμαίνεται μεταξύ 10 και 40, και των 8 ωρών για ασθενείς των οποίων η GFR είναι <10. Ανάλογη είναι και η χορήγηση ασπιρίνης. Όταν όμως η GFR του ασθενή είναι <10 η χορήγηση ασπιρίνης αντενδείκνυται παντελώς. Από τα άλλα μη στεροειδή αντιφλεγμονώδη φάρμακα, ασφαλές θεωρείται η ιβουπροφαίνη η οποία και χορηγείται χωρίς μεταβολή του δοσολογικού σχήματός της.

5º Ανακεφαλαιωτικό QUIZ:

1. Ποια από τα παρακάτω αντιμικροβιακά χημειοθεραπευτικά φάρμακα θεωρείται νεφροτοξικό;
α. Ερυθρομυκίνη
β. Αμπικιλλίνη
γ. Χλωροτετρακυκλίνη
δ. Μετρονιδαζόλη
ε. Κλινταμυκίνη

2. Σε ποιο στάδιο νεφρικής ανεπάρκειας κατατάσσεται ένας ασθενής του οποίου η GFR είναι 45;
α. Στάδιο 2
β. Στάδιο 3
γ. Στάδιο 4

3. Σε ασθενή του σταδίου 3, σε ποιο ποσοστό (σε σχέση με το φυσιολογικό) μειώνεται η νεφρική λειτουργία του;
α. 50%
β. 75%
γ. 90%

4. Σ' έναν ασθενή που υποβάλλεται σε αιμοκάθαρση με τεχνητό νεφρό, και στον οποίο πρέπει να εκτελεσθεί μια οδοντιατρική πράξη, ποια θεωρείται η καλίτερη χρονική στιγμή για την εκτέλεσή της;
α. Κατά τη διάρκεια της αιμοκάθαρσης
β. 2 ώρες μετά το τέλος της αιμοκάθαρσης
γ. 1 ημέρα μετά το τέλος της αιμοκάθαρσης
δ. 3 ημέρες μετά το τέλος της αιμοκάθαρσης

5. Ποια αντιπηκτικά φάρμακα χορηγούνται κατά κανόνα σε ασθενείς που υποβάλλονται σε αιμοκάθαρση με τεχνητό νεφρό;
α. Ηπαρίνη
β. Αντιαιμοπεταλιακά
γ. Κουμαρινικά

6. Σε ασθενή με νεφρική ανεπάρκεια που κατατάσσεται στο 2º στάδιο, και στον οποίο επιβάλλεται η χορήγηση αντιμικροβιακής χημειοθεραπείας, μπορεί να χορηγηθεί κλινταμυκίνη σε δοσολογικό σχήμα παρόμοιο με αυτό που χορηγείται στα υγιή άτομα;
α. Ναι
β. Όχι

7. Σε ασθενή του οποίου η GFR είναι <10, τι από τα παρακάτω ισχύει;

α. Αποφεύγεται παντελώς η χορήγηση παρακεταμόλης

β. Μπορεί να χορηγηθεί παρακεταμόλη κάθε 4 ώρες

γ. Μπορεί να χορηγηθεί παρακεταμόλη κάθε 6 ώρες

δ. Μπορεί να χορηγηθεί παρακεταμόλη κάθε 8 ώρες

ΑΣΘΕΝΕΙΣ ΜΕ ΝΟΣΟΥΣ ΤΟΥ ΜΕΤΑΒΟΛΙΣΜΟΥ ΚΑΙ ΤΩΝ ΕΝΔΟΚΡΙΝΩΝ ΑΔΕΝΩΝ

ΣΑΚΧΑΡΩΔΗΣ ΔΙΑΒΗΤΗΣ

Με τον όρο σακχαρώδης διαβήτης αναφέρονται ορισμένες νόσοι που χαρακτηρίζονται από διαταραχές του μεταβολισμού, οι οποίες οδηγούν σε υπεργλυκαιμία. Η υπεργλυκαιμία μπορεί να οφείλεται: α) σε ολική ή μερική ανεπάρκεια της ινσουλίνης, β) σε αντίσταση των ιστών στη δράση της ινσουλίνης ή γ) και στα δύο. Το αποτέλεσμα της μακροχρόνιας υπεργλυκαιμίας, είναι η καταστροφή οργάνων ή η δυσλειτουργία τους. Για παράδειγμα αναφέρεται ότι σε μία χρόνια υπεργλυκαιμία, μπορεί να συμβούν βλάβες στα νεφρά, στο καρδιοαγγειακό σύστημα, στους οφθαλμούς, κ.λπ.

Ο σακχαρώδης διαβήτης, διακρίνεται στους παρακάτω τέσσερις τύπους:

- *τύπο 1,*
- *τύπο 2,*
- *ειδικούς τύπους, και*
- *κύησης.*

Ο τύπος 1 διακρίνεται σε δύο υπότυπους οι οποίοι είναι ο αυτοάνοσος και ο ιδιοπαθής. Στο παρελθόν ο αυτοάνοσος τύπος 1, ονομάζονταν ινσουλινοεξαρτώμενος ή και νεανικός διαβήτης, ενώ ο ιδιοπαθής, διαβήτης της ώριμης ηλικίας. Ο τύπος 2, ονομάζονταν μη-ινσουλινοεξαρτώμενος και είναι ο τύπος που σχετίζεται κατ' εξοχή, με τις διατροφικές συνήθειες των ασθενών.

Αξιοσημείωτο είναι το γεγονός ότι ως ξεχωριστή νοσολογική οντότητα αναγνωρίζεται και ο **προδιαβήτης.** Στον προδιαβήτη, κατατάσσονται άτομα που παρουσιάζουν αυξημένο κίνδυνο για να εκδηλώσουν στο μέλλον σακχαρώδη διαβήτη. Τα άτομα αυτά δεν πληρούν τα κριτήρια για να τεθεί η διάγνωση της νόσου, αλλά παρουσιάζουν αυξημένα επίπεδα της γλυκόζης του αίματος.

Εργαστηριακά ευρήματα: Για την εργαστηριακή διάγνωση του σακχαρώδη διαβήτη, πρέπει:

- Οι τιμές της γλυκόζης του αίματος, ύστερα από 8ωρη νηστεία να είναι <126 mg/ml. Η εξέταση γίνεται το πρωί, μετά την έγερση του ατόμου από τον νυχτερινό του ύπνο, και οπωσδήποτε πριν από τη λήψη τροφής ή ποτού. Σε περίπτωση που καταγράφονται παθολογικές τιμές, αλλά δεν συνυπάρχει και κλινική σημειολογία της νόσου, απαιτείται επανάληψη της συγκεκριμένης εξέτασης για μία ή περισσότερες φορές. Η διάγνωση τίθεται αν σ' όλες τις επαναλαμβανόμενες μετρήσεις καταγραφούν παθολογικές τιμές. Αν όμως, στο πρώτο δείγμα η τιμή της γλυκόζης είναι >200 mg/ml, η διάγνωση τίθεται με μόνο αυτό το αποτέλεσμα και δεν απαιτείται επανάληψη της εξέτασης.

• Αν οι τιμές της πρώτης εξέτασης είναι οριακές και υπάρχει υπόνοια νόσου, τότε γίνεται η δοκιμασία ανοχής γλυκόζης (καμπύλη σακχάρου). Η δοκιμασία ανοχής γλυκόζης είναι αποκλειστικά διαγνωστική και δεν εφαρμόζεται σε ήδη διαγνωσμένες περιπτώσεις. Στην εν λόγω εξέταση, ύστερα από ολονύκτια νηστεία του ατόμου που εξετάζεται, χορηγούνται per os 75 g γλυκόζης διαλυμένα σε 300 ml νερού. Δύο ώρες μετά, λαμβάνεται δείγμα αίματος και η τιμή της γλυκόζης (μεταγευματικό σάκχαρο), συγκρίνεται με αυτήν από δείγμα αίματος που είχε ληφθεί πριν από τη χορήγηση της γλυκόζης (προγευματικό σάκχαρο). Για να τεθεί η διάγνωση σακχαρώδους διαβήτη, πρέπει η δοκιμασία ανοχής γλυκόζης να χαρακτηριστεί παθολογική. Ως παθολογική χαρακτηρίζεται η δοκιμασία όταν οι τιμές της γλυκόζης στο δεύτερο δείγμα είναι >200 mg/dl. Αν οι τιμές κυμαίνονται μεταξύ 140 mg/dl και 200 mg/dl, δε θεωρείται διαγνωστική, αλλά είναι ενδεικτική για μειωμένη ανοχή γλυκόζης, και συστήνεται επανάληψή της σε απώτερο χρονικό διάστημα.

• Οι τιμές γλυκοζυλιωμένης αιμοσφαιρίνης (HbA_{1c}) να είναι >6,5%. Όμως, για να τεθεί η διάγνωση, θεωρείται απαραίτητο να επιβεβαιωθεί αυτό το αποτέλεσμα και σε δεύτερη εξέταση. Η μέτρηση της HbA_{1c}, χρησιμοποιείται και ως δείκτης της ρύθμισης της νόσου. Όταν οι τιμές της HbA_{1c} είναι <7%, θεωρείται ότι η ρύθμιση του ασθενή για το προηγούμενο δίμηνο ήταν σωστή. Οι υψηλές τιμές HbA_{1c} είναι ενδεικτικές για αρρύθμιστο διαβήτη. Σύμφωνα με την επικρατούσα άποψη, όταν οι τιμές της HbA_{1c} κυμαίνονται από 5,7 έως και 6,5%, πιθανολογείται ότι το άτομο παρουσιάζει προδιαβήτη.

Αξιοσημείωτο είναι ότι υπάρχουν και άλλες πιο ειδικές διαγνωστικές εξετάσεις όπως π.χ. η μέτρηση σακχάρου και οξόνης των ούρων, η μέτρηση της ινσουλίνης, κ.λπ. οι οποίες προτείνονται στους ασθενείς ανάλογα με την περίπτωση, από τους ειδικούς διαβητολόγους γιατρούς.

Οδοντιατρική πράξη

Ο οδοντίατρος, που πρόκειται να εκτελέσει μια οδοντιατρική πράξη σε σακχαροδιαβητικούς ασθενείς, πρέπει να γνωρίζει ότι:

→ Οι οδοντιατρικές πράξεις πρέπει να γίνονται τις πρωινές ώρες και αφού ο ασθενής έχει λάβει ελαφρύ πρόγευμα και τη φαρμακευτική του αγωγή. Αν ο ασθενής δεν έχει λάβει πρόγευμα και έχει λάβει ινσουλίνη, υπάρχει αυξημένος κίνδυνος εκδήλωσης υπογλυκαιμικής κρίσης. Για τους ασθενείς που λαμβάνουν ινσουλίνη, η χρονική στιγμή της οδοντιατρικής πράξης δεν πρέπει να συμπίπτει με τη χρονική στιγμή της μεγαλύτερης δράσης της ινσουλίνης, επειδή αυτή η περίοδος είναι η περίοδος του μεγαλύτερου κινδύνου για εκδήλωση υπογλυκαιμικής κρίσης.

→ Οι οδοντιατρικές πράξεις πρέπει να προγραμματίζονται έτσι, ώστε να μη διαταράσσουν τον προγραμματισμό της λήψης των επόμενων γευμάτων του ασθενή. Επιβάλλεται δηλαδή ο ασθενής να λάβει το επόμενο γεύμα του στην προκαθορισμένη ώρα.

→ Πριν την επέμβαση, πρέπει να μετριέται η γλυκόζη του αίματος. Όταν η τιμή της είναι <80 mg/dl ο ασθενής θα πρέπει να λάβει μικρή ποσότητα υδατανθράκων (π.χ. λίγη ζάχαρη, χυμό φρούτων, μικρό κομμάτι σοκολάτας, κ.λπ.) ώστε να επιτευχθεί άνοδος της τιμής και ως εκ τούτου να μειωθεί ο κίνδυνος εκδήλωσης υπογλυκαιμικής κρίσης. Επίπεδα γλυκόζης μεταξύ 61 mg/dl και 80 mg/dl, ισοδυναμούν με ήπια υπογλυκαιμία, μεταξύ 41 mg/dl και 60 mg/dl, με μέτριας σοβαρότητας υπογλυκαιμία, και <40 mg/dl με σοβαρή υπογλυκαιμία. Αν η τιμή είναι εξαιρετικά αυξημένη, θα πρέπει να σταθμισθεί η περίπτωση αναβολής της επέμβασης.

Υπάρχουν μικρού μεγέθους φορητές ηλεκτρονικές συσκευές, με τη βοήθεια των οποίων ένας ασθενής ελέγχει άμεσα, μέσα σε 1 λεπτό της ώρας, τα επίπεδα της γλυκόζης του αίματός του. Οι συσκευές αυτές ονομάζονται μετρητές σακχάρου. Μετά από νύξη με σκαρφισμό της ραγάδας ενός δακτύλου του ασθενή, εμφανίζεται μια σταγόνα τριχοειδικού αίματος την οποία τοποθετεί σε ειδική ταινία της συσκευής. Αυτόματα η συσκευή καταγράφει τη τιμή του σακχάρου την οποία και παρουσιάζει σε οθόνη (Εικ. 46). Αξιοσημείωτο είναι το γεγονός ότι τα αποτελέσματα των μετρητών σακχάρου δε συμπίπτουν με αυτά που γίνονται με τις δοκιμασίες στα μικροβιολογικά εργαστήρια. Τούτο οφείλεται στο ότι με τις συσκευές σακχάρου λαμβάνεται τριχοειδικό και όχι φλεβικό αίμα. Παρ' όλα αυτά οι τιμές είναι σχετικά ενδεικτικές.

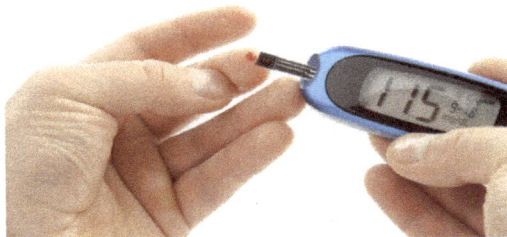

Εικόνα 46. Μέτρηση σακχάρου με μικρού μεγέθους ειδική ηλεκτρονική συσκευή. Ο ασθενής τοποθετεί μια σταγόνα τριχοειδικού αίματος σε ταινία της συσκευής και αυτόματα στην οθόνη της καταγράφεται, η τιμή του σακχάρου.

Πριν την επέμβαση απαιτείται η λήψη της αρτηριακής πίεσης, επειδή ο σακχαρώδης διαβήτης, μπορεί να προκαλέσει αρτηριακή υπέρταση. Τα σχετικά με την αντιμετώπιση του υπερτασικού ασθενή, περιγράφηκαν ήδη στο κεφάλαιο «Ασθενείς με νόσους του καρδιαγγειακού συστήματος – Αρτηριακή υπέρταση».

→ Πριν την έναρξη της συνεδρίας πρέπει να αφαιρεί από το στόμα του ασθενή οποιαδήποτε τυχόν υπάρχουσα κινητή προσθετική εργασία, ώστε αν τυχόν εκδηλωθεί υπογλυκαιμική κρίση, να μην υπάρχει πιθανότητα παρακώλησης της αναπνοής του.

→ Στους ασθενείς με καλά ρυθμισμένη νόσο, η χορήγηση τοπικής αναισθησίας δε διαφέρει από αυτή στα υγιή άτομα. Αντίθετα, σε σακχαροδιαβητικούς ασθενείς με αρτηριακή υπέρταση ή ιστορικό πρόσφατου εμφράγματος του μυοκαρδίου ή με καρδιακές αρρυθμίες ή σε ασθενείς που έχουν εκδηλώσει επιπλοκές από τη νόσο, θα πρέπει να αποφεύγεται η χορήγηση περισσότερων των δύο φυσίγγων που περιέχουν αδρεναλίνη σε πυκνότητα 1/100.000. Μάλιστα, σε περίπτωση που πρόκειται να εκτελεστεί στελεχιαία αναισθησία, απαιτείται ιδιαίτερη προσοχή, καθώς πρέπει να αποφεύγεται η ενδαγγειακή ένεση αναισθητικού που περιέχει και αδρεναλίνη. Τούτο επιβάλλει την εκτέλεση της δοκιμασίας αναρρόφησης, πριν από την ένεση του αναισθητικού.

→ Κατά τη διάρκεια της επέμβασης μπορεί να προκληθεί αιμορραγία, ιδιαίτερα σε ασθενείς που έχουν επιπλακεί με διαβητική νεφροπάθεια λόγω πιθανής θρομβοπάθειας, και σε ασθενείς που για τη θεραπεία τους λαμβάνουν σουλφονυλουρίες, λόγω πιθανής θρομβοπενίας. Επίσης, σε ασθενείς που έχουν επιπλακεί με διαβητική αμφιβληστροειδοπάθεια και αρτηριακή υπέρταση, παρουσιάζεται αυξημένος κίνδυνος αιμορραγίας υαλοειδούς.

Τα από του στόματος αντιδιαβητικά φάρμακα που λαμβάνουν οι ασθενείς με σακχαρώδη διαβήτη τύπου 2, κατατάσσονται στις παρακάτω ομάδες:
α) οι σουλφονυλουρίες που διαγείρουν την έκκριση της ινσουλίνης. Σήμερα στο εμπόριο κυκλοφορούν σουλφονυλουρίες δεύτερης γενιάς (γλιβενκλαμίδη, γλικλαζίδη και γλιπιζίδη), και τρίτης γενιάς (γλυμεπιρίδη), β) οι μεγλιτινίδες που δρουν όπως οι σουλφονυλουρίες, γ) οι διγουανίδες, δ) γλυταζόνες, ε) αναστολείς γλυκοσιδασών, στ) αναστολείς λιπασών και ζ) ινκρετινομιμητικά.

→ Οι λοιμώξεις είναι ένα σοβαρό πρόβλημα, επειδή αφενός μπορεί να απορρυθμίσουν έναν καλά ρυθμισμένο διαβήτη και αφετέρου επειδή αποτελούν μια συχνή επιπλοκή μιας χειρουργικής πράξης. Η προδιάθεση για την ανάπτυξη λοιμώξεων στους ασθενείς αυτούς οφείλεται σε διαταραχές που συμβαίνουν στο 1ο και 2ο επίπεδο άμυνας του οργανισμού (λέπτυνση του βλεννογόνου και του δέρματος, μείωση των εκκρίσεων που περιέχουν αντιμικροβιακές ουσίες, διαταραχή στη χημειοταξία, διαταραχές της φαγοκυττάρωσης, διαταραχές στη λειτουργία των ΝΚ κυττάρων, κ.λπ.). Υπολογίζεται ότι όταν οι τιμές της γλυκόζης κυμαίνονται από 200 mg/dl έως 220 mg/dl, ο κίνδυνος ανάπτυξης λοιμώξεων, αυξάνεται κατά 2,7 έως 3 φορές σε σχέση με τα άτομα στα οποία η γλυκόζη του αίματός τους κυμαίνεται σε φυσιολογικά επίπεδα. Ορισμένοι συγγραφείς υποστηρίζουν ότι όταν οι τιμές της γλυκόζης είναι >230 mg/dl, ο κίνδυνος εκδήλωσης μετεγχειρητικής λοίμωξης αυξάνει κατά 80%.

Εξαιτίας του κινδύνου των λοιμώξεων, απαιτείται πριν από την οδοντιατρική πράξη, η θεραπεία οποιασδήποτε τυχόν προϋπάρχουσας εγκατεστημένης λοίμωξης. Επίσης, πριν την έναρξη της επέμβασης απαιτείται βελτίωση της στοματικής υγιεινής και η λήψη όλων των προληπτικών μέτρων που απαιτούνται για την αποφυγή της ανάπτυξης των λοιμώξεων, όπως π.χ. είναι η εκτέλεση στοματόπλυσης με διάλυμα χλωρεξιδίνης ή άλλο αντισηπτικό διάλυμα. Κατά κανόνα, η χορήγηση αντιμικροβιακής χημειοπροφύλαξης δε θεωρείται αναγκαία πράξη. Κατ' εξαίρεση μπορεί να χορηγηθεί αντιμικροβιακή χημειοπροφύλαξη σε ασθενείς με αρρύθμιστο σακχαρώδη διαβήτη. Στις περιπτώσεις αυτές, εμπειρικά, συνήθως επιλέγεται η χορήγηση κάποιας β-λακτάμης (συνήθως αμοξυκιλλίνης ή αμπικιλλίνης) ή της κλινταμυκίνης (λινκοζαμίδη). Επίσης, μπορεί να χορηγηθεί αντιμικροβιακή χημειοθεραπεία σε επιλεγμένες περιπτώσεις όπως π.χ. σε ασθενείς με πολύ αυξημένες τιμές γλυκόζης ή σε ασθενείς που υποβλήθηκαν σε εκτεταμένες και μεγάλης χρονικής διάρκειας χειρουργικές πράξεις, κ.λπ.

Τέλος, είναι σημαντικό, μετά από εξαγωγές ή άλλες χειρουργικές πράξεις να μην παραμένουν οστικές ακίδες οι οποίες τραυματίζουν τον υπερκείμενο βλεννογόνο ή/και τους παρακείμενους ιστούς. Οι τραυματισμοί ευνοούν την ανάπτυξη μετεγχειρητικών λοιμώξεων και προκαλούν έντονο πόνο.

→ Μπορεί, ιδίως σε ασθενείς με αρρύθμιστο σακχαρώδη διαβήτη, ύστερα από κάποια χειρουργική πράξη, να παρατηρηθεί **καθυστέρηση της επούλωσης** των ιστών. Η καθυστέρηση της επούλωσης αποδίδεται σε μείωση του ρυθμού νεοαγγείωσης της περιοχής, ενώ υπάρχουν ενδείξεις μείωσης και στη σύνθεση του κολλαγόνου, στην επιθηλιοποίηση του τραύματος, κ.λπ.

→ Για τον έλεγχο του πόνου αντενδείκνυται η χορήγηση ασπιρίνης και μη στεροειδών αντιφλεγμονωδών φαρμάκων, επειδή μπορεί να προκαλέσουν υπογλυκαιμία, ιδιαίτερα σε ασθενείς με αρρύθμιστο σακχαρώδη διαβήτη και σε ασθενείς που για τη θεραπεία τους λαμβάνουν σουλφονυλουρίες ή ινσουλίνη. Στο σημείο αυτό θεωρείται σκόπιμο να τονιστεί ότι οι ασθενείς που λαμβάνουν σουλφονυλουρίες, συγχρόνως με β-αποκλειστές για συνυπάρχουσα καρδιαγγειακή νόσο, παρουσιάζουν επίσης αυξημένο κίνδυνο εκδήλωσης υπογλυκαιμίας.

→ Ένα πρόβλημα που μπορεί να επηρεάσει την επιλογή των οδοντιατρικών πράξεων στους σακχαροδιαβητικούς ασθενείς είναι η **υποσιαλία και η ξηροστομία**, που αποτελεί κλινική εκδήλωση της νόσου. Η ξηροστομία επιφέρει αλλαγές στην ποιοτική και ποσοτική σύνθεση της χλωρίδας του στόματος και ενοχοποιείται για πολυτερηδονισμό, ή/και εκδήλωση ή επιδείνωση εγκατεστημένης νόσου του περιοδοντίου. Για παράδειγμα αναφέρεται ότι λόγω του κινδύνου του πολυτερηδονισμού, αντί μεγάλων εμφράξεων μπορεί ο οδοντίατρος να επιλέξει την κατασκευή στεφανών. Επίσης, λόγω του κινδύνου επιδείνωσης εγκατεστημένης νόσου του περιοδοντίου, να επιλέξει την εξαγωγή ενός δοντιού και όχι η περιοδοντική θεραπεία του.

→ Ο μεγαλύτερος και ο πιο συχνός κίνδυνος, είναι η εκδήλωση **υπογλυκαιμικής κρίσης**. Συνήθως μια υπογλυκαιμική κρίση, εκδηλώνεται όταν οι τιμές της γλυκόζης κυμαίνονται σε επίπεδα <55 mg/dl. Για την αντιμετώπιση μιας τέτοιας κρίσης:

♦ Σε ασθενείς που έχουν τις αισθήσεις τους, χορηγούνται αμέσως, σε per os λήψη, 15-20 g υδατανθράκων (π.χ. απλή ζάχαρη, χυμός φρούτων, μέλι, σοκολάτα, κ.λπ.) με αποτέλεσμα την ανάταξη της υπογλυκαιμίας μέσα στα επόμενα 15-20 λεπτά της ώρας. Φυσικά, η οδοντιατρική πράξη σταματά άμεσα, και ο ασθενής τοποθετείται σε ύπτια θέση.

♦ Σε ασθενείς που έχουν χάσει τις αισθήσεις τους, χορηγούνται ενδοφλέβια 20 ml διαλύματος δεξτρόζης 35%, ή 1 mg γλουκαγόνου, σε υποδόρια ή ενδομυϊκή χορήγηση. Αυτονόητο είναι ότι σταματά κάθε οδοντιατρική πράξη, ο ασθενής τοποθετείται σε ύπτια θέση και καλείται ειδικός διαβητολόγος γιατρός, αν αυτός δεν παρευρίσκεται στον χώρο, ή ασθενοφόρο για τη μεταγωγή του ασθενή σε εφημερεύουσα νοσηλευτική μονάδα, αν η οδοντιατρική πράξη γίνεται εκτός νοσοκομειακού περιβάλλοντος.

Το γλουκαγόνο ή γλυκαγόνη, είναι ορμόνη που παράγεται στο πάγκρεας και η κύρια δράση της οποίας είναι η διάσπαση του γλυκογόνου του ήπατος, γεγονός που οδηγεί στην αύξηση του σακχάρου του αίματος.

→ Η εκδήλωση υπεργλυκαιμικής κρίσης είναι ιδιαίτερα σπάνιο γεγονός.

ΟΣΤΕΟΠΟΡΩΣΗ

Ως οστεοπόρωση χαρακτηρίζεται η χρόνια εξελισσόμενη νόσος του μεταβολισμού των οστών, στην οποία παρατηρείται μείωση της οστικής πυκνότητας **(Εικ. 47).**
Τα αίτια της οστεοπόρωσης μπορεί να είναι πρωτοπαθή ή δευτεροπαθή. Στα πρωτοπαθή αίτια περιλαμβάνονται οι ιδιοπαθείς περιπτώσεις (άγνωστης αιτιολογίας), οι περιπτώσεις που εκδηλώνονται εξαιτίας της γήρανσης, και οι περιπτώσεις που εκδηλώνονται στις γυναίκες μετά την εμμηνόπαυση (μεταεμμηνοπαυσιακή οστεοπόρωση). Στα δευτεροπαθή περιλαμβάνονται οι περιπτώσεις που οφείλονται σε κάποια υποκείμενη νόσο (δρεπανοκυτταρική νόσος, πολλαπούν μυέλωμα, υπερπαραθυρεοειδισμός, κ.λπ.), στη λήψη φαρμάκων (μακροχρόνια λήψη κορτικοστεροειδών, αντιεπιληπτικών, μεθοτρεξάτης, κ.λπ.), στον αλκοολισμό, στη μη σωματική άσκηση, στη χρόνια ανεπαρκή πρόσληψη ασβεστίου, κ.ά.

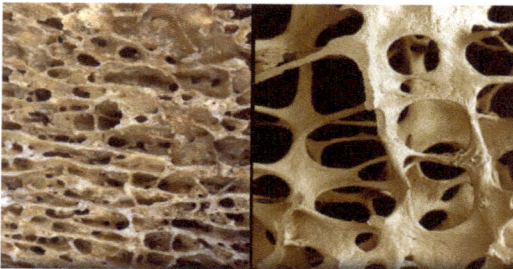

Εικόνα 47. Συγκριτική απεικόνιση σε ηλεκτρονικά μικροφωτογραφήματα φυσιολογικού και οστεοπορωτικού οστού. Στο οστεοπορωτικό οστό είναι εμφανής η μείωση της οστικής πυκνότητας που συνοδεύεται και από διαταραχή της αρχιτεκτονικής δομής του.

Εργαστηριακά ευρήματα: Στην εξέταση του περιφερικού φλεβικού αίματος, οι τιμές της αλκααλικής φωσφατάσης (ALP Φ.Τ. 30-120 U/l), του ασβεστίου (Φ.Τ. 9-11 mg/dl) και του φωσφόρου (Φ.Τ. 2,5-4,5 mg/dl) κυμαίνονται εντός των φυσιολογικών ορίων. Σημαντική βοήθεια στη διάγνωση προσφέρει η ακτινολογία. Όμως οι πιο εξειδικευμένες μετρήσεις περιλαμβάνουν τη μέθοδο DEXA (διπλή φωτονιακή απορροφησιομέτρηση με ακτίνες Χ) και την υπολογιστική τομογραφία.

Οδοντιατρική πράξη

Ο οδοντίατρος που θα εκτελέσει μια οδοντιατρική πράξη σ' έναν οστεοπορωτικό ασθενή πρέπει να γνωρίζει ότι:
→ Η εκτέλεση των χειρουργικών πράξεων, ιδιαίτερα σε ασθενείς με οστεοπόρωση (T-score ≤ -2,5), πρέπει να γίνεται με σχετικά ήπιους χειρισμούς,

αποφεύγοντας την άσκηση έντονων δυνάμεων. Επίσης, πρέπει να αποφεύγονται και οι εκτεταμένες οστικές εκτομές. Τούτο επειδή στους ασθενείς παρουσιάζεται μείωση της οστικής πυκνότητας, γεγονός που προδιαθέτει σε κατάγματα. Πρέπει όμως να τονισθεί ότι συνήθως οι εξαγωγές σ' αυτούς τους ασθενείς, ακριβώς λόγω της μείωσης της οστικής πυκνότητας, είναι πιο εύκολες και λιγότερο τραυματικές από ότι οι εξαγωγές στους υγιείς.

T-score είναι οι σταθερές αποκλίσεις που απέχει η τιμή του εξεταζομένου από την κορυφαία οστική πυκνότητα των ατόμων του ιδίου φύλου. Στα υγιή άτομα: T-score ≤ -1, στην οστεοπενία: -1 > T-score > -2,5, στην οστεοπόρωση: T-score ≤ -2,5, και στην προχωρημένη οστεοπόρωση: T-score ≤ -2,5 και ένα τουλάχιστον κάταγμα.

→ Πολλοί ασθενείς, για θεραπευτικούς λόγους λαμβάνουν διφωσφονικά φάρμακα ή άλλα αντιοστεοπενικά φάρμακα. Είναι γνωστό ότι ασθενείς που λαμβάνουν διφωσφονικά φάρμακα, παρουσιάζουν τον κίνδυνο εκδήλωσης οστεονέκρωσης των γνάθων. Μάλιστα, ο κίνδυνος αυτός είναι μεγαλύτερος σε περιπτώσεις μακροχρόνιας λήψης των φαρμάκων, χωρίς όμως τούτο να σημαίνει ότι ο κίνδυνος δεν είναι υπαρκτός ακόμη και για βραχυχρόνιες θεραπείες. Αξιοσημείωτο είναι ότι σε μεγαλύτερη ποσοστιαία αναλογία, η οστεονέκρωση των γνάθων εκδηλώνεται σε άτομα που λαμβάνουν τα διφωσφονικά φάρμακα με ενδοφλέβια και όχι με per os λήψη, που συνήθως ενδείκνυται για τους οστεοπορωτικούς ασθενείς. Παρ' όλα αυτά υπάρχουν και περιπτώσεις εκδήλωσης οστεονέκρωσης των γνάθων και με per os λήψη των φαρμάκων. Σε περίπτωση που ένας ασθενής λαμβάνει διφωσφονικά φάρμακα και χρειασθεί να υποστεί μια οδοντιατρική πράξη, πρέπει: α) να ενημερωθεί για τον κίνδυνο εκδήλωσης της οστεονέκρωσης και να αναλάβει ο ίδιος την ευθύνη, αφού προηγουμένως ενημερωθεί για την αναγκαιότητα εκτέλεσης της οδοντιατρικής πράξης, και β) να ενημερωθεί ο θεράπων γιατρός, ο οποίος θα αποφασίσει για τη διακοπή ή τη μη διακοπή της θεραπείας. Αν, και μέχρι στιγμής τουλάχιστον, δεν υπάρχουν γενικά αποδεκτές κατευθυντήριες οδηγίες για τη διαχείριση αυτών των ασθενών, συνήθως προτείνεται η εκτέλεση της οδοντιατρικής πράξης (ιδίως χειρουργικών πράξεων), αφού διακοπεί η λήψη των διφωσφονικών φαρμάκων, πριν από ένα τρίμηνο. Η επανέναρξη χορήγησης των φαρμάκων, συνήθως αρχίζει μετά από 2-3 μήνες μετά την επέμβαση. Εν τούτοις, ούτε η τήρηση των παραπάνω οδηγιών εξασφαλίζει την αποφυγή της εκδήλωσης της οστεονέκρωσης. Απλά, περιορίζει τις πιθανότητες εκδήλωσής της.

Για την πρόβλεψη εκδήλωσης οστεονέκρωσης προτάθηκε και εφαρμόζεται σε περιορισμένη κλίμακα (επειδή δε θεωρείται ιδιαίτερα αξιόπιστη), η δοκιμασία CTX. Η συγκεκριμένη δοκιμασία βασίζεται στη μέτρηση των επιπέδων του πεπτιδίου CTX (που είναι δομικό στοιχείο των οστών και σχετίζεται άμεσα με τον οστικό καταβολισμό), στον ορό του αίματος των ασθενών. Έτσι:

♦ Όταν η ανιχνεύσιμη ποσότητα του CTX είναι <100 pg/ml, ο κίνδυνος για εκδήλωση οστεονέκρωσης θεωρείται μεγάλος,

♦ Όταν η ανιχνεύσιμη ποσότητα του CTX είναι 100-150 pg/ml, ο κίνδυνος για εκδήλωση οστεονέκρωσης θεωρείται μέτριος, και

♦ Όταν η ανιχνεύσιμη ποσότητα του CTX είναι >150 pg/ml, ο κίνδυνος για εκδήλωση οστεονέκρωσης θεωρείται μικρός.

ΠΡΩΤΟΠΑΘΗΣ ΑΝΕΠΑΡΚΕΙΑ ΤΟΥ ΦΛΟΙΟΥ ΤΩΝ ΕΠΙΝΕΦΡΙΔΙΩΝ Ή ΝΟΣΟΣ ΤΟΥ ADDISON

Η πρωτοπαθής ανεπάρκεια του φλοιού των επινεφριδίων προκύπτει από την κατα-στροφή του φλοιού των επινεφριδίων, το αποτέλεσμα της οποίας είναι η αδυναμία του φλοιού να παράγει τις στεροειδείς ορμόνες που φυσιολογικά παράγει **(Εικ. 48)**.

Κατά κύριο λόγο, είναι αυτοάνοσης αιτιολογίας, αλλά δευτερευόντως οφεί-λεται στη φυματίωση και σε άλλα πιο σπάνια αίτια όπως π.χ. την αμυλοείδωση, την HIV-λοίμωξη, σε συστηματικές μυκητιάσεις, σε μεταστατικά κακοήθη νεοπλάσματα, κ.ά.

Εργαστηριακή ευρήματα: Στις αιματολογικές και βιοχημικές εξετάσεις του περιφερικού φλεβικού αίματος, συχνά καταγράφεται αναιμία, ουδετεροπενία, λεμ-φοκυττάρωση και ηωσινοφιλία. Επίσης, παρατηρείται μείωση του νατρίου, αύξηση

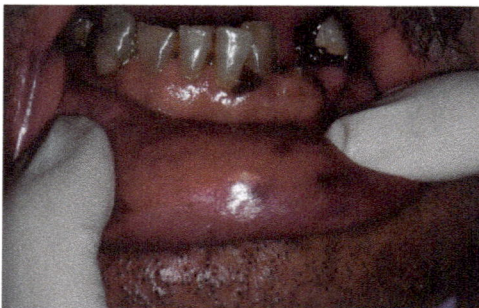

Εικόνα 48. Χαρακτηριστικό κλινικό εύρημα στην πρωτοπαθή ανεπάρκεια του φλοιού των επινεφριδίων ή νόσου του Addison, είναι η μελάγχρωση του δέρματος και των βλεννογόνων. Στην ει-κόνα αυτή απεικονίζεται ενδοστοματική μελάγχρωση σε ασθενή που έπασχε από πρωτοπαθή ανεπάρκεια του φλοιού των επινεφριδίων.

του καλίου, ενώ η γλυκόζη μπορεί να είναι μειωμένη. Αν η νόσος είναι αυτοάνοσης αιτιολογίας, τότε ανιχνεύονται και αυτοαντισώματα έναντι του ενζύμου 21-υδρο-ξυλάση.

Βασική διαγνωστική εξέταση είναι η μέτρηση της κορτιζόλης και της φλοιο-τρόπου ορμόνης (ACTH) στο πλάσμα του αίματος του ασθενή. Υπενθυμίζεται ότι η ACTH η οποία παράγεται στην υπόφυση, ρυθμίζει την έκκριση των ορμονών που παράγονται στο φλοιό των επινεφριδίων. Για την εξέταση η αιμοληψία πρέπει γί-νεται τις πρώτες πρωινές ώρες (8-9 π.μ.). Σε περιπτώσεις που η αιμοληψία γίνεται σε άλλη ώρα, οι φυσιολογικές τιμές δεν ταυτίζονται με αυτές των πρωινών ωρών.

Στην πρωτοπαθή ανεπάρκεια του φλοιού των επινεφριδίων οι τιμές της κορ-τιζόλης βρίσκονται μειωμένες (Φ.Τ. 7-26 μgr/100 ml) και της ACTH πολύ αυξημένες (Φ.Τ. 10-80 ng/l).

Άλλη μία βασική διαγνωστική εξέταση είναι η δοκιμασία διέγερσης μετά από ενδοφλέβια χορήγηση συνθετικής ACTH. Στην εν λόγω εξέταση μετρείται η κορτι-ζόλη του ορού, σε δείγματα αίματος πριν τη χορήγηση της συνθετικής ACTH, μετά πάροδο 30 λεπτών της ώρας και μετά πάροδο 60 λεπτών της ώρας. Σε περίπτωση νόσου, η κορτιζόλη του ορού δεν αυξάνει και οι τιμές τους παραμένουν σταθερά χαμηλές (<5 μg/dl), ενώ σε υγιή άτομα αυξάνονται (>30 μg/dl). Μια παραλλαγή της

μεθόδου γίνεται με την ενδομυϊκή χορήγηση συνθετικής ΑCTH. Στην εν λόγω πα-
ραλλαγή μετριέται η συγκέντρωση κοτιζόλης σε 5 δείγματα που λαμβάνονται με
μεσοδιαστήματα 1 ώρας.

Άλλες πιο ειδικές εξετάσεις που παραγγέλλει ο ενδοκρινολόγος είναι οι δοκι-
μασίες δεξαμεθαζόνης, CRH, κ.ά.

Οδοντιατρική πράξη

Ο οδοντίατρος που πρόκειται να εκτελέσει μια οδοντιατρική πράξη, σε ασθενείς με
πρωτοπαθή ανεπάρκεια του φλοιού των επινεφριδίων, πρέπει να γνωρίζει ότι:

→ Ο ασθενής πρέπει να προσέρχεται στη συνεδρία χωρίς να έχει δι-
ακόψει τη φαρμακευτική του αγωγή. Επίσης, είναι σημαντικό πριν την
επέμβαση, να έχει ενημερωθεί ο θεράπων γιατρός του, ο οποίος μπορεί και
να τροποποιήσει το θεραπευτικό σχήμα που δέχεται ο ασθενής. Κατά κανόνα,
για τις απλές οδοντιατρικές πράξεις δεν τροποποιείται το θεραπευτικό σχήμα.
Όμως, σε περιπτώσεις που πρόκειται να εκτελεσθούν σχετικά μικρές χειρουρ-
γικές πράξεις, συνήθως ο θεράπων γιατρός προτείνει την προεγχειρητική χο-
ρήγηση 25 mg υδροκορτιζόνης. Σε περιπτώσεις μέσης βαρύτητας χειρουργικών
πράξεων συστήνεται η προεγχειρητική χορήγηση 50-75 mg υδροκορτιζόνης,
αλλά και η χορήγηση ίσης ποσότητας υδροκορτιζόνης και μία ημέρα μετά την
επέμβαση. Σε μεγάλης βαρύτητας και εκτεταμένες χειρουργικές πράξεις (π.χ.
γναθοχειρουργικές) συστήνεται η ενδοφλέβια χορήγηση 50 mg υδροκορτιζόνης,
κάθε 8 ώρες, για χρονική διάρκεια 2-3 ημερών, πριν την προεγχειρητική δόση
που είναι 100-150 mg και χορηγείται λίγο πριν την επέμβαση. Στη συνέχεια,
χορηγείται ίση ποσότητα υδροκορτιζόνης για 2-3 ημέρες μετά την επέμβαση.

Επίσης, είναι σημαντικό ο ασθενής, την προηγούμενη της επέμβασης νύχτα,
να μη λάβει βαρβιτουρικά (υπνωτικά), επειδή τα βαρβιτουρικά αυξάνουν τον μετα-
βολισμό των κορτικοστεροειδών, μειώνοντας μ' αυτό τον τρόπο τις συγκεντρώσεις
τους στο αίμα, γεγονός που προδιαθέτει στην εκδήλωση μιας οξείας επινεφριδικής
κρίσης.

→ Κατά τη τοποθέτηση του ασθενή στην οδοντιατρική έδρα, πρέπει να
επιλέγεται η ημικλινής θέση και να αποφεύγεται η ύπτια θέση.

→ Πριν από την έναρξη της συνεδρίας, πρέπει να αφαιρείται από το
στόμα του ασθενή οποιαδήποτε τυχόν υπάρχουσα κινητή προσθετική εργασία
ώστε σε περίπτωση εκδήλωσης κρίσης, να μην υπάρξει πιθανότητα να απο-
φραχθούν οι αεραγωγοί και να παρακωλυθεί η αναπνευστική λειτουργία του
ασθενή.

→ Είναι σημαντικό ο ασθενής να μη διακατέχεται από φοβίες
και άγχος. Στη συγκεκριμένη νόσο παρατηρείται αδυναμία του οργανισμού να
αντιμετωπίσει φοβίες και άγχος. Έτσι, οι φοβίες και το άγχος, ιδίως σε αδιάγνω-
στες ή μη ρυθμισμένες περιπτώσεις, μπορεί να πυροδοτήσουν την εκδήλωση
μιας οξείας επινεφριδικής κρίσης. Για να καταπολεμηθούν λοιπόν οι φοβίες και
το άγχος, ο ασθενής πρέπει να αισθάνεται άνετα. Σε τούτο συμβάλουν τα ευρύ-
χωρα ρούχα και πρέπει, τα διάφορα ενδυματολογικά εξαρτήματα (π.χ. ζώνες,
στηθόδεσμοι, γραβάτα, κ.λπ.) να μην ασκούν σωματική πίεση. Επίσης, πρέπει

πριν, και κατά τη διάρκεια της οδοντιατρικής συνεδρίας, ο οδοντίατρος να ενθαρρύνει και να καθησυχάζει τον ασθενή, σχετικά με την πρόοδο της οδοντιατρικής πράξης. Στους ασθενείς, πριν την προσέλευση τους στο οδοντιατρείο, μπορεί να χορηγηθούν και per os μικρές δόσεις λοραζεπάμης (1-4 mg) ή διαζεπάμης (2-10 mg).

→ Πρέπει ο ασθενής, κατά τη διάρκεια των οδοντιατρικών πράξεων, να μην πονά. Είναι γνωστό ότι ο πόνος επιτείνει τις φοβίες και το άγχος. Στα πλαίσια αυτού του κανόνα, επιβάλλεται η αναισθησία να έχει βάθος. Η χορήγηση αδρεναλίνης θεωρείται αποδεκτή και μπορεί να χορηγηθεί, σε πυκνότητα 1/100.000. Επίσης, επιτρέπεται και η χρήση περισσότερων της μίας φυσίγγων.

Η γενική αναισθησία πρέπει να αποφεύγεται, επειδή κατά τη διάρκειά της, απαιτούνται μεγαλύτερες ποσότητες κορτικοστεροειδών. Έτσι, σε περίπτωση πρωτοπαθούς ανεπάρκειας των επινεφριδίων, θα μπορούσε να πυροδοτηθεί η εκδήλωση μίας οξείας επινεφριδικής κρίσης. Όμως, όταν η εκτέλεσή της κρίνεται αναγκαία, μετά από κατάλληλη προετοιμασία από τον θεράποντα γιατρό και παρακολούθηση του ασθενή, μπορεί να χορηγηθεί.

Τέλος, ο πόνος θα πρέπει να ελέγχεται και μετεγχειρητικά, με τη χορήγηση μη στεροειδών αντιφλεγμονωδών φαρμάκων, για τα οποία δεν υπάρχουν αντενδείξεις χορήγησης κάποιας συγκεκριμένης ομάδας.

→ Πολλοί ασθενείς, ως θεραπεία υποκατάστασης, λαμβάνουν για μεγάλο χρονικό διάστημα κορτικοστεροειδή φάρμακα. Τούτο έχει ως αποτέλεσμα τη μείωση της οστικής πυκνότητας πολλών οστών, μεταξύ των οποίων και οι γνάθοι. Το γεγονός αυτό επιβάλλει, η εκτέλεση οδοντιατρικών πράξεων να γίνεται με σχετικά ήπιους χειρισμούς, αποφεύγοντας την άσκηση έντονων δυνάμεων ώστε να αποφευχθούν πιθανά κατάγματα των γνάθων. Βέβαια, πρέπει να τονισθεί ότι συνήθως οι εξαγωγές σ' αυτούς τους ασθενείς, ακριβώς λόγω της μείωσης της οστικής πυκνότητας, είναι πιο εύκολες και λιγότερο τραυματικές από ότι οι εξαγωγές στους υγιείς.

Επίσης, η μακροχρόνια λήψη κορτικοστεροειδών, μπορεί να προκαλέσει και επιβράδυνση της επούλωσης των χειρουργικών τραυμάτων.

→ Πριν, κατά, αλλά και περίπου 8 ώρες μετά την εκτέλεση των οδοντιατρικών πράξεων, ιδίως όταν πρόκειται για χειρουργικές πράξεις, επιβάλλεται η μέτρηση της αρτηριακής πίεσης. Ιδιαίτερη προσοχή και ιατρική βοήθεια απαιτείται όταν καταμετρηθούν τιμές συστολικής πίεσης <100 mm Hg και διαστολικής <60 mm Hg.

→ Κατά τη διάρκεια της οδοντιατρικής πράξης, κατά κύριο λόγο σε αρρύθμιστες περιπτώσεις ή σε ασθενείς που παραμελούν τη θεραπεία τους, μπορεί να εκδηλωθεί οξεία επινεφριδική κρίση (ή οξεία ανεπάρκεια του φλοιού των επινεφριδίων). Η κρίση εκδηλώνεται ως καταπληξία και ο ασθενής πολύ σύντομα μπορεί να χάσει την επαφή του με το περιβάλλον. Για την αντιμετώπισή της απαιτείται άμεσα η ενδοφλέβια χορήγηση 100-300 mg υδροκορτιζόνης, και διαλύματος χλωριούχου νατρίου και δεξτρόζης 5% (διάλυμα Ringer). Δεν απαιτείται άμεση χορήγηση αλατοκορτικοειδών επειδή η δόση της υδροκορτιζόνης παρουσιάζει και αλατοκορτικοειδή δράση. Επίσης, μπορεί να χορηγηθούν 0.5 ml διαλύματος αδρεναλίνης, σε πυκνότητα 1/1.000. Αυτονόητο είναι ότι σταματά κάθε οδοντιατρική πράξη, και καλείται επειγόντως ο ειδικός γιατρός, αν αυτός δεν παρευρίσκεται στον χώρο, ή ασθενοφόρο για τη μεταγωγή του ασθενή σε εφημερεύουσα νοσηλευτική μονάδα, αν η οδοντιατρική πράξη γίνεται εκτός νοσοκομειακού περιβάλλοντος.

ΥΠΕΡΘΥΡΕΟΕΙΔΙΣΜΟΣ ΚΑΙ ΘΥΡΕΟΤΟΞΙΚΩΣΗ

Με τον όρο υπερθυρεοειδισμός χαρακτηρίζεται κάθε δυσλειτουργική νόσος του θυρεοειδή αδένα, που οδηγεί στην υπερπαραγωγή των θυρεοειδικών ορμονών. Με τον όρο θυρεοτοξίκωση περιγράφεται η κλινική εικόνα που προκύπτει από τη δράση της περίσσειας των θυρεοειδικών ορμονών.

Νόσοι που περιλαμβάνονται στην έννοια του υπερθυρεοειδισμού είναι η νόσος του Graves, η τοξική πολυοζώδης βρογχοκήλη, τα μονήρη αυτόνομα τοξικά αδενώματα του θυρεοειδούς, κ.ά. **(Εικ. 49).**

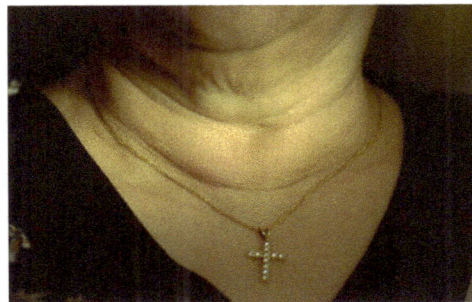

Εικόνα 49. Διόγκωση του θυρεοειδούς αδένα εξαιτίας τοξικής πολυοζώδους βρογχοκήλης. Η διόγκωση είναι εμφανής και μόνο με την επισκόπηση.

Εργαστηριακά ευρήματα: Κατά κανόνα, στους ασθενείς με υπερθυρεοειδισμό, οι ολικές τιμές των θυρεοειδικών ορμονών T_3 (Φ.Τ. 0,7-2,0 ng/ml) και T_4 (Φ.Τ. 4,5-12,5 mg/ml) στο αίμα είναι αυξημένες και η τιμή της θυρεοειδοτρόπου ορμόνης (TSH) πολύ μειωμένη (Φ.Τ. 0,4-4,0 mIU/l). Εκτός από τις παραπάνω εξετάσεις υπάρχουν και άλλες πιο ειδικές εξετάσεις (π.χ. ο προσδιορισμός των ελεύθερων θυρεοειδικών ορμονών - FT_3 και FT_4) τις οποίες μπορεί να παραγγείλει ο ενδοκρινολόγος.

Σημαντικές εξετάσεις που συμβάλλουν στη διάγνωση της νόσου είναι το σπινθηρογράφημα, και το υπερηχογράφημα.

Οδοντιατρική πράξη

Ο οδοντίατρος που θα εκτελέσει μια οδοντιατρική πράξη σ' έναν ασθενή που πάσχει από υπερθυρεοειδισμό, θα πρέπει να γνωρίζει ότι:

→ Δεν πρέπει να διακόπτεται η φαρμακευτική αγωγή του ασθενή, πριν την προσέλευσή του στο οδοντιατρείο.

→ Σε περιπτώσεις ασθενών που δεν υποβάλλονται σε θεραπεία ή σε περιπτώσεις αρρύθμιστης νόσου, οι ασθενείς προσέρχονται έντονα νευρικοί, ανήσυχοι και αγχωμένοι. Στους ασθενείς αυτούς, πριν από την έναρξη της οδοντιατρικής συνεδρίας, μπορεί να χορηγηθούν per os, μικρές δόσεις ηρεμιστικών-αγχολυτικών φαρμάκων, όπως λοραζεπάμης (1-4 mg) ή διαζεπάμης (2-10 mg).

→ Είναι απαραίτητο, ο ασθενής πριν από την έναρξη της συνεδρίας, να αφαιρέσει τυχόν υπάρχουσες κινητές προσθέσεις ώστε αν τυχόν εκδηλωθεί κρίση, να μην υπάρχει πιθανότητα παρακώλυσης της αναπνευστικής λειτουργίας.

→ Πριν από την οδοντιατρική πράξη, πρέπει να μετρείται η αρτηριακή πίεση του ασθενή. Η εκτέλεση της οδοντιατρικής πράξης επιβάλλεται να γίνεται όταν οι τιμές της αρτηριακής πίεσης το επιτρέπουν. Σε περιπτώσεις υπέρτασης, η συνεδρία πρέπει να αναβάλλεται, έως ότου οι τιμές της αρτηριακής πίεσης, μειωθούν μέσα στα επιτρεπτά όρια.

→ Αν και η σχέση λοιμώξεων και θυρεοτοξικής κρίσης, δεν έχει τεκμηριωθεί, η επικρατούσα άποψη είναι ότι μία λοίμωξη (κατά κανόνα ιογενούς ή βακτηριακής αιτιολογίας) μπορεί να πυροδοτήσει την εκδήλωση μιας θυρεοτοξικής κρίσης. Το γεγονός αυτό επιβάλλει, τη θεραπεία κάθε προϋπάρχουσας εγκατεστημένης, εστιακής ή συστηματικής λοίμωξης, πριν από τη διενέργεια οποιασδήποτε οδοντιατρικής πράξης.

→ Πολύ συχνά, οι ασθενείς παρουσιάζουν αρρυθμίες και κατά κανόνα ταχυκαρδία. Τα σχετικά με τις αρρυθμίες αναφέρθηκαν ήδη στο κεφάλαιο «Ασθενείς με νόσους του καρδιαγγειακού συστήματος - Αρρυθμίες».

→ Σε εξαιρετικά λίγες περιπτώσεις, μπορεί ως ανεπιθύμητες ενέργειες των αντιθυρεοειδικών φαρμάκων που λαμβάνουν οι ασθενείς, να εκδηλωθούν ουδετεροπενία-ακοκκιοκυταραιμία ή θρομβοπενία. Για τους ασθενείς αυτούς, ο οδοντίατρος πρέπει να λάβει υπ' όψη του ότι κατά την εκτέλεση μιας χειρουργικής πράξης, μπορεί να προκληθεί αιμορραγία και ότι μετά την τέλεση μιας πράξης πιθανόν να χρειασθεί η αντιμετώπιση μίας λοίμωξης. Πάντως, σε καμία περίπτωση δε συστήνεται η χορήγηση αντιμικροβιακής χημειοπροφύλαξης.

→ Για την εκτέλεση τοπικής αναισθησίας, ιδιαίτερα σε ασθενείς που δε βρίσκονται υπό θεραπευτική αγωγή και σε ασθενείς με αρρύθμιστη νόσο, πρέπει να αποφεύγεται η χορήγηση αναισθητικών που περιέχουν αδρεναλίνη. Σε ασθενείς με καλά ρυθμισμένη νόσο μπορεί να χορηγηθεί αδρεναλίνη σε πυκνότητα 1/100.000.

→ Σε μακροχρόνιες περιπτώσεις ο υπερθυρεοειδισμός επιπλέκεται με οστεοπόρωση. Στους οστεοπορωτικούς ασθενείς επιβάλλεται η εκτέλεση οδοντιατρικών πράξεων να γίνεται με σχετικά ήπιους χειρισμούς, αποφεύγοντας την άσκηση έντονων δυνάμεων, για μα μην προκληθούν κατάγματα. Επίσης, αν τούτο είναι εφικτό, αποφεύγονται οι ιδιαίτερα εκτεταμένες οστικές εκτομές.

→ Για τον μετεγχειρητικό έλεγχο του πόνου πρέπει να αποφεύγεται η λήψη ασπιρίνης και των μη στεροειδών αντιφλεγμονωδών φαρμάκων, επειδή η λήψη τους αυξάνει τα επίπεδα της ολικής T_4 του αίματος.

→ Αν χρειασθεί λήψη αντιμικροβιακής χημειοθεραπείας, πρέπει να αποφεύγεται η ταυτόχρονη λήψη κροφλοξασίνης (κινολόνη) και της συνθετικής T_4 (L-θυροξίνη ή λεβοθυροξίνη) επειδή η κροφλοξασίνη εμποδίζει την απορρόφηση της συνθετικής T_4.

→ Κατά τη διάρκεια μιας οδοντιατρικής πράξης, ιδιαίτερα στους ασθενείς που δε δέχονται θεραπεία ή σε ασθενείς με αρρύθμιστη νόσο, μπορεί να εκδηλωθεί θυρεοτοξική κρίση. Η θυρεοτοξική κρίση είναι σπάνια, αλλά πολύ επικίνδυνη επιπλοκή, επειδή σε μεγάλη ποσοστιαία αναλογία, οι ασθενείς καταλήγουν. Σε διάφορες μελέτες υπολογίζεται ότι η θνησιμότητα ύστερα από εκδήλωση θυρεοτοξικής κρίσης, κυμαίνεται από 10% έως και 75% των περιπτώσεων.

Για την αντιμετώπισή της επιβάλλεται η άμεση διακοπή κάθε οδοντιατρικής πράξης, η τοποθέτηση του ασθενή σε ύπτια θέση, και η χορήγηση οξυγόνου -κατά προτίμηση με ρινικό καθετήρα- για την κάλυψη των μεταβολικών αναγκών, η τοποθέτηση κρύων επιθεμάτων (παγάκια) στο μέτωπο, στις παρειές και στις μασχάλες του, για την αντιμετώπιση της υπερθερμίας, η per os χορήγηση 600-1000 mg προπυλθειουρακίλης για την αναστολή της σύνθεσης θυρεοειδικών ορμονών, η per os χορήγηση 40-80 mg προπρανολόλης για την παρεμπόδιση της περιφερικής δράσης των θυρεοειδικών ορμονών **(Εικ. 50)**, η per os χορήγηση 30 mg καρβιμαζόλης (αντιθυρεοειδικό) σε συνδιασμό με ιωδιούχα όπως π.χ. το διάλυμα Lugol (8-10 σταγόνες per os) το οποίο ελαττώνει την έκκριση των T_3 και T_4, η ενδοφλέβια χορήγηση 100-300 mg υδροκορτιζόνης λόγω της συνυπάρχουσας φλοιοεπινεφριδικής ανεπάρκειας, και διαλύματος χλωριούχου νατρίου και δεξτρόζης 5%.

Πρέπει όμως να τονισθεί ότι η χορήγηση ιωδιούχων γίνεται λίγο αργότερα από τη λήψη προπυλθειουρακίλης επειδή το ιώδιο αναστέλλει τη δέσμευση της T_4 από την προπυλθειουρακίλη. Επίσης, καλείται επειγόντως ενδοκρινολόγος γιατρός, αν αυτός δεν παρευρίσκεται στο χώρο, ή ασθενοφόρο για τη μεταγωγή του ασθενή σε εφημερεύουσα νοσηλευτική μονάδα, αν η οδοντιατρική πράξη γίνεται εκτός νοσοκομειακού περιβάλλοντος.

Η προπυλοθειουρακίλη προκαλεί αναστολή της σύνθεσης θυρεοειδικών ορμονών, που οφείλεται στην αναστολή της οργανικής σύνδεσης του ιωδίου, που προσλαμβάνεται από τον θυρεοειδή αδένα.

Η αντιθυρεοειδική δράση της καρβιμαζόλης είναι όμοια με αυτή της προπυλοθειουρακίλης. Προκύπτει δηλαδή από την αναστολή της οργανικής σύνδεσης του ιωδίου, που προσλαμβάνεται από τον θυρεοειδή αδένα.

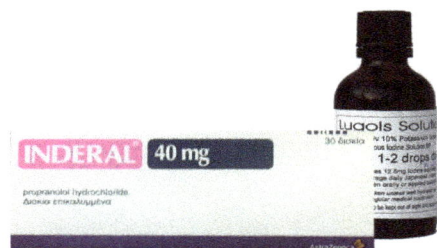

Εικόνα 50. Εμπορικό σκεύασμα προπρανολόλης.

ΥΠΟΘΥΡΕΟΕΙΔΙΣΜΟΣ

Με τον όρο υποθυρεοειδισμός αναφέρεται η μειωμένη παραγωγή και κυκλοφορία των θυρεοειδικών ορμονών σ' έναν οργανισμό. Ο υποθυρεοειδισμός διακρίνεται σε πρωτοπαθή, όταν η αιτία που τον προκαλεί εντοπίζεται στο θυρεοειδή αδένα και στον δευτεροπαθή, όταν η αιτία εντοπίζεται στον άξονα υποθάλαμος-υπόφυση. Οι πιο συχνές αιτίες του πρωτοπαθούς υποθυρεοειδισμού είναι η θυρεοειδίτιδα Hashimoto, και η ανεπαρκής υποκατάσταση με θυροξίνη, ύστερα από θυρεοειδεκτομή.

Εργαστηριακά ευρήματα: Στην εξέταση του περιφερικού φλεβικού αίματος, σε περιπτώσεις πρωτοπαθούς υπερπαραθυρεοειδισμού, παρατηρείται πολύ μεγάλη αύξηση της TSH, ελάττωση της ελεύθερης T_3 (FT_3) και λιγότερο της ελεύθερης T_4 (FT_4). Συχνά παρατηρείται και αύξηση της προλακτίνης.

Στις αιματολογικές και βιοχημικές εξετάσεις, συνήθως παρατηρείται μικρού βαθμού αναιμία, υπογλυκαιμία, αύξηση της χοληστερίνης και των τριγλυκεριδίων, αύξηση των ηπατικών ενζύμων (τρανσαμινάσες, γαλακτική δεϋδρογενάση, κρεατινοφωσφοκινάση), και ηλεκρολυτικές διαταραχές (υπονατριαιμία, υπερκαλιαιμία).

Οδοντιατρική πράξη

Ο οδοντίατρος που θα εκτελέσει μια οδοντιατρική πράξη σ' έναν ασθενή που πάσχει από υποθυρεοειδισμό, θα πρέπει να γνωρίζει ότι:

→ Δεν πρέπει να διακόπτεται η φαρμακευτική αγωγή του ασθενή, πριν την προσέλευσή του στο οδοντιατρείο. Αντίθετα, οι οδοντιατρικές πράξεις πρέπει να εκτελούνται ενώ ο ασθενής έχει λάβει τα φάρμακά του.

→ Επιβάλλεται, πριν από τη διενέργεια οποιασδήποτε οδοντιατρικής πράξης, η θεραπεία κάθε τυχόν προϋπάρχουσας εγκατεστημένης εστιακής ή συστηματικής λοίμωξης. Τούτο επειδή μία λοίμωξη μπορεί να πυροδοτήσει την εκδήλωση μυξοιδηματικής κρίσης.

→ Είναι απαραίτητο, ο ασθενής πριν από την έναρξη της συνεδρίας, να αφαιρέσει τυχόν υπάρχουσες κινητές προσθέσεις, ώστε σε περίπτωση εκδήλωσης μυξοιδηματικής κρίσης, να μην υπάρξει πιθανότητα παρακώλυσης της απρόσκοπτης αναπνευστικής λειτουργίας.

→ Ο χώρος του ιατρείου πρέπει να είναι καλά θερμαινόμενος, επειδή οι χαμηλές θερμοκρασίες μπορεί να πυροδοτήσουν την εκδήλωση μυξοιδηματικής κρίσης.

→ Απαιτείται ιδιαίτερη προσοχή σε ασθενείς που λαμβάνουν φενυντοΐνη, φαινοβαρβιτάλη, καρβαμαζεπίνη και ριφαμπικίνη, επειδή τα φάρμακα αυτά, μπορεί να αυξήσουν τον μεταβολισμό της συνθετικής T_4 (λεβοθυροξίνης).

→ Αντενδείκνυται η χορήγηση κατασταλτικών, ηρεμιστικών και βαρβιτουρικών φαρμάκων, πριν από τη συνεδρία, ιδίως σε ασθενείς που παραμελούν τη θεραπευτική τους αγωγή και σε ασθενείς με αρρύθμιστη νόσο. Τούτο επειδή μπορεί να πυροδοτήσουν την εκδήλωση μυξοιδηματικής κρίσης.

→ Οι ενδείξεις χορήγησης τοπικής αναισθησίας είναι οι ίδιες με αυτές, των υγιών ατόμων. Όμως πρέπει να αποφεύγεται η χορήγηση αδρεναλίνης, σε άτομα που έχουν κλινικές εκδηλώσεις και από το καρδιαγγειακό σύστημα. Στους εν λόγω ασθενείς, η αδρεναλίνη μπορεί να προκαλέσει την εκδήλωση αρρυθμιών, κοιλιακής μαρμαρυγής, κ.ά.

→ Κατά τη διάρκεια της οδοντιατρικής πράξη, σε σπάνιες περιπτώσεις μπορεί να εκδηλωθεί **μυξοιδηματική κρίση** η οποία είναι μία σοβαρή επιπλοκή που σε πολλές περιπτώσεις έχει ως αποτέλεσμα την κατάληξη του ασθενή.

Η μυξοιδηματική κρίση, εκδηλώνεται κατά κύριο λόγο σε ηλικιωμένες και παχύσαρκες γυναίκες με χρόνια νόσο, οι οποίες παραμελούν τη θεραπεία τους ή σε ασθενείς με λοιμώξεις ή σε ασθενείς που εκτίθενται στο κρύο ή τέλος, σε ασθενείς που λαμβάνουν τα φάρμακα που προαναφέρθηκαν. Όμως, την εκδήλωσή της, μπορεί να πυροδοτήσει και μια απλή χειρουργική πράξη. Η μυξοιδηματική κρίση μπορεί να οδηγήσει σε διαταραχές επιπέδου συνείδησης, που κυμαίνονται από απλή σύγχυση και υπνηλία έως και κώμα. Σε περίπτωση εκδήλωσής της απαιτείται η άμεση διακοπή της οδοντιατρικής πράξης, η προσπάθεια αύξησης της θερμοκρασίας του σώματος -η οποία όμως δεν πρέπει να είναι ταχεία, επειδή μπορεί να προκληθεί κυκλοφορική καταπληξία- η ενδομυϊκή χορήγηση φυσιολογικού ορού και διαλύματος δεξτρόζης για ενυδάτωση και αντιμετώπιση της υπογλυκαιμίας, η ενδομυϊκή χορήγηση 0,3-0,5 mg λεβοθυροξίνης **(Εικ. 51)** ως υποκαταστατική θεραπευτική πράξη, και η χορήγηση 100-300 mg υδροκορτιζόνης, με σκοπό την αποφυγή αδρενεργικής κρίσης. Επίσης, καλείται επειγόντως ενδοκρινολόγος γιατρός, αν αυτός δεν παρευρίσκεται στον χώρο, ή ασθενοφόρο για τη μεταγωγή του ασθενή σε εφημερεύουσα νοσηλευτική μονάδα, αν η οδοντιατρική πράξη γίνεται εκτός νοσοκομειακού περιβάλλοντος.

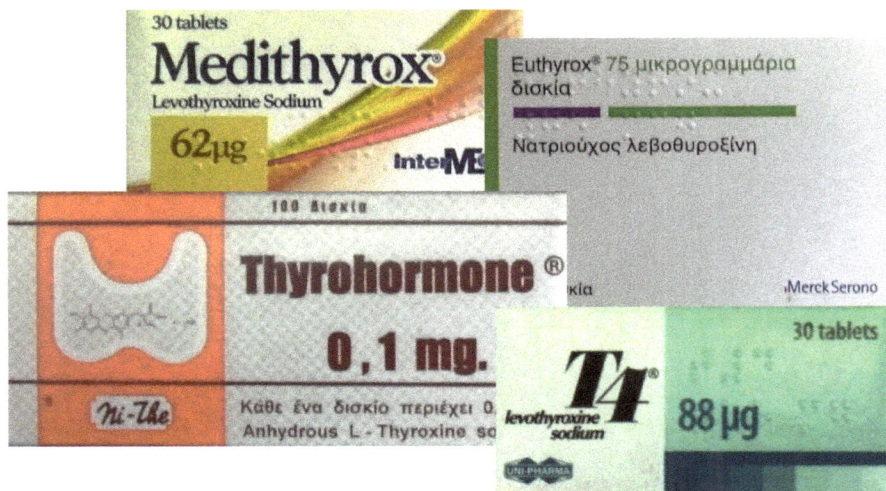

Εικόνα 51. Εμπορικά σκευάσματα λεβοθυροξίνης (ή συνθετικής T_4).

6° Ανακεφαλαιωτικό QUIZ:

1. Τι είναι ο προδιαβήτης;

2. Για να τεθεί η διάγνωση σακχαρώδους διαβήτη με τη βοήθεια της δοκιμασίας ανοχής στη γλυκόζη, ποιες πρέπει να είναι οι οριακές τιμές του σακχάρου στο περιφερικό φλεβικό αίμα, στο δεύτερο δείγμα;
α. >200 mg/dl
β. >180 mg/dl
γ. Μεταξύ 180 και 200 mg/dl

3. Ποιες είναι οι οριακές τιμές της γλυκοζυλιωμένης αιμοσφαιρίνης (HbA_{1c}) για να διαπιστωθεί ότι το προηγούμενο δίμηνο ο σακχαροδιαβητικός ασθενής ήταν καλά ρυθμισμένος;
α. >9%
β. >8%
γ. >7%

4. Ποια από τις παρακάτω, είναι η καλλίτερη επιλογή για την εκτέλεση οδοντιατρικών πράξεων σε σακχαροδιαβητικούς ασθενείς;
α. Να γίνονται τις πρωινές ώρες και αφού ο ασθενής έχει λάβει ελαφρύ πρόγευμα και τη φαρμακευτική του αγωγή
β. Να γίνονται τις πρωινές ώρες και ενώ ο ασθενής είναι νηστικός αλλά έχει λάβει τη φαρμακευτική του αγωγή
γ. Να γίνονται τις πρωινές ώρες και ενώ ο ασθενής είναι νηστικός και δεν έχει λάβει τη φαρμακευτική του αγωγή

5. Σε έναν ασθενή στον οποίο διαπιστώνεται ότι η τιμή σακχάρου στο περιφερικό φλεβικό του αίμα είναι 70 mg/dl, και στον οποίο πρέπει να εκτελεστεί μια χειρουργική οδοντιατρική πράξη, τι από τα παρακάτω ισχύει;
α. Μπορεί χωρίς κανένα επιπλέον μέτρο να υποβληθεί άμεσα στη χειρουργική πράξη
β. Θα πρέπει πριν την έναρξη της συνεδρίας να του χορηγηθεί μικρή ποσότητα υδατανθράκων
γ. Να αναβληθεί οποιαδήποτε πράξη, μέχρις ότου οι τιμές του σακχάρου, θα κυμαίνονται μέσα στα φυσιολογικά επίπεδα

6. Σε ένα σακχαροδιαβητικό ασθενή που πρόκειται να υποβληθεί σε χειρουργική οδοντιατρική πράξη πότε υφίσταται μεγαλύτερος κίνδυνος για εκδήλωση αιμορραγίας;
α. Όταν για τη θεραπεία του σακχάρου ο ασθενής λαμβάνει σουλφονυλουρίες
β. Όταν για τη θεραπεία του σακχάρου ο ασθενής λαμβάνει διγουανιδίνες
γ. Όταν για τη θεραπεία του σακχάρου ο ασθενής λαμβάνει γλυταζόνες

7. Πού αποδίδεται η ευπάθεια στις λοιμώξεις στους σακχαροδιαβητικούς ασθενείς;
α. Σε διαταραχές των 1^{ου} και 2^{ου} επιπέδων άμυνας
β. Σε διαταραχές της χυμικής ανοσίας
γ. Σε διαταραχές της κυτταρικής ανοσίας

8. Σε έναν ασθενή, που στο περιφερικό φλεβικό του αίμα ανιχνεύονται τιμές σακχάρου που κυμαίνονται από 200 mg/dl έως 220 mg/dl, κατά πόσο αυξάνει η πιθανότητα ανάπτυξης λοιμώξεων;
α. Τριπλασιάζεται η πιθανότητα ανάπτυξης λοιμώξεων
β. Πενταπλασιάζεται η πιθανότητα ανάπτυξης λοιμώξεων
γ. Οκταπλασιάζεται η πιθανότητα ανάπτυξης λοιμώξεων

9. Γιατί σε έναν σακχαροδιαβητικό ασθενή που για θεραπευτικούς λόγους λαμβάνει ινσουλίνη, και ο οποίος θα υποβληθεί σε χειρουργική οδοντιατρική πράξη αντενδείκνυται η χορήγηση ασπιρίνης για τον έλεγχο του πόνου;
α. Επειδή θα προκληθεί αιμορραγία
β. Επειδή θα προκληθεί υπεργλυκαιμία
γ. Επειδή θα προκληθεί υπογλυκαιμία

10. Πότε συνήθως εκδηλώνεται μια υπογλυκαιμική κρίση;
α. Όταν οι τιμές της γλυκόζης κυμαίνονται σε επίπεδα <70 mg/dl
β. Όταν οι τιμές της γλυκόζης κυμαίνονται σε επίπεδα <55 mg/dl
γ. Όταν οι τιμές της γλυκόζης κυμαίνονται σε επίπεδα <30 mg/dl

11. Σε περίπτωση που κατά τη διάρκεια μιας οδοντιατρικής συνεδρίας, σε έναν σακχαροδιαβητικό ασθενή εκδηλωθεί υπογλυκαιμική κρίση αλλά ο ασθενής δε χάσει τις αισθήσεις του και έχει επαφή με το περιβάλλον, τι θα πρέπει να χορηγηθεί άμεσα;
α. Ινσουλίνη
β. 15-20 g υδατανθράκων σε per os λήψη
γ. 20 ml διαλύματος δεξτρόζης 35% σε ενδοφλέβια χορήγηση

12. Σε έναν οστεοπορωτικό ασθενή οι τιμές της αλκααλικής φωσφατάσης στο περιφερικό φλεβικό αίμα είναι:
α. Αυξημένες
β. Φυσιολογικές
γ. Μειωμένες

13. Ποιες είναι οι τιμές του T-score για να τεθεί η διάγνωση της οστεοπόρωσης;
α. T-score ≤ -1
β. -1 > T-score > -2,5
γ. T-score ≤ -2,5

14. Σε ασθενείς με πρωτοπαθή ανεπάρκεια του φλοιού των επινεφριδίων, ποιο από τα παρακάτω ισχύει;
α. Οι τιμές της κορτιζόλης βρίσκονται μειωμένες και της ACTH πολύ αυξημένες
β. Οι τιμές της κορτιζόλης βρίσκονται φυσιολογικές και της ACTH πολύ μειωμένες
γ. Οι τιμές της κορτιζόλης βρίσκονται αυξημένες και της ACTH φυσιολογικές

15. Σε έναν ασθενή με πρωτοπαθή ανεπάρκεια του φλοιού των επινεφριδίων, ο οποίος θα υποβληθεί σε μικρής έκτασης χειρουργική οδοντιατρική πράξη, πρέπει να λάβει προεγχειρητικά υδροκορτιζόνη;
α. Ναι
β. Όχι

16. Για ασθενείς με πρωτοπαθή ανεπάρκεια του φλοιού των επινεφριδίων, κατά τις οδοντιατρικές συνεδρίες, ποια θέση πρέπει να αποφεύγεται;
α. Η κάθετη
β. Η κάθετη με μικρή κλίση προς τα πίσω
γ. Η ύπτια

17. Σε ασθενείς με πρωτοπαθή ανεπάρκεια του φλοιού των επινεφριδίων, επιτρέπεται η χορήγηση περισσότερων των μίας φυσίγγων αναισθητικού που περιέχουν αδρεναλίνη σε συγκέντρωση 1/100.000;
α. Ναι
β. Όχι

18. Σε ασθενείς με υπερθυρεοειδισμό, ποιο από τα παρακάτω ισχύει;
α. Οι ολικές τιμές των θυρεοειδικών ορμονών T_3 και T_4 στο αίμα είναι μειωμένες και η τιμή της θυρεοειδοτρόπου ορμόνης (TSH) πολύ αυξημένη
β. Οι ολικές τιμές των θυρεοειδικών ορμονών T_3 και T_4 στο αίμα είναι φυσιολογικές και η τιμή της θυρεοειδοτρόπου ορμόνης (TSH) πολύ αυξημένη
γ. Οι ολικές τιμές των θυρεοειδικών ορμονών T_3 και T_4 στο αίμα είναι αυξημένες και η τιμή της θυρεοειδοτρόπου ορμόνης (TSH) πολύ μειωμένη

19. Γιατί σε ασθενείς με υπερθυρεοειδισμό αντεδείκνυται η χορήγηση ασπιρίνης για την αντιμετώπιση του μετεγχειρητικού πόνου;
α. Επειδή υπάρχει η περίπτωση εκδήλωσης μετεγχειρητικής αιμορραγίας
β. Επειδή αυξάνονται τα επίπεδα της T_4 στο αίμα
γ. Επειδή προκαλούνται αρρυθμίες

20. Ποια είναι η δόση χορήγησης προπυλθειουρακίλης σε περίπτωση εκδήλωσης θυρεοτοξικής κρίσης;
α. 6-10 mg
β. 60-100 mg
γ. 600-1000 mg

21. Ποιος είναι ο στόχος χορήγησης προπρανολόλης κατά την εκδήλωση θυ-
ρεοτοξικής κρίσης;
α. Για την αναστολή της σύνθεσης θυρεοειδικών ορμονών
β. Για την παρεμπόδιση της περιφερικής δράσης των θυρεοειδικών ορμονών
γ. Για την ταχεία αποδόμηση των θυρεοειδικών ορμονών

22. Σε περίπτωση εκδήλωσης θυρεοτοξικής χρήσης, πότε γίνεται η χορήγηση
ιωδιούχων σκευασμάτων στον ασθενή;
α. Πριν από τη χορήγηση προπυλθειουρακίλης
β. Ταυτόχρονα με τη χορήγηση προπυλθειουρακίλης
γ. Μετά τη χορήγηση προπυλθειουρακίλης

23. Σε έναν ασθενή με αρρύθμιστο υποθυρεοειδισμό επιτρέπεται η χορήγηση
κατασταλτικών ή ηρεμιστικών φαρμάκων, πριν από μια οδοντιατρική συνε-
δρία;
α. Ναι
β. Όχι

24. Αν κατά τη διάρκεια μίας οδοντιατρικής συνεδρίας σε ασθενή που πάσχει
από υποθυρεοειδισμό, εκδηλωθεί μυξοιδηματική κρίση, ποιο από τα παρακά-
τω φάρμακα πρέπει να χορηγηθεί άμεσα;
α. Καρβαμιζόλη
β. Λεβοθυροξίνη
γ. Lugol

ΑΣΘΕΝΕΙΣ ΜΕ ΝΟΣΟΥΣ ΤΟΥ ΓΑΣΤΡΕΝΤΕΡΙΚΟΥ ΣΥΣΤΗΜΑΤΟΣ

ΠΕΠΤΙΚΟ ΕΛΚΟΣ
ΚΑΙ ΙΔΙΟΠΑΘΕΙΣ ΦΛΕΓΜΟΝΩΔΕΙΣ ΝΟΣΟΙ ΤΟΥ ΕΝΤΕΡΟΥ

Ως πεπτικό έλκος χαρακτηρίζεται η νεκρωτική βλάβη που αναπτύσσεται στα τοιχώματα του στομάχου ή του δωδεκαδακτύλου (βλεννογόνος και υποκείμενοι ιστοί), και η οποία είναι αποτέλεσμα διαταραχών στην ισορροπία αφενός της δράσης του υδροχλωρικού οξέος και της πεψίνης των γαστρικών εκκρίσεων και αφετέρου των αμυντικών-προστατευτικών μηχανισμών του ασθενή που συμμετέχουν στην ακεραιότητα του βλεννογόνου. Σημαντικός αιτιολογικός παράγοντας για την εκδήλωση της νόσου είναι και το βακτήριο *Helicobacter pylori* που αναπτύσσεται στο όξινο περιβάλλον και το οποίο επιβιώνει μέσα στη βλέννα του στομάχου και του δωδεκαδακτύλου. Προδιαθεσικοί παράγοντες για την εκδήλωση της νόσου αποτελούν το κάπνισμα, το άγχος και το stress, η λήψη ασπιρίνης ή άλλων μη στεροειδών αντιφλεγμονωδών φαρμάκων, η μακροχρόνια λήψη κορτικοστεροειδών, το σύνδρομο Zollinger –Ellison (προκαλεί υπερχλωριδρία), κ.ά.

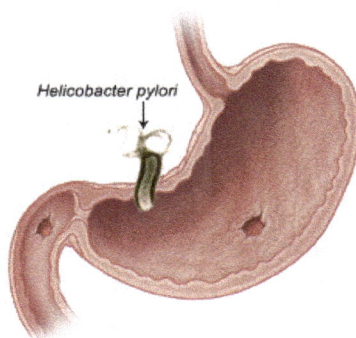

Με τον όρο ιδιοπαθείς φλεγμονώδεις νόσοι του εντέρου, αναφέρονται δύο συγκεκριμένες νόσοι που προσβάλουν το γαστρεντερικό σύστημα και οι οποίες είναι: α) η νόσος του Crohn **(Εικ. 52)** και β) η ελκώδης κολίτιδα. Η κύρια διαφορά μεταξύ των δύο νόσων είναι ότι στη νόσο του Crohn μπορεί να εκδηλωθεί σημειολογία και συμπτωματολογία σ' όλη την έκταση του γαστρεντερικού σωλήνα (από το στόμα έως την περιπρωκτική περιοχή) **(Εικ. 53)**, ενώ στην ελκώδη κολίτιδα αποκλειστικά και μόνο στο παχύ έντερο. Αξιοσημείωτο είναι ότι στη νόσο του Crohn, μπορεί να παρουσιασθούν και εξωεντερικές εκδηλώσεις (π.χ. στο δέρμα, στις αρθρώσεις, στα μάτια, κ.ά.).

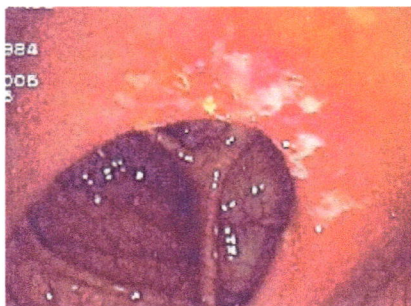

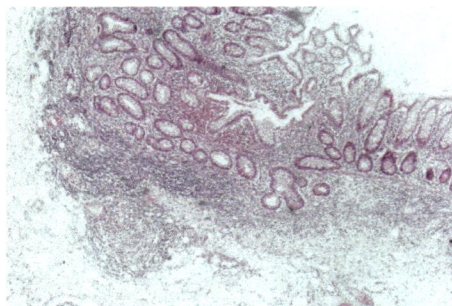

Εικόνα 52. Κλινική εικόνα ελκώσεων του βλεννογόνου του παχέως εντέρου (λήψη με κολονοσκόπηση), και ιστοπαθολογική εικόνα της βλάβης σε ασθενή που έπασχε από νόσο του Crohn.

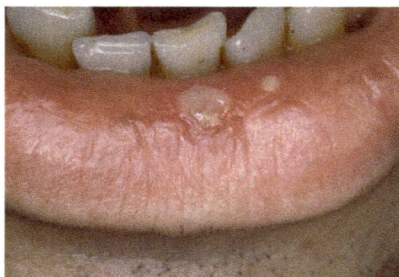

Εικόνα 53. Κλινική εικόνα ελκώσεων που εδράζονταν στο ερυθρό κράσπεδο των χειλέων και οι οποίες αποτελούσαν κλινική σημειολογία της νόσου του Crohn.

Οδοντιατρική πράξη

Ο οδοντίατρος που πρόκειται να εκτελέσει μια οδοντιατρική πράξη, σ' έναν ασθενή που πάσχει από πεπτικό έλκος ή από κάποια από τις ιδιοπαθείς φλεγμονώδεις νόσους του εντέρου, πρέπει να γνωρίζει ότι:

→ Για την αποφυγή του άγχους, πριν από την προσέλευση του ασθενή στο οδοντιατρείο (περίπου 1 ώρα), μπορεί να χορηγηθούν per os μικρές δόσεις ηρεμιστικού-αγχολυτικού φαρμάκου, όπως λοραζεπάμης (1-4 mg) ή διαζεπάμης (2-10 mg). Όμως, σε περιπτώσεις που ο ασθενής, για τη θεραπεία πεπτικού έλκους, λαμβάνει και ανταγωνιστές των Η2-υποδοχέων ισταμίνης (π.χ. σιμετιδίνη), οι δόσεις των ηρεμιστικών-αγχολυτικών πρέπει να είναι ακόμη μικρότερες, επειδή μειώνεται ο μεταβολισμός τους με αποτέλεσμα την αύξηση του χρόνου δράσης της.

Η σιμετιδίνη ασκεί ανασταλτική δράση τόσο στη βασική, όσο και στη μετά από διέγερση έκκριση γαστρικού οξέος, και ελαττώνει την παραγωγή της πεψίνης. Αξιοσημείωτο είναι ότι σιμετιδίνη και άλλοι ανταγωνιστές των Η2-υποδοχέων ισταμίνης, χορηγούνται και σε ασθενείς που πάσχουν και από οισοφαγίτιδα, γαστροοισοφαγική παλινδρόμηση, κ.ά.

→ Σε ασθενείς στους οποίους πραγματοποιείται αναισθησία με λιδοκαΐνη, και οι οποίοι συγχρόνως λαμβάνουν για τη θεραπεία πεπτικού έλκους, ανταγωνιστές των Η2-υποδοχέων ισταμίνης (σιμετιδίνη) παρατηρείται μείωση του μεταβολισμού της λιδοκαΐνης, με αποτέλεσμα την αύξηση του χρόνου δράσης της.

→ Πολλοί από τους ασθενείς με σοβαρή ή κεραυνοβόλο νόσο του Crohn, για τη θεραπευτική τους αντιμετώπιση λαμβάνουν αζαθειοπρίνη, μεθοτρεξάτη ή/και βιολογικούς παράγοντες (αντι-TNF παράγοντες). Η λήψη αυτών των φαρμάκων προδιαθέτει στην ανάπτυξη λοιμώξεων. Ως εκ τούτου απαιτείται, σ' αυτούς τους ασθενείς, πριν από την εκτέλεση οδοντιατρικών πράξεων, η θεραπεία οποιασδήποτε τυχόν προϋπάρχουσας εγκατεστημένης εστιακής ή συστηματικής λοίμωξης, η βελτίωση της στοματικής υγιεινής τους και η εκτέλεση των οδοντιατρικών πράξεων αφού έχουν ληφθεί όλα τα απαραίτητα προληπτικά μέτρα για την αποφυγή ανάπτυξης λοιμώξεων.

→ Σε ασθενείς που λαμβάνουν κουμαρινικά αντιπηκτικά και συγχρόνως για τη θεραπευτική αντιμετώπιση του πεπτικού έλκους, αντιόξινα ή αναστολείς αντλίας πρωτονίων (π.χ. ομεπραζόλη, εσομεπραζόλη, κ.ά.) παρατηρείται αύξηση της πυκνότητας των αντιπηκτικών στο αίμα, γεγονός που σε μία χειρουργική πράξη μπορεί να προκαλέσει αιμορραγία.

→ Κάποιοι ασθενείς με ιδιοπαθείς φλεγμονώδεις νόσους του εντέρου, αφενός εξαιτίας της μακροχρόνιας λήψης κορτικοστεροειδών και αφετέρου λόγω της μειωμένης απορρόφησης της βιταμίνης D, παρουσιάζουν οστεοπόρωση. Στους ασθενείς αυτούς επιβάλλεται η εκτέλεση οδοντιατρικών πράξεων να γίνεται με σχετικά ήπιους χειρισμούς, αποφεύγοντας την άσκηση έντονων και βίαιων δυνάμεων, για μα μην προκληθούν κατάγματα. Επίσης, πρέπει να αποφεύγονται και οι μεγάλης έκτασης οστικές εκτομές. Στους εν λόγω ασθενείς, μπορεί να παρατηρηθεί επιβράδυνση της επούλωσης των χειρουργικών τραυμάτων.

→ Για τον μετεγχειρητικό έλεγχο του πόνου, αποφεύγεται η λήψη ασπιρίνης και των άλλων μη στεροειδών αντιφλεγμονωδών φαρμάκων σε ασθενείς με ενεργό έλκος ή σε με ιστορικό έλκους, καθώς επίσης και σε ασθενείς με ιδιοπαθείς φλεγμονώδεις νόσους του εντέρου, επειδή τα εν λόγω φάρμακα ενοχοποιούνται για πρόκληση γαστρορραγιών. Αν στους ασθενείς αυτούς χρειαστεί η λήψη ενός τέτοιου φαρμάκου επιλέγεται η παρακεταμόλη (ή ακεταμινοφαίνη).

→ Για τη θεραπεία του πεπτικού έλκους και των ιδιοπαθών φλεγμονωδών νόσων του εντέρου πολλοί ασθενείς λαμβάνουν και αντιμικροβιακή χημειοθεραπεία. Το γεγονός αυτό, πιθανόν να επηρεάσει την επιλογή του αντιμικροβιακού χημειοθεραπευτικού που θα χρειασθεί για τη θεραπευτική αντιμετώπιση κάποιας λοίμωξης της στοματογναθοπροσωπικής χώρας.

Πρέπει επίσης να λαμβάνεται υπ' όψη ότι η λήψη αντιόξινων φαρμάκων εμποδίζει την απορρόφηση των τετρακυκλινών και της ερυθρομυκίνης και η λήψη αναστολέων αντλίας πρωτονίων μειώνει την απορρόφηση της αμπικιλλίνης, και κάποιων αντιμυκητιασικών φαρμάκων όπως της ιτρακοναζόλης και της κετοκοναζόλης.

Τέλος, οι ασθενείς είναι πιο ευαίσθητοι στη μακροχρόνια λήψη αντιμικροβιακών χημειοθεραπευτικών φαρμάκων, καθώς μπορεί να προκαλέσουν την εκδήλωση κολίτιδας από αντιβιοτικά (απλή διάρροια ή διάρροια που σχετίζεται με το Clostiridium difficile).

Η απλή διάρροια που σχετίζεται με αντιβιοτικά, εμφανίζεται σε ποσοστιαία αναλογία περίπου 2-5% των ασθενών που λαμβάνουν αντιμικροβιακά φάρμακα και εκδηλώνεται πιο συχνά σε θεραπεία με συνδυασμό αμοξυκιλλίνης-κλαβουλανικού οξέως (10-25%), αμπικιλλίνης (5-10%), κ.ά.

Η διάρροια που σχετίζεται με το Clostiridium difficile, εκδηλώνεται πιο συχνά σε άτομα ηλικίας μεγαλύτερης των 65 χρονών, και σε άτομα που στο ιστορικό τους αναφέρουν πρόσφατη νοσοκομειακή περίθαλψη ή που λαμβάνουν πολλά ή ευρέως φάσματος αντιμικροβιακά χημειοθεραπευτικά (όπως η κλινταμυκίνη, οι αμινοπενι-κιλλίνες Α και οι κεφαλοσπορίνες). Επίσης, αυξημένο κίνδυνο για την εκδήλωση της εν λόγω κολίτιδας, παρουσιάζουν και ασθενείς με ανοσοανεπάρκειες και οι ασθενείς που βρίσκονται υπό ανοσοκαταστολή.

Η διάρροια που εκδηλώνεται σε ασθενείς που έχουν λάβει αντιμικροβιακά χημειοθεραπευτικά φάρμακα, διακρίνεται στην: α) απλή διάρροια και β) διάρροια που σχετίζεται με το Clostiridium difficile. Το εν λόγω βακτήριο, δεν αποτελεί συχνό εύρημα της χλωρίδας του εντέρου. Όμως, σ' έναν ασθενή που λαμβάνει αντιμικροβιακά χημειοθεραπευτικά, επειδή διαταράσσεται η ποσοτική και ποιοτική σύνθεση της χλωρίδας του παχέως εντέρου, μπορεί να αποικίσει τον βλεννογόνο και να απελευθερώσει τις εξωτοξίνες Α και Β οι οποίες και ενοχοποιούνται για την εκδήλωση της κολίτιδας.

ΚΙΡΡΩΣΗ ΤΟΥ ΗΠΑΤΟΣ ΚΑΙ ΧΡΟΝΙΑ ΗΠΑΤΙΚΗ ΑΝΕΠΑΡΚΕΙΑ

Ως κίρρωση του ήπατος αναφέρεται το προχωρημένο, μη αναστρέψιμο, στάδιο μιας προοδευτικά εξελισσόμενης ηπατικής ίνωσης, η οποία χαρακτηρίζεται από: α) τη διαταραχή της αρχιτεκτονικής δομής του ήπατος και β) τον σχηματισμό όζων **(Εικ. 54).**

Η κίρρωση του ήπατος, αποτελεί: α) τη τελική κατάληξη πολλών και ετερογενών μεταξύ τους νόσων του ήπατος ή β) είναι αποτέλεσμα της επίδρασης διαφόρων παραγόντων. Τέτοιες νόσοι είναι: λοιμώξεις, όπως π.χ. οι ηπατίτιδες από ηπατοτρόπους ιούς (ηπατίτιδες B και C), νόσοι του μεταβολισμού όπως π.χ. η νόσος

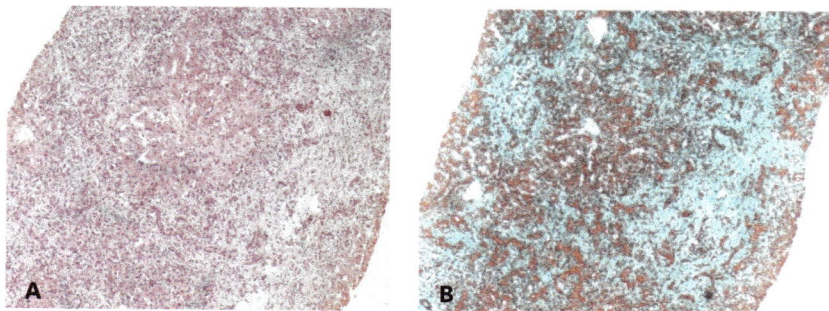

Εικόνα 54. Ιστοπαθολογική εικόνα κίρρωσης του ήπατος. α) χρώση ηωσίνης - αιματοξυλίνης, β) χρώση Masson.

του Wilson (υπερφόρτωση του οργανισμού με χαλκό), η αυτοάνοση ηπατίτιδα, κ.λπ. Παράγοντες που οδηγούν στην κίρρωση είναι η μακροχρόνια κατανάλωση αλκοόλης σε μεγάλες ποσότητες, η μακροχρόνια λήψη ηπατοτοξικών φαρμάκων, κ.ά.

Ως χρόνια ηπατική ανεπάρκεια χαρακτηρίζεται η προοδευτική, με αργό ρυθμό, έκπτωση της λειτουργίας του ήπατος, η οποία εμφανίζεται σε ασθενείς με κίρρωση. Η χρόνια ηπατική ανεπάρκεια πάρα πολύ συχνά σχετίζεται με την πυλαία υπέρταση και τις επιπλοκές της. Συγκεκριμένα, οι βλάβες του ήπατος, παραβλάπτουν τη φυσιολογική ηπατική κυκλοφορία, προκαλώντας την εκδήλωση της πυλαίας υπέρτασης και των επιπλοκών της.

Για την πρόγνωση της νόσου, που σχετίζεται με την επιβίωση των ασθενών και με την εκδήλωση επιπλοκών, επινοήθηκε το σύστημα ταξινόμησης Child-Pugh. Στο εν λόγω σύστημα, αξιολογούνται πέντε δείκτες οι οποίοι είναι: η αλβουμίνη (ή λευκωματίνη), η χολερυθρίνη του ορού, ο ασκίτης, η ηπατική εγκεφαλοπάθεια και ο INR. Με βάση τα αποτελέσματα της αξιολόγησης, οι ασθενείς κατατάσσονται σ' ένα από τα στάδια Α, Β και C. Στο στάδιο Α κατατάσσονται οι πιο ελαφρές περιπτώσεις, στο στάδιο Β οι περιπτώσεις μέσης βαρύτητας, και στο στάδιο C οι πιο προχωρημένες περιπτώσεις.

Εργαστηριακά ευρήματα: Στις αιματολογικές εξετάσεις, στο περιφερικό φλεβικό αίμα, διαπιστώνεται αναιμία (συνήθως στα προχωρημένα στάδια), λευκοπενία και ουδετεροπενία, θρομβοπενία (το πιο συχνό εύρημα) και διαταραχές του μηχανισμού της πήξης του αίματος. Εξαιτίας αυτού του γεγονότος, ο χρόνος προθρομβίνης είναι αυξημένος, καθώς η συνθετική δυσλειτουργία του ήπατος αποτυπώνεται και στον χρόνο προθρομβίνης.

Από το σύνολο των παραγόντων πήξης, οι ένδεκα παράγονται στο ήπαρ. Γίνεται εύκολα κατανοητό ότι σ' ένα ήπαρ που ουσιαστικά δε λειτουργεί, υποπαράγονται ή δεν παράγονται και οι παράγοντες πήξης.

Στις βιοχημικές εξετάσεις καταγράφεται συνήθως αύξηση της ασπαρτικής αμινοτρανσφεράσης (AST, ή οξαλοξικής τρανσαμινάσης-SGOT, Φ.Τ. 5-40 U/ml), της αλανίνης αμινοτρανσφεράσης (ALT ή πυροσταφιλικής τρανσαμινάσης-SGPT, Φ.Τ. 5-35 U/ml), της ακααλικής φωσφατάσης (Φ.Τ. 30-120 U/l), της γ-γλουταμυλο-τρανσεπτιδάσης (GGT ή γ-GT, Φ.Τ. στους άνδρες: 10-75 U/l και στις γυναίκες: 10-40 U/l), της ολικής χολερυθρίνης (TBL, Φ.Τ. 0,4-1,2 mg/dl), της αλβουμίνης ή λευκωματίνης (ALB, Φ.Τ. 3,5-4,5 g/dl), και των σφαιρινών (GLB, Φ.Τ. 2-3 g/dl).

Σημαντική διαγνωστική βοήθεια προσφέρουν τα ακτινολογικά ευρήματα και τεκμηρίωση η ιστοπαθολογική εξέταση, ύστερα από βιοψία.

Οδοντιατρική πράξη

Ο οδοντίατρος που πρόκειται να εκτελέσει μια οδοντιατρική πράξη, σ' έναν ασθενή με χρόνια ηπατική ανεπάρκεια, πρέπει να γνωρίζει ότι:

Σε περιπτώσεις ασθενών **με προχωρημένη νόσο (στάδιο C)** στην οποία έχουν εκδηλωθεί **επιπλοκές** και με **κακούς προγνωστικούς δείκτες** (π.χ. με ασκίτη, με αιμορραγία κιρσικής αιτιολογίας, με αυξημένο χρόνο προθρομβίνης, κ.λπ.):

171

→ Αποτρέπεται κάθε οδοντιατρική πράξη και ιδιαίτερα οι χειρουργικές επεμβάσεις. Στις περιπτώσεις αυτές, επιτρέπονται μόνο οι πιο απλές και σύντομες πράξεις, κυρίως αυτές που θα ανακουφίσουν τον ασθενή από τον πόνο (τοποθέτηση ευγενολούχου σκευάσματος σε δόντι με πολφίτιδα, και παροχέτευση πύου σε περίπτωση αποστήματος - αν είναι δυνατόν μέσω των ριζικών σωλήνων) καθώς και αυτές, με τις οποίες μπορεί να ελεγχθεί μία αιμορραγία (συρραφή, τοποθέτηση αιμοστατικού σπόγγου, γάζας από αυτοαπορροφήσιμη οξειδωθείσα κυτταρίνη -γάζα Surgicel®- και συγκολλητικής ουσίας ινώδους -σκεύασμα Beriplast P®). Σε κάθε περίπτωση η οδοντιατρική περίθαλψη σε ασθενείς του σταδίου C, πρέπει να παρέχεται σε νοσοκομειακό περιβάλλον, και με την κάλυψη του θεράποντος γιατρού.

Σε **λιγότερο βαριές** και **λιγότερο προχωρημένες περιπτώσεις**:

→ Σε ασθενείς που διακατέχονται από φοβίες και άγχος, δεν πρέπει να χορηγούνται οι βεζοδιαζεπίνες (λοραζεπάμη ή διαζεπάμη), επειδή τα εν λόγω φάρμακα, μεταβολίζονται στο ήπαρ **(Εικ. 55)**.

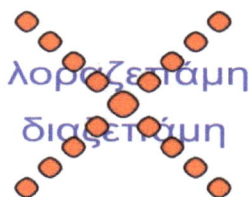

Εικόνα 55. Σε ασθενείς με κίρρωση του ήπατος και χρόνια ηπατική ανεπάρκεια, πρέπει να αποφεύγεται η χορήγηση βεζοδιαζεπινών (λοραζεπάμη, διαζεπάμη, κ.λπ.).

→ Πριν από την οδοντιατρική συνεδρία, επιβάλλεται η λήψη της αρτηριακής πίεσης. Τούτο επειδή πολλοί ασθενείς, ιδιαίτερα αυτοί που βρίσκονται σε προχωρημένα στάδια της νόσου, παρουσιάζουν αρτηριακή υπέρταση. Η εκτέλεση της οδοντιατρικής πράξης επιβάλλεται να γίνεται όταν οι τιμές της αρτηριακής πίεσης το επιτρέπουν. Σε περιπτώσεις υπέρτασης, η συνεδρία πρέπει να αναβάλλεται, έως ότου οι τιμές της αρτηριακής πίεσης, μειωθούν μέσα στα επιτρεπτά όρια. Τα σχετικά με την υπέρταση αναφέρθηκαν ήδη στο κεφάλαιο «Ασθενείς με νόσους του καρδιαγγειακού συστήματος - Αρτηριακή υπέρταση».

→ Πριν από μεγάλες χειρουργικές επεμβάσεις (γναθοχειρουργικές) ορισμένοι συγγραφείς, συστήνουν την προεγχειρητική διαγνωστική ενδοσκόπηση, που στοχεύει στην καταγραφή των κιρσών του οισοφάγου, που καθορίζει και τον κίνδυνο κιρσικής αιμορραγίας. Υψηλού κινδύνου χαρακτηρίζονται οι ασθενείς με μέτριους ή μεγάλους κιρσούς, και ασθενείς που ταξινομήθηκαν στα στάδια Β και C κατά τη σταδιοποίηση Child-Pugh. Για την πρωτογενή πρόληψη επεισοδίου κιρσικής αιμορραγίας, στους ασθενείς που παρουσιάζουν μεγάλο κίνδυνο μπορεί να συσταθεί η χορήγηση μη-εκλεκτικών β-αδρενεργικών αποκλειστών και συγκεκριμένα της προπρανολόλης (10-480 mg/ημέρα) ή της ναδολόλης. Τα εν λόγω φάρμακα μειώνουν την πίεση στο πυλαίο σύστημα.

→ Για την επίτευξη ικανοποιητικής αναισθησίας, σε ασθενείς με χρόνια ηπατική νόσο, οι οποίοι είναι αλκοολικοί ή χρήστες εξαρτησιογόνων ουσιών, συνήθως απαιτείται η χορήγηση μεγαλύτερων δόσεων αναισθητικού από ότι στους άλλους ασθενείς. Πάντως, πρέπει να τονισθεί ότι τα τοπικά αναισθητικά πρέπει να χορηγούνται με προσοχή επειδή μεταβολίζονται εξ ολοκλήρου στο ήπαρ. Αδρεναλίνη, μπορεί να χρησιμοποιηθεί σε πυκνότητα 1/100.000, αλλά αποφεύγεται η χρήση περισσότερων των δύο φυσίγγων.

→ Μπορεί κατά την εκτέλεση μιας χειρουργικής πράξης, ή και μετεγχειρητικά, ιδίως σε ασθενείς στα προχωρημένα στάδια της νόσου, να εκδηλωθεί έντονη αιμορραγία, η οποία οφείλεται στη θρομβοπενία ή/και σε διαταραχές των παραγόντων πήξης. Το γεγονός αυτό επιβάλλει, πριν την εκτέλεση της οδοντιατρικής πράξης τον πλήρη έλεγχο της αιμόστασης, και πιθανόν ανάλογα με την περίπτωση, και φυσικά με απόφαση του θεράποντος γιατρού, τη χορήγηση αιμοπεταλίων, παραγόντων πήξης ή και βιταμίνης K (η βιταμίνη K αποτελεί προσθετική ομάδα ενζύμου που είναι απαραίτητο για τη σύνθεση της προθρομβίνης και των παραγόντων πήξης, στο ήπαρ). Η σύνθεση των βιολογικά δραστικά παραγόντων II, VII, IX και X, εξαρτάται από τη βιταμίνη K.

→ Για τον μετεγχειρητικό έλεγχο του πόνου, ιδιαίτερα σε ασθενείς προχωρημένων σταδίων, αντενδείκνυται η χορήγηση μη στεροειδών αντιφλεγμονωδών φαρμάκων συμπεριλαμβανομένων της ασπιρίνης, και της παρακεταμόλης (ή ακεταμινοφαίνης), επειδή ιδιαίτερα σε μεγάλες δόσεις, ενοχοποιούνται για την πρόκληση σημαντικών ηπατικών βλαβών.

→ Αν χρειασθεί η λήψη αντιμικροβιακής χημειοθεραπείας, θα πρέπει να αποφευχθεί η χορήγηση μετρονιδαζόλης, τετρακυκλινών και βανκομυκίνης, που μπορούν να προκαλέσουν βλάβες των ηπατικών κυττάρων και των αντιμικροβιακών χημειοθεραπευτικών φαρμάκων που μεταβολίζονται στο ήπαρ (μακρολίδες, λινκοζαμίδες). Αντίθετα, θα πρέπει να επιλέγονται φάρμακα που αποβάλλονται από τα νεφρά (πενικιλλίνες, κεφαλοσπορίνες). Επίσης, πρέπει να αποφεύγεται η χορήγηση αντιμυκητιασικών φαρμάκων (π.χ. ιτρακοναζόλης, κετοκοναζόλης, φλουκοναζόλης).

7º Ανακεφαλαιωτικό QUIZ:

1. Σε περιπτώσεις που ένας ασθενής πάσχει από πεπτικό έλκος και λαμβάνει σιμετιδίνη, ποια είναι η ποσότητα λοραζεπάμης που μπορεί να λάβει πριν από την έναρξη μιας οδοντιατρικής συνεδρίας για την αντιμετώπιση του άγχους και της φοβίας του;
α. μικρότερη από την αντίστοιχη που λαμβάνει ένας υγιής
β. ίση με την αντίστοιχη που λαμβάνει ένας υγιής
γ. μεγαλύτερη από την αντίστοιχη που λαμβάνει ένας υγιής

2. Σε έναν ασθενή με δωδεκαδακτυλικό έλκος που λαμβάνει σιμετιδίνη, και στον οποίο, με σκοπό την εκτέλεση οδοντιατρικής πράξης, θα διενεργηθεί τοπική δι' εμποτίσεως αναισθησία με λιδοκαΐνη, ποια είναι η διάρκεια δράσης του αναισθητικού;
α. μικρότερη σε σχέση με αυτή αυτή που παρατηρείται σε έναν οδοντιατρικό ασθενή που δε λαμβάνει φάρμακα
β. ισόχρονη με αυτή που παρατηρείται σε έναν οδοντιατρικό ασθενή που δε λαμβάνει φάρμακα
γ. παρατεταμένη σε σχέση με αυτή που παρατηρείται σε έναν οδοντιατρικό ασθενή που δε λαμβάνει φάρμακα

3. Σε έναν ασθενή που λαμβάνει αναστολείς αντλίας πρωτονίων και για την αντιμετώπιση λοίμωξης χρειασθεί η λήψη αντιμικροβιακού χημειοθεραπευτικού φαρμάκου, για ποιο από τα παρακάτω φάρμακα πρέπει να γνωρίζει ο οδοντίατρος ότι καταγράφεται μείωση της απορρόφησής του από το έντερο;
α. αμπικιλλίνη
β. κλινταμυκίνη
γ. μετρονιδαζόλη

4. Αναφέρατε τις νοσολογικές οντότητες που σε ασθενείς με νόσους του πεπτικού συστήματος, προκαλούν διάρροιες, ύστερα από λήψη αντιμικροβιακών χημειοθεραπευτικών φαρμάκων.

5. Να αναφερθούν οι δείκτες στην αξιολόγηση των οποίων βασίζεται στο σύστημα ταξινόμησης Child-Pugh που ισχύει για τους ασθενείς με ηπατική κίρρωση και χρόνια ηπατική ανεπάρκεια.

6. Σε ασθενείς με ηπατική κίρρωση και χρόνια ηπατική ανεπάρκεια του σταδίου Α κατά Child-Pugh, επιτρέπεται η χορήγηση διαζεπάμης πριν από την έναρξη μιας οδοντιατρικής συνεδρίας;
α. Ναι
β. Όχι

7. Σε ασθενείς που πρόκειται να υποβληθούν σε γναθοπροσωπική χειρουρ-γική πράξη, οι οποίοι πάσχουν από ηπατική κίρρωση και χρόνια ηπατική ανεπάρκεια, και οι οποίοι παρουσιάζουν μεγάλο κίνδυνο για την εκδήλωση επεισοδίου κιρσικής αιμορραγίας, ποιο από τα παρακάτω φάρμακα πρέπει να λάβουν προεγχειρητικά για την πρωτογενή πρόληψη της εκδήλωσης του επεισοδίου;

α. Σιμετιδίνη

β. Προπανολόλη

γ. Προπυλθειουρακίλη

8. Γιατί σε ασθενείς με ηπατική κίρρωση και χρόνια ηπατική ανεπάρκεια απο-φεύγεται η χορήγηση μετρονιδαζόλης;

α. Επειδή ενοχοποιείται για την εκδήλωση κιρσικής αιμορραγίας

β. Επειδή προκαλεί βλάβες των ηπατικών κυττάρων

γ. Επειδή αδρανοποιείται και ως εκ τούτου δεν είναι δραστική

9. Ποιο από τα παρακάτω αντιμικροβιακά χημειοθεραπευτικά φάρμακα είναι προτιμότερο να δοθεί σε έναν ασθενή με ηπατική κίρρωση και χρόνια ηπατική ανεπάρκεια του σταδίου C με τη ταξινόμηση κατά Child-Pugh, για την αντιμε-τώπιση λοίμωξης;

α. Τετρακυκλίνη

β. Μακρολίδη

γ. Κεφαλοσπορίνη

ΑΣΘΕΝΕΙΣ
ΜΕ ΝΟΣΟΥΣ
ΤΟΥ ΣΥΝΔΕΤΙΚΟΥ ΙΣΤΟΥ

Η εκτέλεση οδοντιατρικών πράξεων σε ασθενείς με νόσους του συνδετικού ιστού, εκτός από λίγες εξαιρέσεις, ταυτίζεται για όλες σχεδόν τις νόσους, οι οποίες και χαρακτηρίζονται από πολλά κοινά στοιχεία. Ως εκ τούτου, θα αναφερθούν χωριστά, λίγα σχετικά για κάθε μία από τις νόσους που κρίθηκε απαραίτητο να συμπεριληφθούν σ' αυτό το κεφάλαιο, και στο τέλος θα αναφερθούν τα σχετικά με τις ιδιαιτερότητες των οδοντιατρικών πράξεων σ' αυτούς τους ασθενείς.

ΡΕΥΜΑΤΟΕΙΔΗΣ ΑΡΘΡΙΤΙΔΑ

Ως ρευματοειδής αρθρίτιδα χαρακτηρίζεται η αυτοάνοσης αιτιολογίας, συστηματική, χρόνια, μη πυογόνος φλεγμονώδης νόσος του συνδετικού ιστού που χαρακτηρίζεται από την υποτροπιάζουσα, συμμετρική πολυαρθρίτιδα, κυρίως των μικρών αρθρώσεων **(Εικ. 56).**

Εικόνα 56. Κλινική εικόνα χρόνιας ρευματοειδούς αρθρίτιδας. Παρατηρείται παραμόρφωση των δακτύλων των χεριών του ασθενή εξαιτίας της συμμετρικής πολυαρθρίτιδας των μικρών αρθρώσεων.

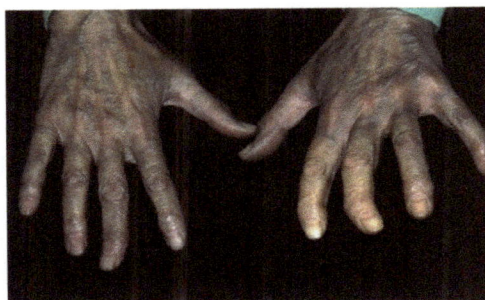

Αξιοσημείωτο και ιδιαίτερου ενδιαφέροντος για την οδοντιατρική πράξη, είναι το γεγονός ότι ορισμένοι από τους χρόνιους ασθενείς, έχουν υποβληθεί σε ορθοπλαστικές επεμβάσεις και έχουν αντικαταστήσει κατεστραμμένες αρθρώσεις, με τεχνικές προσθετικές αρθρώσεις.

Εργαστηριακά ευρήματα: Σ' όλους σχεδόν τους ασθενείς παρατηρείται αύξηση της ΤΚΕ (Φ.Τ. <20 mm/ώρα) και της CRP (Φ.Τ. <10 mg/l). Σε ποσοστιαία αναλογία περίπου 85%, στο περιφερικό φλεβικό αίμα των ασθενών ανιχνεύεται οι ρευματοειδείς παράγοντες (RA, Φ.Τ. 0-39 IU/ml) και σε ποσοστιαία αναλογία περίπου 70-80% τα αυτοαντισώματα έναντι των κιτρουλλιωμένων πρωτεϊνών (αντι-CCPs, Φ.Τ. 15

IU/l). Πρέπει όμως να τονιστεί ότι η ανίχνευση των εν λόγω αντισωμάτων δεν είναι παθογνωμική, καθώς είναι πιθανό να ανιχνευθούν και σε άλλες φλεγμονώδους αιτιολογίας αρθρίτιδες. Τέλος, σε ποσοστιαία αναλογία περίπου 50% των περιπτώσεων, ανιχνεύονται ασθενώς θετικά και τα αντιπυρηνικά αυτοαντισώματα ΑΝΑ (Φ.Τ. αρνητικά: τίτλος αραίωσης <1/20, ασθενώς θετικά: τίτλος αραίωσης >1/20 - <1/80, θετικά: τίτλος αραίωσης >1/80).

Για την αξιολόγηση της βαρύτητας της νόσου, ιδιαίτερα σε προχωρημένα στάδια της, απαραίτητη κρίνεται και η ακτινογραφική αξιολόγηση.

ΝΕΑΝΙΚΗ ΡΕΥΜΑΤΟΕΙΔΗΣ ΑΡΘΡΙΤΙΔΑ Ή ΡΕΥΜΑΤΟΕΙΔΗΣ ΝΕΑΝΙΚΗ ΑΡΘΡΙΤΙΔΑ

Ως νεανική ρευματοειδής αρθρίτιδα, χαρακτηρίζεται μία ομάδα αυτοάνοσης αιτιολογίας, μη πυογόνων φλεγμονωδών νόσων του συνδετικού ιστού, οι οποίες προσβάλλουν άτομα παιδικής ηλικίας και οι οποίες σε κλινικό επίπεδο χαρακτηρίζονται από την ανάπτυξη υποτροπιάζουσας συμμετρικής πολυαρθρίτιδας (Εικ. 57).

Διακρίνεται στις παρακάτω 3 μορφές:
• Συστηματική νόσος ή νόσος του Still,
• Πολυαρθρική,
• Ολιγοαρθρική.

Εργαστηριακά ευρήματα: Στη συστηματική μορφή, πολύ συχνά, στην εξέταση του περιφερικού φλεβικού αίματος, καταγράφεται λευκοπενία και θρομβοκυττάρωση, και λιγότερο συχνά αναιμία. Επίσης, παρατηρείται αύξηση της ΤΚΕ και της CRP. Οι ρευματοειδείς παράγοντες και τα αντιπυρηνικά αντισώματα ΑΝΑ ανιχνεύονται σχετικά σπάνια. Στην πολυαρθρική μορφή παρατηρείται συχνά αναιμία και αύξηση της ΤΚΕ και της CRP. Αντίθετα, στην ολιγοαρθρική μορφή, σπάνια καταγράφονται παθολογικά ευρήματα.

Οπωσδήποτε στη διάγνωση συμβάλλουν και οι ακτινολογικές απεικονίσεις των αρθρώσεων.

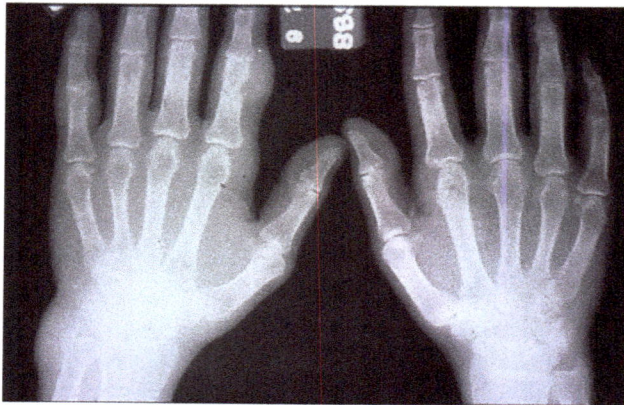

Εικόνα 57. Ακτινογραφία άκρων χειρών νεαρού ασθενή που πάσχει από πολυαρθρική μορφή νεανικής ρευματοειδούς αρθρίτιδας.

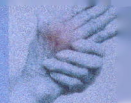

ΣΥΣΤΗΜΑΤΙΚΟΣ ΕΡΥΘΗΜΑΤΩΔΗΣ ΛΥΚΟΣ

Ως συστηματικός ερυθηματώδης λύκος χαρακτηρίζεται μια αυτόνοσης αιτιολογίας, μη πυογόνος φλεγμονώδης νόσος του συνδετικού ιστού, που προσβάλει πολλά όργανα και ιστούς και η οποία σε εργαστηριακό επίπεδο, χαρακτηρίζεται από την παρουσία αυτοαντισωμάτων κυρίως έναντι σχηματισμών των κυτταρικών πυρήνων, αλλά και έναντι και άλλων κυτταρικών στοιχείων και ιστών.

Εργαστηριακά ευρήματα: Στην εξέταση του περιφερικού φλεβικού αίματος κατά κανόνα καταγράφεται αναιμία (συνήθως πρόκειται για αιμολυτική αναιμία), λευκοπενία (συνήθως 2.500-4.000/ml και συχνά <1.500/ml), και θρομβοπενία (συχνά 50.000/μl). Συχνό εύρημα αποτελεί και ο παρατεταμένος χρόνος ενεργοποιημένης μερικής θρομβοπλαστίνης (aPTT). Χαρακτηριστική είναι και η αναντιστοιχία που παρατηρείται μεταξύ των τιμών της ΤΚΕ και της CRP. Συγκεκριμένα, οι τιμές της ΤΚΕ είναι πολύ υψηλές (συχνά >100 mm/ώρα) ενώ της CRP, είναι πολύ χαμηλές.

Από τα αυτοαντισώματα, σε ποσοστιαία αναλογία περίπου 95% των περιπτώσεων, ανευρίσκονται τα ΑΝΑ (συνήθως τίτλος αραίωσης >1/160), σε ποσοστιαία αναλογία περίπου 60-85% ανευρίσκονται τα αντι-dsDNA (Φ.Τ. <7 IU/ml) (η ανεύρεση των οποίων αποτελεί τον κύριο εργαστηριακό δείκτη για τη διάγνωση της νόσου), σε ποσοστιαία αναλογία περίπου 50-70% τα αντιιστονικά αντισώματα (Φ.Τ. <10 IU/ml), και σε μικρότερες ποσοστιαίες αναλογίες άλλα αυτοαντισώματα, όπως τα αντι-Rö ή αντι-SSA (Φ.Τ. <20 IU/ml), αντι-La ή αντι-SSB (Φ.Τ. <20 IU/ml), αντι-Sm (Φ.Τ. <20 IU/ml), αντι-U1RNP (Φ.Τ. <20 IU/ml), ο ρευματοειδής παράγων και αντικαρδιολιπιδικά ή αντιφωσφολιπιδικά (ACA), εξαιτίας της ύπαρξης των οποίων μπορεί η εξέταση VDRL που χρησιμοποιείται για τη διάγνωση της σύφιλης να είναι «ψευδώς θετική».

Τέλος, είναι χαμηλές και οι τιμές των κλασμάτων C_3 και C_4, του συμπληρώματος.

Πρέπει όμως να τονισθεί ότι η διάγνωση τεκμηριώνεται με την ιστοπαθολογική εξέταση.

ΣΚΛΗΡΟΔΕΡΜΙΑ Ή ΣΥΣΤΗΜΑΤΙΚΗ ΣΚΛΗΡΥΝΣΗ

Ως σκληροδερμία αναφέρονται ορισμένες αυτοάνοσες, μη πυογόνες, φλεγμονώδεις νόσοι, που χαρακτηρίζονται από ίνωση που αναπτύσσεται σε όργανα, αγγεία, ιστούς ή ανατομικές περιοχές, και η οποία μακροχρόνια οδηγεί σε σκλήρυνση και φυσικά δυσλειτουργία (Εικ. 58).

Εργαστηριακά ευρήματα: Στην εξέταση του περιφερικού φλεβικού αίματος, συχνά, παρατηρείται αναιμία. Χαρακτηριστική θεωρείται, και πρακτικά θέτει την εργαστηριακή διάγνωση της νόσου, η ανίχνευση των αντιπυρηνικών αντισωμάτων και των αντισωμάτων έναντι της τοποϊσομεράσης I (αντι-scl-70) (Φ.Τ. <20 IU/ml) και του κεντρομεριδίου (Φ.Τ. αρνητικά: τίτλος αραίωσης <1/80). Μάλιστα αυτά τα αυτοαντισώματα, σχετίζονται και με την πρόγνωση της νόσου. Συγκεκριμένα, η ανίχνευση των αντι-scl-70, σχετίζεται με χαμηλά ποσοστά επιβίωσης, ενώ των αντι-κεντρομεριδιακών αντισωμάτων, με μακροβιότερη επιβίωση.

Τέλος, η διάγνωση τεκμηριώνεται με την ιστοπαθολογική εξέταση.

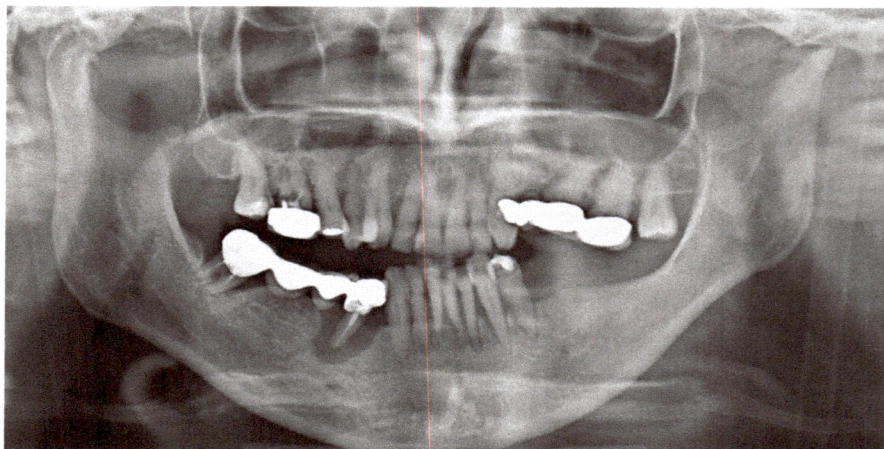

Εικόνα 58. Ορθοπαντομογράφημα ασθενούς που έπασχε από σκληροδερμία. Στους τομείς και τους κυνόδοντες της κάτω γνάθου παρατηρείται ασύμμετρη διεύρυνση του περιρριζικού χώρου, ενώ στο οστούν της κάτω γνάθου αμφίπλευρη απορρόφηση των κορωνοειδών αποφύσεων και μονόπλευρη απορρόφηση του αριστερού κονδύλου. Τα ευρήματα αυτά οφείλονται στην ίνωση των ιστών.

ΓΙΓΑΝΤΟΚΥΤΤΑΡΙΚΗ ΑΡΤΗΡΙΤΙΔΑ

Ως γιγαντοκυτταρική αρτηρίτιδα, χαρακτηρίζεται η αυτοάνοση, μη πυογόνος φλεγμονώδης νόσος, που προσβάλλει τις μεσαίου και μεγάλου μεγέθους αρτηρίες, και εμφανίζεται πιο συχνά σε άτομα ηλικίας μεγαλύτερης των 50 χρονών, κυρίως στους εξωκρανιακούς κλάδους της καρωτίδας.

Εργαστηριακά ευρήματα: Στην εξέταση του περιφερικού φλεβικού αίματος, κατά κανόνα καταγράφεται μέτριου βαθμού αναιμία και μικρή θρομβοκυττάρωση. Χαρακτηριστικό εύρημα, θεωρείται η μεγάλη αύξηση της ΤΚΕ (συχνά υψηλότερη από 100 mm/1η ώρα) και των πρωτεϊνών της οξείας φάσης της φλεγμονής: CRP και ινωδογόνου.

Με την ιστοπαθολογική εξέταση τεκμηριώνεται η διάγνωση.

ΣΥΝΔΡΟΜΟ SJÖGREN

Το σύνδρομο Sjögren, είναι μία αυτοάνοση, χρόνια, βραδέως εξελισσόμενη νόσος του συνδετικού ιστού, που κατά κύριο λόγο προσβάλλει τους εξωκρινείς αδένες, και κυρίως τους σιαλογόνους και τους δακρυϊκούς αδένες. Τούτο οδηγεί σε ελάττωση της έκκριση των εξωκρινών εκκρίσεων. Στη στοματική κοιλότητα χαρακτηριστικό εύρημα είναι η ξηροστομία **(Εικ. 59)**.

Διακρίνεται σε:

• Πρωτοπαθές που εκδηλώνεται σε υγιή κατά τα άλλα άτομα, και

• Δευτεροπαθές, που εκδηλώνεται σε άτομα, με κάποια, συνήθως αυτοάνοσης αιτιολογίας υποκείμενη νόσο. Για παράδειγμα αναφέρεται ότι μπορεί να εκδηλωθεί σε άτομα με ερυθηματώδη λύκο, με ρευματοειδή αρθρίτιδα, κ.λπ.

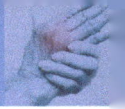

Εικόνα 59. Κλινική εικόνα γλώσσας ασθενούς που έπασχε από πρωτοπαθές σύνδρομο Sjögren. Είναι εμφανής η ξηρότητα του βλεννογόνου.

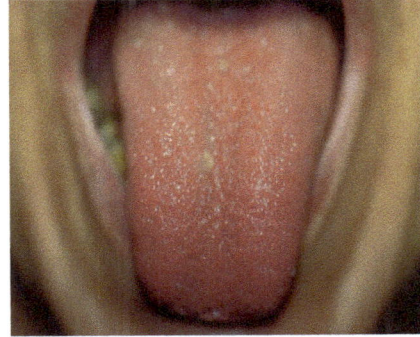

Εργαστηριακά ευρήματα: Στην εξέταση του περιφερικού φλεβικού αίματος αρκετά συχνά καταγράφεται μικρού βαθμού αναιμία, ενώ στην πλειοψηφία των περιπτώσεων (έως και 90% των περιπτώσεων), παρατηρείται όχι σημαντική αύξηση της ΤΚΕ (περίπου 30 mm/ώρα) και υπεργαμμασφαιριναιμία. Επίσης, παρατηρείται κυρίως στο δευτεροπαθές σύνδρομο, αύξηση των αντιπυρηνικών αυτοαντισωμάτων ΑΝΑ, των αντι-Rö (ή αντι-SSA), αντι-La (ή αντι-SSB) και των ρευματοειδών παραγόντων. Στη διάγνωση συμβάλλουν και οι ακτινολογικές απεικονίσεις των σιαλογόνων αδένων (σιαλοαδενογράφημα) και η ιστοπαθολογική εξέταση μικρών σιαλογόνων αδένων.

Οδοντιατρική πράξη

Ο οδοντίατρος που θα αντιμετωπίσει έναν ασθενή με οποιαδήποτε από τις νόσους του συνδετικού ιστού, θα πρέπει να γνωρίζει ότι:

→ Λόγω της σκελετικής παραμόρφωσης που μπορεί να υπάρχει, κυρίως στις ρευματικές νόσους, η θέση του ασθενή στην οδοντιατρική έδρα, διαφοροποιείται σε κάθε περίπτωση χωριστά, έτσι ώστε ο ασθενής να αισθάνεται όσο το δυνατόν πιο άνετα. Μάλιστα, σε κάποιες περιπτώσεις, για την άνετη θέση του ασθενή, μπορεί να χρησιμοποιηθεί και μικρό μαξιλάρι.

→ Οι ασθενείς, αφενός λόγω των ανοσοανεπαρκειών που χαρακτηρίζουν τις νόσους, και αφετέρου λόγω της ανοσοκαταστολής που προκαλεί η φαρμακευτική αγωγή τους (με κορτικοστεροειδή, μεθοτρεξάτη, αζαθειοπρίνη, αντι-TNF παράγοντες, κ.λπ.), είναι ευάλωτοι στις λοιμώξεις. Τούτο, επιβάλλει πριν από την εκτέλεση οποιασδήποτε οδοντιατρικής πράξης, ιδίως χειρουργικών πράξεων, τη θεραπεία κάθε προϋπάρχουσας εγκατεστημένης εστιακής ή συστηματικής λοίμωξης, τη βελτίωση της στοματικής υγιεινής, και τη λήψη όλων των απαραίτητων μέτρων για την πρόληψη ανάπτυξης λοιμώξεων (π.χ. πριν την έναρξη της συνεδρίας, στοματοπλύσεις με αντισηπτικό διάλυμα, κ.λπ.). Ιδιαίτερη όμως προσοχή απαιτείται για τους ασθενείς που υποβλήθηκαν σε αρθροπλαστικές επεμβάσεις και φέρουν τεχνητές προσθετικές αρθρώσεις, και ιδίως όταν η αντικατάσταση της άρθρωσής τους έγινε σε χρονικό διάστημα μικρότερο των 2 χρόνων, από τη χρονική στιγμή που θα εκτελεστεί η χειρουργική οδοντιατρική πράξη. Τούτο επειδή στο σημείο ένωσης του φυσιολογικού οστού και της τεχνητής προσθετικής άρθρωσης, σε μεγάλη ποσοστιαία αναλογία, αναπτύσσονται εξαιρετικά δυσθεράπευτες λοιμώξεις. Στις περιπτώσεις αυτές θεωρείται αναγκαία η χορήγηση αντιμικροβιακής χημειοπροφύλαξης. Το σχήμα που συστήνεται, είναι:

♦ Για ασθενείς που δεν είναι αλλεργικοί στις β-λακτάμες: η per os λήψη 2 g αμοξυκιλλίνης ή κεφαλεξίνης ή κεφραδίνης, 30 λεπτά έως 1 ώρα, πριν την επέμβαση. Σε ασθενείς που η per os λήψη είναι αδύνατη συστήνεται η ενδομυϊκή ή η ενδοφλέβια χορήγηση 2 g αμπικιλλίνης ή 1 g καφαζολίνης, 30 λεπτά έως 1 ώρα πριν από την επέμβαση.

♦ Για ασθενείς που είναι αλλεργικοί στις β-λακτάμες: η per os λήψη 600 mg κλινταμυκίνης, 30 λεπτά έως 1 ώρα πριν από την επέμβαση. Σε ασθενείς που η per os λήψη είναι αδύνατη συστήνεται η ενδοφλέβια χορήγηση 600 mg κλινταμυκίνης, 30 λεπτά έως 1 ώρα πριν από την επέμβαση.

→ Οι κανόνες τέλεσης τοπικής αναισθησίας, δε διαφέρουν από αυτούς που ισχύουν για τα υγιή άτομα, και φυσικά μπορεί να χρησιμοποιηθούν αναισθητικά που περιέχουν και αδρεναλίνη σε πυκνότητα 1/100.000.

→ Σε λίγες περιπτώσεις, ιδιαίτερα σε εκτεταμένες και μεγάλης χρονικής διάρκειας χειρουργικές πράξεις, σε ασθενείς που λαμβάνουν ασπιρίνη ή μη στεροειδή αντιφλεγμονώδη φάρμακα, μπορεί να προκληθεί μικρής έκτασης αιμορραγία η οποία κατά κανόνα αντιμετωπίζεται με τη χρήση τοπικών αιμοστατικών μέτρων (συρραφή του τραύματος, χρήση αιμοστατικών ουσιών, κ.λπ.), που ήδη αναφέρθηκαν αναλυτικά σε προηγούμενα κεφάλαια.

→ Κάποιοι ασθενείς λαμβάνουν για μεγάλο χρονικό διάστημα κορτικοστεροειδή. Η μακροχρόνια λήψη κορτικοστεροειδών προκαλεί οστική αραίωση, με αποτέλεσμα οι γνάθοι να εμφανίζονται οστεοπορωτικοί. Το γεγονός αυτό επιβάλλει ώστε η εκτέλεση οδοντιατρικών πράξεων να γίνεται με ήπιους χειρισμούς, αποφεύγοντας την άσκηση έντονων δυνάμεων. Οι βίαιοι χειρισμοί και η άσκηση έντονων δυνάμεων, μπορεί να προκαλέσουν κατάγματα. Επίσης, πρέπει να αποφεύγονται και οι μεγάλης έκτασης οστικές εκτομές. Στους ασθενείς αυτούς, μπορεί να παρατηρηθεί και επιβράδυνση της επούλωσης των ιστών.

→ Για τον έλεγχο του μετεγχειρητικού πόνου, σε ασθενείς που λαμβάνουν ήδη ασπιρίνη ή άλλα μη στεροειδή αντιφλεγμονώδη φάρμακα, ίσως χρειασθεί, με τη συναίνεση και τις υποδείξεις του θεράποντος γιατρού, τροποποίηση του θεραπευτικού σχήματος.

→ Σε ασθενείς με σκληροδερμία, προκύπτουν ιδιαίτερα προβλήματα εξαιτίας της μικροστομίας που παρατηρείται σε μεγάλο αριθμό ασθενών (Εικ. 60). Στους ασθενείς αυτούς, η εκτέλεση οδοντιατρικών πράξεων, κυρίως στα οπίσθια δόντια παρουσιάζει δυσκολίες, γεγονός που μπορεί να επιβάλλει την τροποποίηση θεραπευτικών σχημάτων. Για παράδειγμα αναφέρεται ότι στους ασθενείς αυτούς μπορεί, αντί της ενδοστοματικής προσπέλασης για τη χειρουργική εξαίρεση ενός υπογνάθιου αδένα, να προτιμηθεί η εξωστοματική προσπέλαση. Ένα ακόμη χαρακτηριστικό παράδειγμα είναι η περίπτωση λήψης αποτυπωμάτων για την κατασκευή ολικής οδοντοστοιχίας. Στους ασθενείς

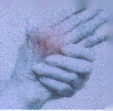

αυτούς, πολύ συχνά είναι αδύνατη η χρησιμοποίηση ολικών δισκαρίων επειδή σημειώνεται αδυναμία εισαγωγής τους στη στοματική κοιλότητα. Τούτο επιβάλλει την τμηματική αποτύπωση των γνάθων και τη σύνθεση των εκμαγείων στο εργαστήριο **(Εικ. 61).**

Εικόνα 60. Σε περιπτώσεις σκληροδερμίας, συχνά παρατηρείται μικροστομία, γεγονός που δυσχεραίνει την απρόσκοπτη εκτέλεση οδοντιατρικών πράξεων.

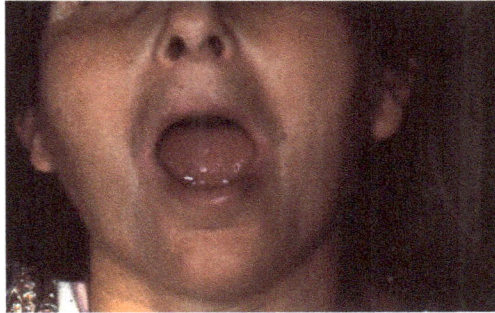

Εικόνα 61. Σε περιπτώσεις σκληροδερμίας, εξαιτίας της μικροστομίας, αντί της συνολικής αποτύπωσης των γνάθων μπορεί να επιβληθεί η τμηματική αποτύπωσή τους, με τη χρήση διαχωριζόμενων δισκαρίων και η σύνθεση των εκμαγείων στο εργαστήριο (ευγενής προσφορά του καθηγητή Α. Πισιώτη).

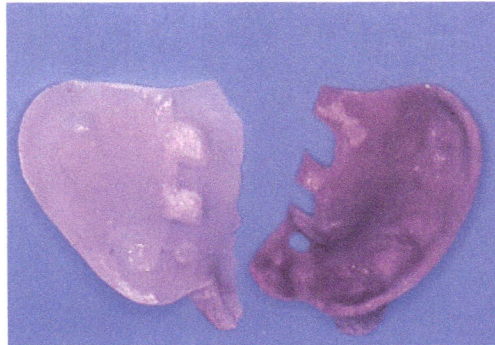

8ο Ανακεφαλαιωτικό QUIZ:

1. Ποιες είναι οι φυσιολογικές τιμές του ρευματοειδούς παράγοντα;
α. 0-39 IU/ml
β. 40-59 IU/ml
γ. 60-85 IU/ml

2. Σε έναν ασθενή με χρόνιο συστηματικό ερυθηματώδη λύκο, ποιος συνήθως είναι ο αριθμός των λευκών αιμοσφαιρίων του στο περιφερικό φλεβικό αίμα;
α. Μικρότερος του φυσιολογικού (λευκοπενία)
β. Φυσιολογικός
γ. Μεγαλύτερος του φυσιολογικού (λευκοκυττάρωση)

3. Σε έναν ασθενή με χρόνιο συστηματικό ερυθηματώδη λύκο, τι συνήθως ισχύει με τον χρόνο ενεργοποιημένης μερικής θρομβοπλαστίνης (aPTT);
α. Είναι μικρότερος του φυσιολογικού
β. Είναι φυσιολογικός
γ. Είναι παρατεταμένος

4. Ποιο από τα παρακάτω αυτοαντισώματα είναι διαγνωστικά για τη σκληροδερμία;
α. Της διπλής έλικας DNA (αντι-dsDNA)
β. Της μονής έλικας DNA (αντι-ssDNA)
γ. Της τοποϊσομεράσης I (αντι-scl-70)

5. Ποιο από τα παρακάτω εργαστηριακά ευρήματα είναι πολύ χαρακτηριστικό σε περιπτώσεις γιγαντοκυτταρικής αρτηριίτιδας;
α. Μεγάλη αύξηση της ΤΚΕ και της CRP
β. Μεγάλη αύξηση των αντι-SSA (ή αντι-Rö)
γ. Μεγάλη αύξηση των αντι-SSB (ή αντι-La)

6. Σε ποια μορφή του συνδρόμου Sjögren, είναι πιο συχνά αυξημένα τα αυτοαντισώματα που παρατηρούνται στο σύνδρομο;
α. Πρωτοπαθές
β. Δευτεροπαθές

7. Σε ποιους παράγοντες αποδίδεται η ευπάθεια στις λοιμώξεις που παρατηρείται στους ασθενείς με νόσους του συνδετικού ιστού;

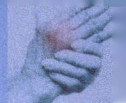

8. Σε ασθενείς που υποβλήθηκαν σε αρθροπλαστικές επεμβάσεις και φέρουν τεχνητές αρθρώσεις, ποιο είναι το χρονικό όριο ιδιαίτερης επικινδυνότητας για την ανάπτυξη λοιμώξεων μετά από μια χειρουργική οδοντιατρική πράξη;
α. Έως 2 χρόνια
β. Έως 3 χρόνια
γ. Έως 4 χρόνια

9. Ποιο από τα παρακάτω αντιμικροβιακά χημειοθεραπευτικά φάρμακα πρέπει να λάβει per os ως αντιμικροβιακή χημειοπροφύλαξη, ένας ασθενής με νόσο του συνδετικού ιστού που θα υποβληθεί σε χειρουργική οδοντιατρική πράξη, και ο οποίος είναι αλλεργικός στην πενικιλλίνη;
α. Κεφαλεξίνη
β. Κλινταμυκίνη
γ. Αμπικιλλίνη

10. Σε έναν ασθενή με σύνδρομο Sjögren, που θα υποβληθεί σε οδοντιατρική πράξη, επιτρέπεται η χορήγηση αναισθητικού που περιέχει αδρεναλίνη σε συγκέντρωση 1/100.000;
α. Ναι
β. Όχι

ΑΣΘΕΝΕΙΣ
ΜΕ ΝΟΣΟΥΣ
ΤΟΥ ΝΕΥΡΙΚΟΥ ΣΥΣΤΗΜΑΤΟΣ

ΝΟΣΟΣ ΤΟΥ PARKINSON

Η νόσος του Parkinson είναι μία νόσος που προκύπτει από την εκφύλιση της φαιάς ουσίας του κεντρικού νευρικού συστήματος. Στη νόσο παρατηρείται προοδευτική νέκρωση των κυττάρων της φαιάς ουσίας, με αποτέλεσμα να μην παράγεται η νευροδιαβιβαστική ουσία «ντοπαμίνη» **(Εικ. 62).** Η μη παραγωγή ντοπαμίνης δεν επιτρέπει την «επικοινωνία» των νευρικών κυττάρων μεταξύ τους, γεγονός που οδηγεί στην εκδήλωση κινητικών προβλημάτων.

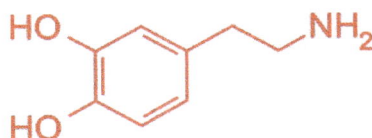

Εικόνα 62. Ο χημικός τύπος της ντοπαμίνης.

Ουσιαστικά η έλλειψη ντοπαμίνης οδηγεί στην εκδήλωση εξωπυραμιδικής σημειολογίας όπως είναι ο τρόμος των άκρων, η ορθοστατική ανισορροπία, η ακαμψία, η δυσκαμψία, η βραδυκινησία, η ακινησία και η ακαμψία.

Αξιοσημείωτο είναι ότι παρόμοια σημειολογία μπορεί να εκδηλώσουν και ασθενείς που λαμβάνουν αντιψυχωσικά φάρμακα. Στις περιπτώσεις αυτές γίνεται λόγος για δευτερογενή παρκινσονισμό.

Εργαστηριακά ευρήματα: Οι κύριες εργαστηριακές εξετάσεις που βοηθούν στη διάγνωση είναι η μαγνητική τομογραφία εγκεφάλου, και το σπινθηρογράφημα εγκεφάλου με τεχνική SPECT, με την οποία μπορεί να εντοπιστεί η εκφύλιση των κυττάρων του εγκεφάλου που παράγουν ντοπαμίνη.

Οδοντιατρική πράξη

Ο οδοντίατρος που θα αντιμετωπίσει έναν ασθενή με νόσο του Parkinson, πρέπει να γνωρίζει ότι:

→ Ο ασθενής πρέπει να προσέρχεται στην οδοντιατρική συνεδρία, αφού έχει λάβει τα φάρμακά του. Μάλιστα, η οδοντιατρική πράξη, είναι καλλίτερα να γίνεται τη χρονική στιγμή που προβλέπεται η μέγιστη αποτελεσματικότητα των φαρμάκων. Συνήθως, η στιγμή αυτή είναι περίπου 1 - 1, 5 ώρα μετά την per os λήψη των φαρμάκων.

→ Επιβάλλεται η μείωση του άγχους του ασθενή, γεγονός που θα ελαττώσει ή τουλάχιστον δε θα επιτείνει τα κινητικά προβλήματά του. Για την επιτυχία αυτού του στόχου επιβάλλεται ο οδοντίατρος να κερδίσει την εμπιστοσύνη του ασθενή. Σε τούτο συντελεί η ήρεμη αυτοπεποίθηση που επιδεικνύει ο οδοντίατρος στις κινήσεις του και στα λόγια του, η οπτική επαφή οδοντιάτρου και ασθενή, η φιλική συμπεριφορά του οδοντιάτρου, η εξήγηση των οδοντιατρικών πράξεων που θα εκτελέσει, κ.λπ. Επίσης, κατά τη διάρκεια της οδοντιατρικής συνεδρίας, πρέπει να ενημερώνει τον ασθενή, σχετικά με την πρόοδο της εργασίας.

→ Η θέση του ασθενή που ενδείκνυται στην οδοντιατρική έδρα, είναι η καθιστή με μικρή κλίση προς τα πίσω. Αντίθετα, αντενδείκνυται απόλυτα η ύπτια θέση. Τούτο επειδή πολλοί ασθενείς εκδηλώνουν δυσκολία στις καταποτικές κινήσεις, με αποτέλεσμα όταν ο ασθενής βρίσκεται σε ύπτια θέση, να συσσωρεύεται μεγάλη ποσότητα σάλιου στο στόμα, γεγονός που θα μπορούσε να προκαλέσει πνιγμό ή αναρρόφηση. Επίσης, ενώ όταν οι ασθενείς είναι όρθιοι παρουσιάζουν τάση κλίσης του σώματος προς τα εμπρός, όταν τοποθετούνται στη θέση που προαναφέρθηκε, η τάση της κλίσης προς τα εμπρός χάνεται. Τέλος, επειδή οι ασθενείς που λαμβάνουν ντοπαμίνη μπορεί να παρουσιάσουν ως ανεπιθύμητη ενέργεια αρτηριακή υπόταση, συνιστάται η αποφυγή των γρήγορων εναλλαγών της θέσης του, καθώς και η γρήγορη έγερση του ασθενή από την έδρα, επειδή με τις εν λόγω κινήσεις εκδηλώνεται ορθοστατική υπόταση.

→ Είναι απαραίτητο, ο ασθενής πριν από την έναρξη της συνεδρίας, να αφαιρέσει τυχόν υπάρχουσες κινητές προσθέσεις, ώστε κατά τη συνεδρία, να μην υπάρξει πιθανότητα οι κινητές προσθέσεις να μετακινηθούν από τις θέσεις τους, και να συμβεί απόφραξη των αεραγωγών.

→ Επειδή ο πόνος μπορεί να επιτείνει το άγχος, ο ασθενής δεν πρέπει να πονά. Τούτο απαιτεί η αναισθησία που θα πραγματοποιηθεί να έχει βάθος. Για τον σκοπό αυτό, μπορεί να χρησιμοποιηθούν αναισθητικά που περιέχουν αδρεναλίνη σε πυκνότητα 1/100.000. Επίσης, επιτρέπεται η χρήση περισσότερων της μίας φυσίγγων αναισθητικού που περιέχουν αδρεναλίνη. Όμως, σε ασθενείς που λαμβάνουν εντακαπόνη (αναστολέας της κατεχολ-Ο-μεθυλ-τρανσφεράσης), επιτείνεται η δράση της αδρεναλίνης. Εξαιτίας αυτού του γεγονότος, στους εν λόγω ασθενείς, αντενδείκνυται η χρησιμοποίηση περισσότερων των δύο φυσίγγων. Αξιοσημείωτο όμως είναι το γεγονός ότι οι ασθενείς, αδυνατούν να αντιδράσουν στον πόνο το ίδιο γρήγορα με τους υγιείς. Τούτο, ενέχει τον κίνδυνο κατά την εκτέλεση της αναισθησίας να συμβούν ξαφνικές και απρόσμενες κινήσεις από τον ασθενή.

Η εντακαπόνη, χορηγείται ταυτόχρονα με το κυρίως φάρμακο που χορηγείται για τη θεραπευτική αντιμετώπιση της νόσου του Parkinson, που είναι η λεβοντόπα (πρόδρομη ουσία της ντοπαμίνης). Ουσιαστικά η χορήγηση της εντακαπόνης συνιστάται επειδή παρατείνει την κλινική ανταπόκριση του ασθενή στη λεβοντόπα.

→ Για την αντιμετώπιση του μυϊκού τρόμου, των ξαφνικών και απρόσμενων κινήσεων και της δυσκαμψίας, της γλώσσας, των χειλέων, της γνάθου, κ.λπ. μπορεί να χρειασθεί η χρησιμοποίηση στοματοδιαστολέα.

→ Για τον μετεγχειρητικό έλεγχο του πόνου, δεν υπάρχουν αντενδείξεις για την αποφυγή κάποιας συγκεκριμένης ομάδας αναλγητικών ή μη στεροειδών αντιφλεγμονωδών φαρμάκων.

→ Σε περιπτώσεις που απαιτείται η χορήγηση αντιμικροβιακής χημειοθεραπείας, στους ασθενείς που λαμβάνουν πραμιπεξόλη (φάρμακο με ντοπαμινεργική δράση), αντενδείκνυται η χορήγηση ερυθρομυκίνης.

→ Σε ασθενείς που λαμβάνουν υδροχλωρική τριεξυφαινιδύλη (αντιχολινεργικό), παρατηρείται έντονη ξηροστομία, γεγονός που πρέπει να λαμβάνεται υπ' όψη. Οι επιπτώσεις της ξηροστομίας στη στοματική κοιλότητα είναι γνωστές.

Η τριεξυφαινιδύλη είναι φάρμακο που επίσης χορηγείται στη νόσο του Parkinson. Η δράση της προέρχεται από το γεγονός ότι μπλοκάρει μερικώς τη χολινεργική δραστηριότητα στο ΚΝΣ, η οποία προκαλεί τη σημειολογία της νόσου.

→ Τέλος, αξίζει να σημειωθεί ότι επειδή στους εν λόγω ασθενείς παρατηρείται αδυναμία να εφαρμόσουν τους κανόνες υγιεινής της στοματικής κοιλότητας, ίσως χρειασθεί η τροποποίηση του σχεδίου θεραπείας και η υιοθέτηση πιο ριζικών λύσεων. Για παράδειγμα αναφέρεται ότι στις προχωρημένες και αρρύθμιστες περιπτώσεις, επειδή ένας ασθενής δεν μπορεί να βουρτσίσει αποτελεσματικά τα δόντια του, και ο οποίος πάσχει και από νόσο του περιοδοντίου, ίσως αντί της προσπάθειας του οδοντιάτρου να διατηρήσει τα δόντια, να προτιμηθεί, η εξαγωγή ορισμένων δοντιών.

ΕΠΙΛΗΨΙΑ

Με τον όρο επιληψία, περιγράφεται μία κλινική οντότητα, που εκδηλώνεται αφενός ιδιοπαθώς (πρωτοπαθής επιληψία) και αφετέρου ως κλινική σημειολογία σε πολλές και διαφορετικές μεταξύ τους υποκείμενες νοσολογικές οντότητες, όπως π.χ. σε χωροκατακτητικές βλάβες του εγκεφάλου (όγκοι, κύστεις, αποστήματα), σε αρτηριοφλεβικές δυσπλασίες του εγκεφάλου, λοιμώξεις του εγκεφάλου και των μηνίγγων, κρανιοεγκεφαλικές κακώσεις, υπογλυκαιμία, κ.λπ. (δευτεροπαθής επιληψία). Η επιληψία χαρακτηρίζεται από διαταραχές της ηλεκτρικής δραστηριότητας του εγκεφάλου και εκδηλώνεται με υποτροπιάζουσες παροξυσμικές-επιληπτικές κρίσεις, κατά τις οποίες ο ασθενής παρουσιάζει κινητικές διαταραχές (π.χ. μυϊκούς σπασμούς) ή/και αισθητικές διαταραχές (ακουστικές, οσφρητικές, οπτικές) ή/και διαταραχές της συνείδησης.

Οι επιληπτικές κρίσεις διακρίνονται σε:
Εστιακές ή μερικές ή εντοπισμένες κρίσεις.
α) Απλές εστιακές κρίσεις (χωρίς διαταραχή της συνείδησης)
● Με κινητικά συμπτώματα
● Με σωματοαισθητικά ή ειδικά συμπτώματα

- Με συμπτώματα από το αυτόνομο νευρικό σύστημα
- Με συμπτώματα από την ψυχική σφαίρα

β) Σύνθετες εστιακές κρίσεις (με διαταραχή της συνείδησης)

- Με έναρξη ως απλή εστιακή και εμφάνιση διαταραχής της συνείδησης στην εξέλιξη της κρίσης
  - Χωρίς άλλα χαρακτηριστικά
  - Με συμπτώματα όπως των απλών εστιακών κρίσεων.
  - Με αυτοματισμούς

γ) Με διαταραχή της συνείδησης από την έναρξη

- Χωρίς άλλα συμπτώματα
- Με συμπτώματα όπως αυτά των απλών εστιακών κρίσεων
- Με αυτοματισμούς

δ) Εστιακές κρίσεις δευτερογενώς γενικευόμενες

- Απλές εστιακές κρίσεις δευτερογενώς γενικευόμενες
- Σύμπλοκες εστιακές κρίσεις δευτερογενώς γενικευόμενες
- Απλές εστιακές κρίσεις εξελισσόμενες σε συμπλοκές και τελικά σε γενικευμένες

Γενικευμένες κρίσεις (με σπασμούς ή χωρίς σπασμούς)

α) Αφαιρέσεις (Petit mal) (μικρής διάρκειας, 5-15 δευτερολέπτων, απώλεια της συνείδησης που δεν συνοδεύεται από πτώση του ασθενούς)

β) Μυοκλονικές κρίσεις (ξαφνικές σπασμωδικές, ως τίναγμα, κινήσεις των άκρων)

γ) Κλονικές κρίσεις (σπασμωδικές ως τρέμουλο, κινήσεις των άκρων)

δ) Τονικές κρίσεις (δυσκαμψία ή έντονες μυϊκές συσπάσεις, με αποτέλεσμα τα άκρα να παρουσιάζονται σε σύσπαση)

ε) Τονικο-κλονικές κρίσεις (Grand mal) (αιφνίδια ατονία των μυών με αποτέλεσμα τη βίαιη πτώση του ασθενούς)

Ατονικές ή αστατικές κρίσεις

Χαρακτηρίζονται όλες οι κρίσεις που δεν είναι δυνατόν να ταξινομηθούν λόγω ελλιπών στοιχείων ή ασαφούς συμπτωματολογίας. Στην κατηγορία αυτή μπορούν να ενταχθούν κάποιες κρίσεις της νεογνικής ηλικίας, όπως κρίσεις με ρυθμικές κινήσεις των ματιών, μασητικές κινήσεις, κ.ά.

Αξιοσημείωτο είναι το γεγονός ότι συνήθως λίγα δευτερόλεπτα πριν από την εκδήλωση μιας επιληπτικής κρίσης, ο ασθενής αισθάνεται προειδοποιητικά συμπτώματα, που χαρακτηρίζονται με τον όρο «αύρα». Τέτοια συμπτώματα είναι: η ναυτία, οι στομαχικές ενοχλήσεις, ο πονοκέφαλος, ο πανικός, τα χασμουρητά, οι οπτικές ή οι οσφρητικές διαταραχές, μία ακαθόριστη ευχάριστη ή δυσάρεστη αίσθηση, κ.ά.

Εργαστηριακά δεδομένα: Στο ηλεκτροεγκεφαλογράφημα (ΗΕΓ) καταγράφονται διαταραχές των εγκεφαλικών κυμάτων. Στη διάγνωση σημαντική θέση κατέχουν οι απεικονιστικές μέθοδοι (συμβατική ακτινολογία, αξονική και μαγνητική τομογραφία).

Οδοντιατρική πράξη

Ο οδοντίατρος που θα αντιμετωπίσει έναν ασθενή με επιληψία, πρέπει να γνωρίζει ότι:

→ Ο επιληπτικός ασθενής, πρέπει να προσέρχεται στην οδοντιατρική έδρα, αφού έχει λάβει τη θεραπευτική του αγωγή. Μάλιστα, σε κάποιες περιπτώσεις και πάντα με τη σύμφωνη γνώμη του θεράποντος γιατρού, πριν από την οδοντιατρική συνεδρία, μπορεί να συστηθεί και μικρή αύξηση της δοσολογίας των αντιεπιληπτικών φαρμάκων.

→ Είναι σημαντικό ο ασθενής να μη διακατέχεται από άγχος, επειδή αυτό μπορεί να πυροδοτήσει την εκδήλωση μιας επιληπτικής κρίσης. Για να μην αισθάνεται άγχος ο ασθενής, πρέπει ο οδοντίατρος να κερδίσει την εμπιστοσύνη του. Σε τούτο συντελεί η αυτοπεποίθηση που επιδεικνύει ο οδοντίατρος στις κινήσεις και στα λόγια του, η φιλική συμπεριφορά του, η εξήγηση των πράξεων που θα εκτελέσει, κ.λπ. Επίσης, ο ασθενής πρέπει να φορά ευρύχωρα ρούχα και τα ενδυματολογικά εξαρτήματα (γραβάτα, ζώνη, στηθόδεσμος, κ.λπ.) να μην ασκούν σωματική πίεση. Τέλος, μπορεί να συσταθεί και η per os λήψη 1-4 mg λοραζεπάμης ή 2-10 mg διαζεπάμης, περίπου 1 ώρα πριν από την έναρξη της οδοντιατρικής συνεδρίας.

→ Για τους ασθενείς που λαμβάνουν κανονικά τη θεραπευτική τους αγωγή και πιθανολογείται μικρός κίνδυνος εκδήλωσης επιληπτικής κρίσης, συστήνεται οποιαδήποτε θέση στην οδοντιατρική έδρα που δεν είναι δυσάρεστη για τον ασθενή. Αντίθετα, για τους ασθενείς που δε βρίσκονται υπό ιατρική παρακολούθηση ή που δε λαμβάνουν τη φαρμακευτική τους αγωγή, και για τους οποίους εκτιμάται ότι υπάρχουν πιθανότητες εκδήλωσης επιληπτικής κρίσης, συνιστάται η ύπτια θέση.

→ Είναι απαραίτητο, ο ασθενής πριν από την έναρξη της συνεδρίας, να αφαιρέσει τυχόν υπάρχουσες κινητές προσθέσεις, ώστε αν τυχόν εκδηλωθεί κρίση, να μην υπάρξει πιθανότητα να φράξουν οι αεραγωγοί και να παρεμποδισθεί η αναπνευστική λειτουργία του.

→ Είναι σημαντικό κατά την εκτέλεση της οδοντιατρικής συνεδρίας, ο ασθενής να μην πονά. Ο πόνος μπορεί να πυροδοτήσει την εκδήλωση μιας επιληπτικής κρίσης. Έτσι, η τοπική αναισθησία πρέπει να έχει βάθος και μπορεί να χρησιμοποιηθούν δύο φύσιγγες αναισθητικού που περιέχουν και αδρεναλίνη σε πυκνότητα 1/100.000. Σε περίπτωση εκτέλεσης στελεχιαίας αναισθησίας, χρειάζεται προσοχή ώστε το αναισθητικό που περιέχει και αδρεναλίνη, να μην ενεθεί ενδοαγγειακά. Η ενδαγγειακή έγχυση αδρεναλίνης, ιδίως σε μεγαλύτερες ποσότητες από αυτές που επιτρέπονται, θα μπορούσε να πυροδοτήσει την εκδήλωση κρίσης. Τούτο επιβάλλει την εκτέλεση της δοκιμασίας αναρρόφησης.

→ Στους ασθενείς που βρίσκονται υπό θεραπευτική αγωγή, κατά την εκτέλεση χειρουργικών πράξεων, μπορεί να εκδηλωθεί αιμορραγία, συνήθως μικρής έκτασης. Τούτο οφείλεται στο γεγονός ότι τα αντιεπιληπτικά φάρμακα φαινυντοΐνη, καρβαμαζεπίνη και βαλπροϊκό οξύ, ενοχοποιούνται για πρόκληση θρομβοπενίας. Ιδιαίτερη προσοχή απαιτείται για τους ασθενείς που λαμβάνουν βαλπροϊκό οξύ, και οι οποίοι πριν την επέμβαση έλαβαν και ασπιρίνη ή άλλα μη στεροειδή αντιφλεγμονώδη φάρμακα. Στους εν λόγω ασθενείς ο κίνδυνος πρόκλησης αιμορραγίας πολλαπλασιάζεται και είναι κατά πολύ μεγαλύτερος.

→ Στους ίδιους ασθενείς που λαμβάνουν τα αντιεπιληπτικά φάρμακα που προαναφέρθηκαν, μπορεί επίσης να προκληθεί και λευκοπενία, γεγονός που μπορεί να οδηγήσει στην ανάπτυξη λοιμώξεων. Οπωσδήποτε όμως, δε συνιστάται πριν από την εκτέλεση χειρουργικών πράξεων, η λήψη αντιμικροβιακής χημειοπροφύλαξης. Ένα αξιοσημείωτο γεγονός είναι ότι στους ασθενείς που λαμβάνουν καρβαμαζεπίνη, αν χρειασθεί λήψη αντιμικροβιακής χημειοθεραπείας, αντενδείκνυται η χορήγηση ερυθρομυκίνης. Τούτο επειδή η ερυθρομυκίνη, επιδρά στο μεταβολισμό της καρβαμαζεπίνης, γεγονός που μπορεί να οδηγήσει στην αύξηση των επιπέδων του φαρμάκου στο αίμα, με αποτέλεσμα την εκδήλωση τοξικής δράσης. Επίσης, σε ασθενείς που λαμβάνουν φαινυντοΐνη, αντενδείκνυται η χορήγηση δοξυκυκλίνης (τετρακυκλίνη), επειδή μειώνεται η δραστικότητα της δοξυκυκλίνης.

→ Για τη θεραπεία μυκητιασικών λοιμώξεων, πρέπει να λαμβάνεται υπ' όψη ότι σε ασθενείς που λαμβάνουν φαινυντοΐνη, η ταυτόχρονη χορήγηση ιτρακοναζόλης, έχει ως αποτέλεσμα τη μείωση των επιπέδων της ιτρακοναζόλης στον ορό του αίματος του ασθενή, με αποτέλεσμα να είναι λιγότερο αποτελεσματική ή αναποτελεσματική.

→ Σε κάποιους από τους ασθενείς που λαμβάνουν μακροχρόνια φαινυντοΐνη ή καρβαμαζεπίνη, μπορεί να παρουσιασθούν οστεοπορωτικές βλάβες. Τούτο επιβάλλει η εκτέλεση των οδοντιατρικών πράξεων να γίνεται με ήπιους χειρισμούς, αποφεύγοντας την άσκηση έντονων δυνάμεων. Οι βίαιοι χειρισμοί και η άσκηση έντονων δυνάμεων, μπορεί να προκαλέσουν κ α τ ά γ μ α τ α. Επίσης, πρέπει να αποφεύγονται και οι μεγάλης έκτασης οστικές εκτομές.

→ Για τον έλεγχο του μετεγχειρητικού πόνου, δεν υπάρχουν αντενδείξεις επιλογής και χορήγησης κάποιας ομάδας από τα μη στεροειδή αντιφλεγμονώδη. Η μόνη εξαίρεση του κανόνα είναι οι ασθενείς που λαμβάνουν βαλπροϊκό οξύ. Στους εν λόγω ασθενείς αποφεύγεται η χορήγηση ασπιρίνης και άλλων μη στεροειδών αντιφλεγμονωδών φαρμάκων, επειδή η ταυτόχρονη λήψη τους, όπως ήδη προαναφέρθηκε, μπορεί να προκαλέσει αιμορραγία.

→ Κατά τη διάρκεια της οδοντιατρικής συνεδρίας υπάρχει η πιθανότητα να εκδηλωθεί επιληπτική κ ρ ί σ η. Σε περιπτώσεις εκδήλωσης κρίσεων, και ιδιαίτερα των γενικευμένων τονικο-κλονικών, το μέλημα του οδοντιάτρου είναι: α) να λάβει μέτρα για την αποφυγή του τραυματισμού του ασθενή (ιδιαίτερα της κεφαλής) **(Εικ. 63)** και β) να εξασφαλίσει την απρόσκοπτη αναπνευστική λειτουργία του ασθενή. Έτσι, διακόπτεται άμεσα κάθε οδοντιατρική πράξη, απομακρύνεται κάθε αντικείμενο που τυχόν βρίσκεται στο στόμα του ασθενή (π.χ. τολύπια βάμβακος, στοματοδιαστολέας, απομονωτήρας, κ.λπ.), απομακρύνονται από τον άμεσο περιβάλλοντα χώρο εργαλεία και αντικείμενα στα οποία ή με τα οποία θα μπορούσε να τραυματισθεί ο ασθενής (π.χ. απομακρύνεται η οδοντιατρική ταμπλέτα), ο ασθενής τοποθετείται σε ύπτια και πλάγια θέση **(Εικ. 64)** έτσι ώστε το σάλιο ή και οι τυχόν γαστρικές εκκρίσεις να ρέουν έξω από το στόμα για να αποφευχθεί περίπτωση πνιγμού ή αναρρόφησης, και χορηγείται οξυγόνο 100%, συνήθως με μάσκα.

Η κρίση διαρκεί 1-3 λεπτά της ώρας και συνήθως, αμέσως μετά, ο ασθενής βυθίζεται σε ύπνο. Σε περίπτωση που η κρίση διαρκεί για χρονικό διάστημα μεγαλύτερο των 5 λεπτών ή σε περιπτώσεις πολλαπλών διαδοχικών κρίσεων, χορηγείται με αργή ενδοφλέβια έγχυση (σε διάρκεια 2 λεπτών) μια βενζοδιαζεπίνη,

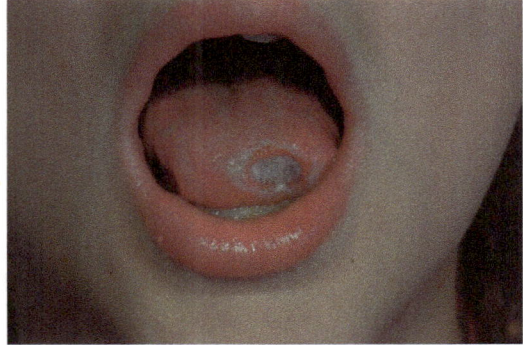

Εικόνα 63. Τραυματισμός στην κορυφή της γλώσσας, που συνέβη κατά τη διάρκεια γενικευμένης τονικο-κλονικής επιληπτικής κρίσης.

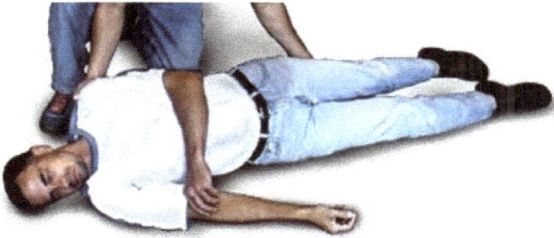

Εικόνα 64. Η θέση στην οποία πρέπει να τοποθετείται ο ασθενής που εκδήλωσε επιληπτική κρίση (γενικευμένων τονικο-κλονικών κρίσεων).

κατά προτίμηση η λοραζεπάμη (η οποία στη συγκεκριμένη περίπτωση πλεονεκτεί της διαζεπάμης). Οι δόσεις της λοραζεπάμης κυμαίνονται από 0,05 έως 1 mg/κιλό βάρους σώματος, και η μέγιστη ποσότητα που μπορεί να χορηγηθεί είναι τα 4 mg. Διαζεπάμη μπορεί να χορηγηθεί εναλλακτικά, αν δεν υπάρχει διαθέσιμη λοραζεπάμη. Η διαζεπάμη χορηγείται σε αργή ενδοφλέβια έγχυση (σε διάρκεια 2 λεπτών), σε δόση 0,3-0,5 mg/κιλό βάρους σώματος, και η μέγιστη ποσότητα που επιτρέπεται να χορηγηθεί είναι τα 10 mg.

Αν παρ' όλη τη θεραπευτική αντιμετώπιση οι σπασμοί συνεχίζονται, μπορεί μετά από 10-15 λεπτά να χορηγηθεί και δεύτερη δόση. Αν και πάλι, μετά την πάροδο 5 λεπτών από τη χορήγηση της δεύτερης δόσης οι σπασμοί συνεχίζονται, συστήνεται η χορήγηση φαινυντοΐνης σε ενδοφλέβια αργή έγχυση, και σε δόση 18 mg/κιλό βάρους σώματος. Ταυτόχρονα, καλείται νευρολόγος γιατρός, αν αυτός δεν παρευρίσκεται στο χώρο, ή ασθενοφόρο για τη μεταγωγή του ασθενή σε εφημερεύουσα νοσηλευτική μονάδα, αν η οδοντιατρική πράξη γίνεται εκτός νοσοκομειακού περιβάλλοντος.

ΑΓΓΕΙΑΚΟ ΕΓΚΕΦΑΛΙΚΟ ΕΠΕΙΣΟΔΙΟ

Με τον όρο αγγειακό εγκεφαλικό επεισόδιο αναφέρεται η νοσολογική εκείνη οντότητα που προκύπτει από την αιφνίδια ισχαιμική νέκρωση ενός τμήματος του εγκεφάλου, η οποία νέκρωση προκύπτει από τη μειωμένη αιμάτωση και οξυγόνωσή του, εξαιτίας διαταραχών που αναπτύσσονται στα αγγεία που αιματώνουν τη συγκεκριμένη περιοχή. Η πιο συχνή αγγειακή διαταραχή είναι η θρόμβωση (ποσοστό 60-80% των περιπτώσεων) και λιγότερο συχνές, η εμβολή και η αιμορραγία. Έτσι ένα αγγειακό επεισόδιο διακρίνεται σε: ισχαιμικό και αιμορραγικό **(Εικ. 65).**

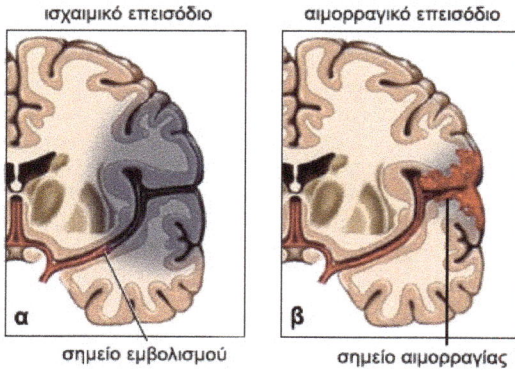

Εικόνα 65. Σχηματική απεικόνιση α) ισχαιμικού και β) αιμορραγικού αγγειακού εγκεφαλικού επεισοδίου.

Βασικοί παράγοντες που προδιαθέτουν στην εκδήλωση ενός ισχαιμικού αγγειακού εγκεφαλικού επεισοδίου είναι η υποκείμενη αθηρωμάτωση των αρτηριών και το ιστορικό προηγούμενου καρδιακού εμφράγματος. Υπολογίζεται ότι ποσοστό περίπου 10% των ασθενών που στο παρελθόν υπέστησαν έμφραγμα του μυοκαρδίου, θα εκδηλώσουν στο μέλλον και αγγειακό εγκεφαλικό επεισόδιο. Στην εκδήλωση ενός αιμορραγικού αγγειακού επεισοδίου, βασικός προδιαθεσικός παράγοντας θεωρείται η υποκείμενη αρτηριακή υπέρταση. Άλλοι προδιαθεσικοί παράγοντες είναι η αθηρωσκληρωτική νόσος των καρωτίδων, το κάπνισμα, ο σακχαρώδης διαβήτης, η περιοδοντική νόσος, η διατροφή με πολλά λίπη και η υπερχοληστεριναιμία, η προχωρημένη ηλικία, κ.λπ.

Οδοντιατρική πράξη

Ο οδοντίατρος που θα κλιθεί να παράσχει περίθαλψη, σ' έναν ασθενή που υπέστη, αγγειακό εγκεφαλικό επεισόδιο, πρέπει να γνωρίζει ότι:

→ Πρέπει να αποφεύγεται η εκτέλεση κάθε οδοντιατρικής πράξης, μέσα στους επόμενους 6 μήνες, από τη χρονική στιγμή που εκδηλώθηκε αγγειακό εγκεφαλικό επεισόδιο. Κατ' εξαίρεση, επιτρέπονται μόνο οι πράξεις, που θα ανακουφίσουν τον ασθενή από τον πόνο (τοποθέτηση ευγενολούχου σκευάσματος σε δόντι με πολφίτιδα, και παροχέτευση πύου σε περίπτωση αποστήματος - αν είναι δυνατόν μέσω των ριζικών σωλήνων) και οι πράξεις με τις οποίες θα ελεγχθεί μια αιμορραγία. Αν παρ' όλα αυτά, μία οδοντιατρική πράξη κρίνεται αναγκαία, θα πρέπει να εκτελείται σε νοσοκομειακό περιβάλλον, με την κάλυψη του θεράποντος γιατρού.

→ Ο ασθενής δεν πρέπει να διακατέχεται από άγχος. Στους ασθενείς που διακατέχονται από άγχος, μπορεί να συστηθεί η per os λήψη ενός ηρεμιστικού-αγχολυτικού φαρμάκου όπως της λοραζεπάμης σε δόση 1-4 mg ή της διαζεπάμης, σε δόση 2-10 mg, περίπου 1 ώρα πριν από την έναρξη της οδοντιατρικής συνεδρίας.

→ Πρέπει πριν, και κατά την επέμβαση να λαμβάνεται η αρτηρια-κή πίεση. Σε περίπτωση διαπίστωσης αρτηριακής υπέρτασης, η οδοντιατρική πράξη πρέπει να αναβάλλεται, έως ότου οι τιμές της αρτηριακής πίεσης του ασθενή μειωθούν εντός των επιτρεπτών ορίων. Οι πράξεις που απαιτούνται για τη μείωση της αρτηριακής πίεσης, αναφέρθηκαν ήδη στο κεφάλαιο «Ασθε-νείς με νόσους του καρδιαγγειακού συστήματος – Αρτηριακή υπέρταση».

→ Πρέπει, κατά τη διάρκεια της οδοντιατρικής συνεδρίας, ο ασθενής να μην πονά. Έτσι, επιβάλλεται η αναισθησία να έχει βάθος. Όμως, η ποσότη-τα χορήγησης του τοπικού αναισθητικού πρέπει να είναι η μικρότερη δυνατή, ενώ είναι αποδεκτή η χορήγηση αδρεναλίνης σε πυκνότητα 1/100.000, σε πο-σότητα που δεν ξεπερνά τα 4 ml. Σε περιπτώσεις που επιβάλλεται η εκτέλεση στελεχιαίας αναισθησίας, χρειάζεται προσοχή ώστε το αναισθητικό που περι-έχει αδρεναλίνη να μην ενεθεί ενδαγγειακά. Τούτο επιβάλλει την εκτέλεση της δοκιμασίας αναρρόφησης.

→ Η καταστολή-αναλγησία με τη χρήση N_2O-O_2 είναι αποδεκτή και γίνε-ται αποκλειστικά σε νοσοκομειακό περιβάλλον.

→ Κατά τη διάρκεια της επέμβασης μπορεί να προκληθεί αιμορραγία. Η αιμορραγία οφείλεται στην αντιπηκτική αγωγή την οποία δέχονται οι ασθε-νείς. Εφ' όσον ο ασθενής λαμβάνει κουμαρινικά αντιπηκτικά, επιβάλλεται η μέ-τρηση του INR του ασθενή λίγο πριν από την ημέρα της επέμβασης. Η εκτέλεση μιας σχετικά μικρής χειρουργικής πράξης δεν περικλείει κίνδυνο για ιδιαίτερης έντασης και παρατεταμένης σε χρονική διάρκεια αιμορραγίας, όταν οι τιμές του INR του ασθενή είναι μέχρι 3,5. Αν οι τιμές του INR είναι μεγαλύτερες θα πρέπει τούτο να ρυθμιστεί ώστε να μην ξεπερνά το 3,5. Σε περιπτώσεις μεγάλης χειρουργικής πράξης (π.χ. γναθοχειρουργικής), η τιμή του INR του ασθενή θα πρέπει να κυμαίνεται μεταξύ 2 και 3. Πάντως, πρέπει να τονισθεί ότι η μείωση των τιμών του INR απαιτεί πάροδο 3-5 ημερών. Τούτο ίσως επιβάλλει την ανα-βολή της επέμβασης μέχρι τη ρύθμιση του INR. Η αιμορραγία που θα ακολου-θήσει, κατά κανόνα ελέγχεται εύκολα με τη συρραφή του τραύματος. Ως υπο-στηρικτική θεραπεία της συρραφής, μπορεί να χρησιμοποιηθούν, αιμοστατικές αυτοαπορροφήσιμες ουσίες (σπόγγοι ινικής, σπόγγοι ζελατίνης, θρομβίνη, κ.ά.) οι οποίες τοποθετούνται μέσα στο τραύμα (π.χ. μέσα στο φατνίο) ή συγκολλητι-κή ουσία ινώδους (Beriplast®) ή/και γάζα από αυτοαπορροφήσιμη οξειδωθείσα κυτταρίνη (γάζα Surgicel®) οι οποίες τοποθετούνται πάνω στη τραυματική επι-φάνεια. Με την υποστηρικτική θεραπεία προάγεται η συγκόλληση των ιστών, η αιμόσταση και η υποστήριξη της συρραφής.

→ Για τον έλεγχο του προεγχειρητικού και μετεγχειρητικού πόνου, πρέ-πει να αποφεύγεται η χορήγηση ασπιρίνης και μη στεροειδών αντιφλεγμονω-δών φαρμάκων. Κατά κανόνα συνιστάται η παρακεταμόλη (ακεταμινοφαίνη).

→ Σε περιπτώσεις που απαιτείται η χορήγηση αντιμικροβιακής χημει-οθεραπείας, σε ασθενείς που λαμβάνουν κουμαρινικά αντιπηκτικά, αντενδεί-κνυται η χορήγηση μετρονιδαζόλης και τετρακυκλινών, επειδή μειώνουν τον μεταβολισμό των κουμαρινικών αντιπηκτικών.

9ο Ανακεφαλαιωτικό QUIZ:

1. Ποια είναι η εξωπυραμιδική σημειολογία που εκδηλώνεται στους ασθενείς με νόσο του Parkinson;

2. Ποια είναι η προτιμητέα θέση στην οδοντιατρική έδρα για έναν ασθενή με νόσο του Parkinson;
α. Καθιστή
β. Καθιστή με μικρή κλίση προς τα πίσω
γ. Ύπτια

3. Σε ασθενείς με νόσο του Parkinson, επιτρέπεται η αναισθησία με τοπικά αναισθητικά που περιέχουν αδρεναλίνη σε συγκέντρωση 1/100.000;
α. Ναι
β. Όχι

4. Ποια είναι η επίδραση του φαρμάκου εντακαπόνη που λαμβάνουν ασθενείς με νόσο του Parkinson, στην αδρεναλίνη που περιέχεται στα τοπικά αναισθητικά που χρησιμοποιεί ο οδοντίατρος;
α. Δεν επηρεάζει τη δράση της αδρεναλίνης
β. Μειώνει τη δράση της αδρεναλίνης
γ. Επιτείνει τη δράση της αδρεναλίνης

5. Η χορήγηση ποιου από τα παρακάτω αντιμικροβιακά φάρμακα αντεδείκνυται σε ασθενείς με νόσο του Parkinson που για θεραπευτικούς λόγους λαμβάνουν πραμιπεξόλη;
α. Αμοξυκιλλίνη
β. Ερυθρομυκίνη
γ. Κλινταμυκίνη

6. Πού αποδίδεται η μικρής έκτασης και έντασης αιμορραγία που πιθανόν να παρατηρηθεί κατά τη διάρκεια χειρουργικών οδοντιατρικών πράξεων, σε ασθενείς που λαμβάνουν τα αντιεπιληπτικά φάρμακα φαινυντοΐνη, καρβαμαζεπίνη και βαλπροϊκό οξύ;
α. Στη δυσλειτουργία του παράγοντα Χ που προκαλούν τα εν λόγω φάρμακα
β. Στη θρομβοπενία που προκαλούν τα εν λόγω φάρμακα
γ. Στη θρομβοπάθεια που προκαλούν τα εν λόγω φάρμακα

7. Η χορήγηση ποιου αντιμικροβιακού χημειοθεραπευτικού φαρμάκου αντενδείκνυται σε έναν επιληπτικό ασθενή που για θεραπευτικούς λόγους λαμβάνει καρβαμαζεπίνη;
α. Αμοξυκιλλίνη
β. Ερυθρομυκίνη
γ. Κλινταμυκίνη

8. Η χορήγηση ποιου αντιμικροβιακού χημειοθεραπευτικού φαρμάκου αντενδείκνυται σε έναν επιληπτικό ασθενή που για θεραπευτικούς λόγους λαμβάνει φαινυντοΐνη;
α. Αμπικιλλίνη
β. Μετρονιδαζόλη
γ. Δοξυκυκλίνη

9. Γιατί σε έναν επιληπτικό ασθενή που για θεραπευτικούς λόγους λαμβάνει φαινυντοΐνη, αντενδείκνυται η ταυτόχρονη χορήγηση ιτρακοναζόλης;
α. Επειδή αδρανοποιείται η δράση της φαινυντοΐνης
β. Επειδή αδρανοποιείται η αντιμυκητιασική δράση της ιτρακοναζόλης
γ. Επειδή η ταυτόχρονη χορήγηση των δύο φαρμάκων ενοχοποιείται για πρόκληση αιμορραγιών.

10. Αν κατά τη διάρκεια μιας οδοντιατρικής συνεδρίας, ο ασθενής εκδηλώσει διαδοχικές τονικο-κλονικές επιληπτικές κρίσεις που στο σύνολό τους διαρκούν χρονικό διάστημα μεγαλύτερο των 5 λεπτών της ώρας, ποιο από τα παρακάτω φάρμακα αποτελεί την πρώτη επιλογή ενδοφλέβιας χορήγησης ώστε να ηρεμήσει ο ασθενής;
α. Λοραζεπάμη
β. Διαζεπάμη
γ. Καρβαμαζεπίνη

11. Σε ποια ποσοστιαία αναλογία υπολογίζεται ο κίνδυνος εκδήλωσης ενός αγγειακού εγκεφαλικού επεισοδίου, σε ασθενείς που στο παρελθόν είχαν υποστεί έμφραγμα του μυοκαρδίου;
α. 5%
β. 10%
γ. 20%

12. Για ποιο χρονικό διάστημα μετά την εκδήλωση ενός αγγειακού εγκεφαλικού επεισοδίου πρέπει να αποφεύγεται η εκτέλεση οδοντιατρικών πράξεων;
α. Για 1 μήνα μετά
β. Για 3 μήνες μετά
γ. Για 6 μήνες μετά

13. Σε έναν ασθενή που 8 μήνες πριν υπέστη αγγειακό εγκεφαλικό επεισόδιο είναι αποδεκτή η καταστολή-αναλγησία με τη χρήση N_2O-O_2 για τη διενέργεια οδοντιατρικών πράξεων;
α. Ναι
β. Όχι

14. Ποια είναι η οριακή τιμή του INR πάνω από την οποία αποτρέπεται η εκτέλεση μιας μικρής χειρουργικής οδοντιατρικής πράξης, σε έναν ασθενή που υπέστη αγγειακό εγκεφαλικό επεισόδιο και βρίσκεται υπό αντιπηκτική αγωγή με κουμαρινικά φάρμακα;

α. 3.5

β. 3

γ. 2,5

15. Αν σε έναν ασθενή που υπέστη αγγειακό εγκεφαλικό επεισόδιο, απαιτηθεί αναβολή μιας χειρουργικής οδοντιατρικής πράξης επειδή η τιμή του INR, είναι μεγαλύτερη από τα επιτρεπόμενα όρια, ποιος είναι ο συνήθης χρόνος που απαιτείται να περάσει ώστε να ρυθμισθεί το INR του ασθενή, για να πραγματοποιηθεί η χειρουργική πράξη;

α. 1-2 ημέρες

β. 3-5 ημέρες

γ. 1-2 εβδομάδες

ΑΛΛΕΡΓΙΚΟΙ
ΑΣΘΕΝΕΙΣ

Ως αλλεργία χαρακτηρίζεται η κλινική εκδήλωση αντίδρασεων υπερευαισθησίας, έναντι περιβαλλοντικών ουσιών που εισέρχονται στον οργανισμό και οι οποίες ονομάζονται αλλεργιογόνα (εξωαντιγόνα). Τα αλλεργιογόνα μπορεί να είναι πλήρη αντιγόνα ή απτίνες (ατελή αντιγόνα).

Ως απτίνες ή ατελή αντιγόνα χαρακτηρίζονται ουσίες μικρού μοριακού βάρους, που όταν εισέρχονται στον οργανισμό, συνδέονται με πρωτεΐνες και μετατρέπονται σε πλήρη αντιγόνα.

Αλλεργία, στην οδοντιατρική πράξη μπορεί να εκδηλωθεί:
α) ύστερα από επαφή με εργαλεία και υλικά που είναι κατασκευασμένα ή περιέχουν στη χημική σύνθεσή τους, φυσικό ελαστικό κόμμι – latex. Τέτοια εργαλεία και υλικά είναι τα χειρουργικά γάντια, οι απομονωτήρες, οι ανασχετικοί δακτύλιοι των μικροεργαλείων που χρησιμοποιούνται στην ενδοδοντία, οι κώνοι γουταπέρκας, οι πλαστικές σύριγγες που χρησιμοποιούνται για διακλυσμούς, κάποιες σιελαντλίες, ορισμένα δισκάρια, οι ελαστικές κυπελλοειδείς εγγλυφίδες λείανσης, κάποιου τύπου στοματοδιαστολείς, οι σωλήνες αναρρόφησης, κ.λπ. Πρέπει όμως να τονιστεί ότι τα σύγχρονα εργαλεία και υλικά που χρησιμοποιούνται στην οδοντιατρική είναι χαμηλής αντιγονικότητας, καθώς περιέχουν μικρότερο αριθμό πρωτεϊνών και χημικών πρόσθετων. Αξιοσημείωτο είναι επίσης το γεγονός, ότι σε μεγάλη ποσοστιαία αναλογία, ασθενείς που εμφανίζουν αλλεργία στο φυσικό ελαστικό κόμμι, εμφανίζουν και αλλεργία σε τροφές, όπως π.χ, στο ακτινίδιο, στο κάστανο, κ.λπ.

Η αντιγονικότητα του φυσικού ελαστικού κόμμεως οφείλεται σε πρωτεΐνες, που περιέχονται στη χημική σύνθεσή του. Επίσης, ως αλλεργιογόνα μπορεί να δράσουν και χημικά πρόσθετα που προστίθενται στο φυσικό ελαστικό κόμμι. Τέτοια χημικά πρόσθετα είναι ορισμένες συντηρητικές ουσίες, κάποιες ουσίες που προστίθενται κατά τη διαδικασία της επεξεργασίας (βουλκανισμού) του ελαστικού με σκοπό τη βελτίωση των ιδιοτήτων του, καθώς και αντιοξειδωτικές ουσίες.

β) σε εξαιρετικά σπάνιες περιπτώσεις μπορεί να εκδηλωθεί αλλεργία ύστε-
ρα από επαφή με οδοντιατρικά υλικά που δεν σχετίζονται με το
φυσικό ελαστικό κόμμι – latex. Για παράδειγμα αναφέρεται ότι αλλεργία
μπορεί να εκδηλωθεί ύστερα από επαφή με ευγενολούχα σκευάσματα, με ακρυλική
ρητίνη, με αποτυπωτικά υλικά, με αμάλγαμα, με διάφορα μέταλλα (π.χ. νικέλιο),
κ.λπ.

γ) από την τοπική αναισθησία. Η εκδήλωση αλλεργίας από τη χρήση
τοπικών αναισθητικών θεωρείται εξαιρετικά σπάνιο γεγονός. Αλλεργιογόνο μπορεί
να είναι το κυρίως αναισθητικό διάλυμα (κατά κανόνα ενοχοποιούνται τα αναισθη-
τικά που ανήκουν στους εστέρες του παραβενζοϊκού οξέος -PABA-, ενώ αντίθετα
τα αμιδικού τύπου κατά κανόνα δεν ενοχοποιούνται για εκδήλωση αλλεργίας), το
συντηρητικό που περιέχεται στις φύσιγγες των αναισθητικών (συνήθως η μεθυλπα-
ραβένη που δρα ως απτίνη) ή το αγγειοσυσπαστικό (κυρίως τα σουλφίδια που είναι
αντιοξειδωτικά των αγγειοσυσπαστικών).

*Αναισθητικά αμιδικού τύπου είναι η λιδοκαΐνη, η μεπιβακαΐνη, και η αρτι-
καΐνη.*

Στο σημείο αυτό κρίνεται απαραίτητο να διευκρινιστεί ότι πολλές αντιδρά-
σεις του ασθενή, ύστερα από την εκέλεση της τοπικής αναισθησίας, δεν είναι πραγ-
ματικές αλλεργικές εκδηλώσεις, αλλά μπορεί να είναι αγγειοκινητικές αντιδράσεις
που προέρχονται από την ενδαγγειακή έγχυση του αναισθητικού που περιέχει αδρε-
ναλίνη (ιδίως σε στελεχιαία αναισθησία και μάλιστα σε γρήγορη έγχυση), τοξικές
αντιδράσεις (ύστερα από χορήγηση μεγάλων δόσεων ή εξαιτίας μη μεταβολισμού ή
μη απέκκρισης του αναισθητικού) ή ακόμη και ψυχογενείς αντιδράσεις εξαιτίας του
φόβου και του άγχους του ασθενή, αλλά και της διέγερσης του παρασυμπαθητικού.
Στον **πίνακα 8** που παρατίθεται καταγράφονται οι κλινικές εκδηλώσεις που χα-
ρακτηρίζουν μια πραγματική αλλεργική αντίδραση και οι κλινικές εκδηλώσεις που
χαρακτηρίζουν μια τοξική αντίδραση ή αυτές που είναι ψυχογενούς αιτιολογίας.

Πίνακας 8. Κλινικές εκδηλώσεις που εμφανίζονται ύστερα από τοπική αναι-
σθησία και οι οποίες χαρακτηρίζουν την πραγματική αλλεργική αντίδραση, ή
είναι τοξικές αντιδράσεις ή ψυχογενούς αιτιολογίας

Αλλεργικές αντιδράσεις	Τοξικές αντιδράσεις	Ψυχικές αντιδράσεις
Κνίδωση (ή ουρτικάρια)	Λογόρροια	Υπέρπνοια
Οιδήματα	Μπερδεμένη ομιλία	Βραδυκαρδία ή ταχυκαρδία
Εξανθήματα	Ίλιγγοι	Ωχρότητα
Σύσφιξη στο στήθος	Ναυτία	Εφιδρώσεις
Υπόταση	Κατάθλιψη ή εφορία	Υπέρταση
Αναπνευστική δυσχέρια	Υπερδιέγερση	Τρόμος
Ρινόρροια και επιπεφυκίτιδα	Σπασμοί	Άγχος

δ) από *λήψη φαρμάκων.* Από τα φάρμακα που συνήθως χρησιμοποιούνται στην οδοντιατρική, πιο συχνά ενοχοποιείται η λήψη των μη στεροειδών αντιφλεγμονωδών, και των αντιμικροβιακών χημειοθεραπευτικών φαρμάκων (κυρίως οι β-λακτάμες και δευτερευόντως οι φθοριοκινολόνες).

Η λήψη φαρμάκων μπορεί να προκαλέσει την εκδήλωση ανεπιθύμητων αντιδράσεων. Το σύνολο των ανεπιθύμητων αντιδράσεων διακρίνεται σ' αυτές που οφείλονται: α) στη φαρμακολογική του δράση (τοξικότητα, δυσανεξία, παρενέργειες, κ.λπ.), β) στην ιδιοσυγκρασία ή γ) σε αλλεργία. Οι πραγματικές φαρμακευτικές αλλεργίες, σε ποσοστιαία αναλογία αντιπροσωπεύουν περίπου το 15% του συνόλου των ανεπιθύμητων φαρμακευτικών αντιδράσεων.

Νόσοι με αλλεργικό υπόστρωμα που μπορεί να εκδηλωθούν εξαιτίας των οδοντιατρικών πράξεων είναι: δερματοπάθειες με αλλεργικό υπόστρωμα (ατοπική δερματίτιδα και δερματίτιδα εξ επαφής), η κνίδωση, το αγγειοοίδημα, η φαρμακευτική αλλεργία και η συστηματική αναφυλακτική αντίδραση με σημαντικότερη εκδήλωση την καταπληξία (αλλεργικό ή αναφυλακτικό shock) **(Εικ. 66, 67)**.

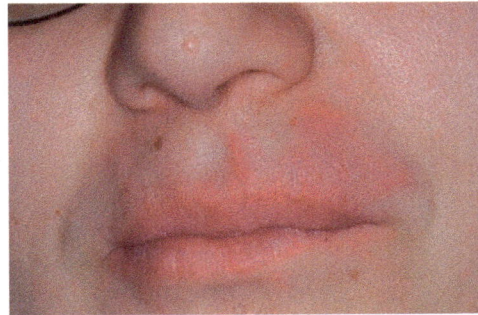

Εικόνα 66. Δερματίτιδα εξ επαφής που εκδηλώθηκε σε αλλεργικό προς το ελαστικό κόμμι (latex) ασθενή, ύστερα από επαφή με ελαστικό απομονωτήρα.

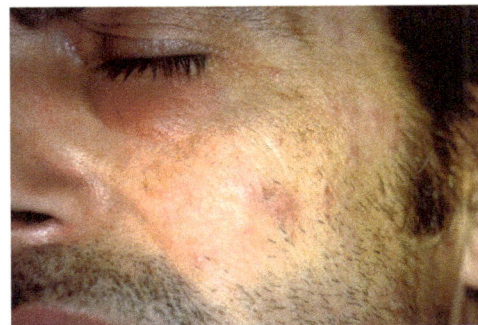

Εικόνα 67. Δερματικές κλινικές εκδηλώσεις συστηματικής αναφυλακτικής αντίδρασης, σε ασθενή που ήταν αλλεργικός στην πενικιλλίνη.

Στη συστηματική αναφυλακτική αντίδραση εκδηλώνεται σημειολογία και συμπτωματολογία από διάφορα συστήματα όπως π.χ. από το αναπνευστικό (ρινίτιδα, οίδημα του λάρυγγα, βρογχόσπασμος, κ.λπ.), από το καρδιαγγειακό (υπόταση, ταχυκαρδία, αρρυθμίες, κλπ.), από το δέρμα (κνίδωση, αγγειοοίδημα, εξανθήματα, εφίδρωση), το κεντρικό νευρικό σύστημα (άγχος, απώλεια συνείδησης, σπασμοί, κ.λπ.) και από το γαστρεντερικό σύστημα (ναυτία, έμετοι, κ.λπ.).

Ανάλογα με **τη βαρύτητα της κλινικής εικόνας** οι αλλεργικές εκδηλώσεις διακρίνονται σε:

- Ήπιες,
- Μέτριες, και
- Σοβαρές.

Ανάλογα με **τη χρονική στιγμή εμφάνισής τους,** διακρίνονται σε:

- **Άμεσες,** όταν εκδηλώνονται μέσα σε 1 ώρα από τη χρονική στιγμή της επαφής με το αλλεργιογόνο.
- **Ταχείες,** όταν εκδηλώνονται μεταξύ 1 και 72 ωρών, και
- **Όψιμες,** όταν εκδηλώνονται μετά από 72 ώρες.

Οδοντιατρική πράξη

Ένας ασθενής που θα προσέλθει σε μια οδοντιατρική συνεδρία, μπορεί:

α) Να μην έχει εκδηλώσει κάποια αλλεργία στο παρελθόν. Τούτο όμως δε σημαίνει ότι στη συγκεκριμένη συνεδρία, δεν μπορεί για πρώτη φορά, να εκδηλώσει κάποια αλλεργική αντίδραση.

β) Να είναι αλλεργικός, αλλά η αλλεργία να μη σχετίζεται με οδοντιατρικά εργαλεία και υλικά ή/και φάρμακα (π.χ. να είναι αλλεργικός σε νυγμό εντόμων ή στη γύρη φυτών, κ.λπ.).

γ) Στο παρελθόν να έχει εκδηλώσει πραγματική αλλεργία που να σχετίζεται με την οδοντιατρική περίθαλψη.

Εξαιτίας όλων των παραπάνω ο οδοντίατρος, σε ασθενείς με ιστορικά αλλεργίας ή με υπόνοια εκδήλωσης αλλεργίας, θα πρέπει:

→ Να λαμβάνει αναλυτικό ιστορικό, στο οποίο να γίνεται προσπάθεια να διευκρινισθεί αν η αναφερόμενη αλλεργία, ήταν πραγματική αλλεργία και όχι κάποιας άλλης αιτιολογίας (τοξική, ιδιοσυγκρασιακή, ψυχογενής) αντίδραση.

♦ Στις περιπτώσεις που καταγράφεται εκδήλωση πραγματικής αλλεργίας, θα πρέπει να διευκρινισθεί αν το αλλεργιογόνο είναι γνωστό στον ασθενή (ή/και στο περιβάλλον του) ή όχι.

♦ Αν είναι γνωστό, κατά την εκτέλεση των οδοντιατρικών πράξεων, πρέπει να αποφευχθεί η χρήση εργαλείων ή/και ουσιών που είναι κατασκευασμένα ή περιέχουν το αλλεργιογόνο ή/και η χορήγηση φαρμάκων στα οποία ο ασθενής εμφανίζει αντίδραση. Για παράδειγμα αναφέρεται η περίπτωση που ένας ασθενής είναι αλλεργικός στο φυσικό ελαστικό κόμμι. Για την προστασία του εν λόγω ασθενή, θα πρέπει κατά τη διάρκεια της οδοντιατρικής συνεδρίας να αποφευχθεί η χρήση εργαλείων ή/και υλικών που είναι κατασκευασμένα ή περιέχουν το φυσικό ελαστικό κόμμι. Μπορεί δηλαδή ο οδοντίατρος, αντί να χρησιμοποιήσει γάντια που είναι κατασκευασμένα από latex, να χρησιμοποιήσει γάντια που είναι κατασκευασμένα από πολυβινιλοχλωρίδιο (PVC). Επίσης, θα πρέπει να αποφύγει τη χρησιμοποίηση ελαστικού απομονωτήρα και ανταυτού να χησιμοποιήσει απομονωτήρα που είναι κατασκευασμένος από πολυβινιλοχλωρίδιο ή πολυεθυλένιο, να αντικαταστήσει τον ελαστικό στοματοδιαστολέα με άλλον μεταλλικό, κ.λπ. Πρέπει να τονισθεί ιδιαίτερα, ότι σε περιπτώσεις ενδοδοντικών θεραπειών, οι κώνοι γουταπέρκας που χρησιμοποιούνται για τις εμφράξεις των ριζικών σωλήνων, δεν πρέπει σε καμιά περίπτωση να εξέρχονται του ριζικού τρήματος.

♦ Αν δε γνωρίζει το αλλεργιογόνο, θα πρέπει ο ασθενής να εξετασθεί από αλλεργιολόγο γιατρό, ο οποίος θα εντοπίσει το αλλεργιογόνο.

♦ Στις περιπτώσεις που υπάρχουν βασικές ενδείξεις, αλλά όχι διαγνωσμένη πραγματική αλλεργία, θα πρέπει ο ασθενής να παραπέμπεται σε αλλεργιολόγο γιατρό, ο οποίος θα τεκμηριώσει ή θα απορρίψει τη διάγνωση πραγματικής αλλεργίας και επιπλέον θα εντοπίσει και το αλλεργιογόνο.

→ Ο ασθενής θα πρέπει να αντιμετωπίζεται στην πρώτη προγραμματισμένη συνεδρία, χωρίς δηλαδή να έχει προηγηθεί συνεδρία με άλλον ασθενή. Επίσης, είναι σημαντικό ο χώρος του οδοντιατρείου να είναι καθαρός και καλά εξαεριζόμενος, ώστε να μειωθεί η πιθανότητα αερομεταφοράς αλλεργιογόνων.

*Η αερομεταφορά αλλεργιογόνων, μπορεί να γίνει με τη σκόνη (ταλκ) των γαντιών που φορά ο οδοντίατρος και το βοηθητικό προσωπικό του. Οι πρωτεΐνες που περιέχονται στο ελαστικό κόμμι, συνδέονται με τη σκόνη των γαντιών. Ο οδοντίατρος ή το βοηθητικό προσωπικό του βγάζοντας τα γάντια που χρησιμοποίησαν σε προηγούμενες συνεδρίες, μπορεί να διασπείρουν στον περιβάλλοντα χρόνο και τη σκόνη που είναι συνδεδεμένη με τις πρωτεΐνες. Έτσι, ο ασθενής μπορεί να εισπνεύσει τις πρωτεΐνες που είναι **τα κύρια αλλεργιογόνα** του φυσικού ελαστικού κόμμεως και να εκδηλώσει αλλεργία.*

→ Η προληπτική χορήγηση αντιισταμινικών ή κορτικοστεροειδών φαρμάκων, πριν από την έναρξη της οδοντιατρικής συνεδρίας, αν και προτείνεται από αρκετούς συγγραφείς, είναι επιστημονικά ατεκμηρίωτη. Μάλιστα, η επικρατούσα άποψη είναι ότι σε μεγάλη ποσοστιαία αναλογία, η προληπτική χορήγηση των εν λόγω φαρμάκων δεν αποτρέπει την πιθανή εκδήλωση μιας αλλεργικής αντίδρασης.

Παρ' όλα αυτά, σε αλλεργικούς ασθενείς ή σε άτομα υψηλής υποψίας για εκδήλωση αλλεργίας, τα οποία θα υποβληθούν σε γενική αναισθησία, συνιστάται η προεγχειρητική χορήγηση κορτικοστεροειδών (πρεδνιζολόνης) ή αντιισταμινικών. Η έναρξη της χορήγησης γίνεται περίπου 32 ώρες πριν από την επέμβαση, με συχνότητα χορήγησης κάθε 8 ώρες.

Σε άτομα που πρόκειται να υποβληθούν σε σιαλαδενογραφία και είναι αλλεργικοί ή υψηλής υποψίας για εκδήλωση αλλεργίας στις σκιαγραφικές ουσίες, χορηγείται per os πρεδνιζολόνη, 13, 7 και 1 ώρα πριν από την εξέταση. Συγχρόνως χορηγείται per os, 1 ώρα πριν από την εξέταση, κάποιο αντιισταμινικό (π.χ. λεβοσιτιριζίνη). Αξιοσημείωτο όμως είναι το γεγονός ότι και σ' αυτές τις περιπτώσεις, η αποτελεσματικότητα της προληπτικής χορήγησης κορτικοστεροειδών και αντιισταμινικών φαρμάκων, αμφισβητείται από πολλούς ειδικούς.

→ Επίσης, απαιτείται και η προληπτική διακοπή λήψης μη στεροειδών αντιφλεγμονωδών φαρμάκων και β-αναστολέων, σε περιπτώσεις που κάποιοι από τους εν λόγω ασθενείς, για θεραπευτικούς λόγους, λαμβάνουν αυτά τα φάρμακα. Τούτο επειδή κατά κανόνα οι ασθενείς που λαμ-

βάνουν αυτά τα φάρμακα, ανθίστανται στη θεραπευτική αγωγή που εφαρμό-
ζεται για την αντιμετώπιση άμεσης και σοβαρής αναφυλακτικής αντίδρασης.

→ Προληπτικά, πρέπει να λαμβάνονται όλα εκείνα τα μέτρα που μπο-
ρούν να παρεμποδίσουν την απρόσκοπτη αναπνευστική λειτουργία,
ώστε σε περίπτωση εκδήλωσης άμεσης σοβαρής αντίδρασης οι αεραγωγοί του
ασθενή να είναι βατοί. Πρέπει δηλαδή πριν από την έναρξη της συνεδρίας,
να αφαιρείται από τη στοματική κοιλότητα του ασθενή οποιαδήποτε κινητή
προσθετική εργασία, και να αποφεύγεται αν τούτο είναι εφικτό, η χρήση απο-
μονωτήρα. Επίσης, είναι σημαντικό στον χώρο να υπάρχει συσκευή χορήγησης
οξυγόνου.

→ Πριν, κατά, και αμέσως μετά τις οδοντιατρικές πράξεις, πρέπει να
ελέγχεται η αρτηριακή πίεση του ασθενή. Αν κατά ή αμέσως μετά την
οδοντιατρική πράξη καταγραφεί αρτηριακή υπόταση, θα πρέπει να θέσει τον
οδοντίατρο σε ετοιμότητα.

→ Ως αναισθητικό, κατά κανόνα επιλέγεται κάποιο από την ομάδα
του αμιδικού τύπου. Φυσικά, επιτρέπεται η χρήση αδρεναλίνης σε συγκέ-
ντρωση 1/100.000 καθώς και η χρησιμοποίηση περισσότερων της μίας φυσίγ-
γων. Σε ασθενείς υψηλού κινδύνου για τους οποίους υπάρχουν ισχυρές ενδεί-
ξεις ότι είναι αλλεργικοί στο αναισθητικό, πριν από την εκτέλεση της αναισθη-
σίας, ενίεται μια σταγόνα του αναισθητικού που επιλέχτηκε για να χορηγηθεί
και αναμένεται η πάροδος 5 λεπτών της ώρας. Αν μετά την πάροδο των 5
λεπτών δεν εκδηλωθεί κάποια αντίδραση, ενίεται και το υπόλοιπο αναισθητικό
διάλυμα.

→ Η χορήγηση ασπιρίνης, μη στεροειδών αντιφλεγμονωδών
και αντιμικροβιακών χημειοθεραπευτικών φαρμάκων πρέπει να γίνεται
με μεγάλη προσοχή, επειδή πολλά από τα φάρμακα αυτά είναι αλλεργιογόνα.
Εκείνο που πρέπει να τονιστεί ιδιαίτερα είναι ότι σε ασθενείς που αναφέρουν
αλλεργία στην πενικιλλίνη, επιβάλλεται η αποφυγή της χορήγησης οποιουδή-
ποτε φαρμάκου που ανήκει στις β-λακτάμες (πενικιλλίνες και κεφαλοσπορίνες)
επειδή η χημική σύνθεση των εν λόγω φαρμάκων είναι παρόμοια. Λόγω της
παρόμοιας χημικής σύνθεσης, υπάρχει η πιθανότητα να παρουσιασθεί διασταυ-
ρούμενη αντίδραση **(Εικ. 69).** Για παράδειγμα αναφέρεται ότι σε ασθενείς που
αναφέρουν αλλεργία στην πενικιλλίνη, πρέπει να αποφευχθεί και η χορήγηση
αμοξυκιλλίνης, αμπικιλλίνης, κεφακλόρης, κεφαμανδόλης, κεφουροξίμης αξε-
τίλ, κ.λπ.

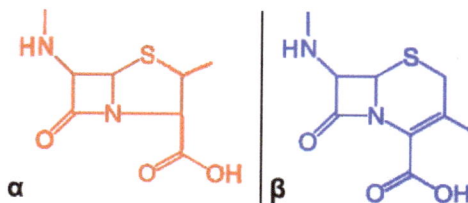

Εικόνα 69. Ο βασικός δακτύλιος των β-λακταμών. Στην εικόνα α απεικονίζε-
ται ο δακτύλιος των πενικιλλινών και στην εικόνα β των κεφαλοσπορινών. Είναι
εμφανής η ομοιότητα της χημικής δομής των δύο δακτυλίων.

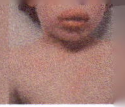

Μια ιδιαίτερη επισήμανση είναι ότι σε ασθενείς που πάσχουν από λοιμώ-δη μονοπυρήνωση και λόγω κάποιας οδοντιατρικής πράξης επιβάλλεται η προλη-πτική ή η θεραπευτική χορήγηση και αντιμικροβιακού χημειοθεραπευτικού, πρέπει οπωσδήποτε να αποφευχθεί η χορήγηση β-λακταμών. Είναι γνωστό ότι σ' αυτούς τους ασθενείς η χορήγηση αμοξυκιλλίνης ή αμπικιλλίνης έχει ως αποτέλεσμα, σε ποσοστιαία αναλογία που προσεγγίζει το 100% των περιπτώσεων, να εκδηλώνεται κηλιδοβλατιδώδες εξάνθημα.

→ Σε περιπτώσεις που κατά τη διάρκεια της συνεδρίας εκδηλω-θεί αλλεργία:

♦ Αν η αντίδραση είναι άμεση και ήπια:

♦ Διακόπτεται κάθε οδοντιατρική πράξη και ο ασθενής τοποθετείται σε θέση που αισθάνεται άνετα.

♦ Αν παρουσιάζεται μόνο εντοπισμένη εξανθηματική βλάβη, γίνεται τοπική εφαρμογή ενός κορτικοστεροειδούς.

♦ Αν υπάρξουν και άλλες ήπιες εκδηλώσεις (π.χ. ρινόρροια, κνησμός, εξάν-θημα, κ.λπ.), χορηγούνται: οξυγόνο σε πυκνότητα 100% και με ρυθμό ροής 4 l/ λεπτό, και αντισταμινικά, σε per os ή σε ενδομυϊκή λήψη (5 mg λεβοσιτιριζίνης per os ή 50 mg διφαινυδραμίνης ενδομυϊκά).

Η διφαινυδραμίνη είναι το αντιισταμινικό φάρμακο αναφοράς, καθώς προ-τείνεται στα περισσότερα άρθρα και συγγράμματα της ελληνικής και διεθνούς βιβλιογραφίας. Όμως στην Ελλάδα, τουλάχιστον αυτή τη χρονική στιγμή, δεν κυ-κλοφορεί.

♦ Σε περιπτώσεις που η ήπια σημειολογία επιμένει, μπορεί να χορηγηθούν και 1-2 mg/κιλό βάρος σώματος/24ωρο, μεθυλπρεδνιζολόνη σε ενδομυϊκή ή ενδο-φλέβια έγχυση.

♦ Αν η αντίδραση είναι άμεση και σοβαρή, στην οποία εκδηλώνεται ση-μειολογία και συμπτωματολογία συστηματικής αναφυλακτικής αντίδρασης (π.χ. λαρυγγικό οίδημα, βρογχόσπασμος, υπόταση, απώλεια της συνείδησης, κ.λπ.):

♦ Διακόπτεται κάθε οδοντιατρική πράξη, ο ασθενής τοποθετείται σε ύπτια θέση, με τα πόδια του σε επίπεδο ελαφρώς υψηλότερο από αυτό του σώματος, και ειδοποιείται για να προσέλθει επειγόντως γιατρός, αν αυτός δεν παρευρίσκε-ται στον χώρο, ή ασθενοφόρο, για τη μεταγωγή του ασθενή σε εφημερεύουσα νοσηλευτική μονάδα, αν η οδοντιατρική πράξη γίνεται εκτός νοσοκομειακού πε-ριβάλλοντος.

♦ Άμεσα, χορηγείται οξυγόνο με μάσκα, σε πυκνότητα 100% και με ρυθμό ροής 5-8 l/λεπτό, και αδρεναλίνη που είναι το φάρμακο εκλογής. Στους ενήλικες χορηγούνται ενδομυϊκά (στον δελτοειδή μυ) ή υπογλώσσια 0,2-0,5 ml υδατικού διαλύματος αδρεναλίνης σε συγκέντρωση 1/1.000, και στα παιδιά 0,1-0,2 ml του εν λόγω διαλύματος. Επίσης, μπορεί να γίνει και χρήση αδρεναλίνης, σε προγεμισμέ-νες σύριγγες, όπως ακριβώς αναφέρθηκε στο κεφάλαιο «Ασθενείς με νόσους του αναπνευστικού συστήματος – Άσθμα».

♦ Σε περίπτωση μη ανταπόκρισης του ασθενή στην αρχική δόση, ποσότητα 0,1-0,3 ml του διαλύματος που προαναφέρθηκε, προστίθεται σε 10 ml φυσιολογικού ορού, και ο φυσιολογικός ορός που περιέχει και την αδρεναλίνη, χορηγείται ενδοφλέβια, σε αργή -στάγδην- έγχυση.

♦ Συγχρόνως, χορηγούνται ενδοφλέβια 250-500 mg υδροκορτιζόνης. Όμως πρέπει να τονιστεί ότι σε καμιά περίπτωση η χορήγηση κορτικοστεροειδούς δεν μπορεί να υποκαταστήσει τη χορήγηση αδρεναλίνης.

♦ Για την αντιμετώπιση της κνίδωσης, συνιστάται και η ενδοφλέβια χορήγηση αντιισταμινικού (αναφέρεται 50-100 mg διφαινυδραμίνης). Η χορήγηση του αντιισταμινικού, συνεχίζεται σε per os ή παρεντερική λήψη, κάθε 6 ώρες, για χρονικό διάστημα 48 ωρών.

♦ Σε περιπτώσεις που οι ασθενείς παρουσιάζουν βρογχόσπασμο, μπορεί να χορηγηθούν και βρογχοδιασταλτικά φάρμακα γρήγορης δράσης (π.χ. διάλυμα σαλβουταμόλης). Η σαλβουταμόλη μπορεί να χορηγηθεί σε εισπνοές με δοσομετρικές συσκευές (2-4 εισπνοές κάθε 20 λεπτά και το πολύ έως τρεις επαναλήψεις -Aerolin Nebules® 2,5 mg/2,5 ml ή 5 mg/2,5 ml) ή με νεφελοποιητή (διάλυμα σαλβουταμόλης 5 mg/ml -Aerolin R/S®). Το φάρμακο διαλύεται σε 4 ml φυσιολογικού ορού και χορηγείται με ροή οξυγόνου 4 l/λεπτό, σε δόση 2,5-5 mg κάθε 20 λεπτά, μέχρι και σε συνεχή χορήγηση). Αντί της σαλβουταμόλης, μπορεί να χορηγηθούν σε βραβεία ενδοφλέβια έγχυση (σε 20 λεπτά) 5-6 mg/κιλό βάρος σώματος αμινοφυλλίνης.

♦ Σε ασθενείς με υπόταση χορηγείται ενδοφλέβια φυσιολογικός ορός με σκοπό να διατηρηθεί ο ενδαγγειακός χώρος. Στόχος αυτής της ενέργειας είναι η συστολική πίεση να διατηρείται σε επίπεδα υψηλότερα των 100 mm Hg. Σε ασθενείς που παρ' όλη τη χορήγηση αδρεναλίνης και υγρών η πίεση τους είναι ιδιαίτερα χαμηλή μπορεί να χορηγηθούν 400 mg ντοπαμίνης μέσα σε 500 mg διαλύματος γλυκόζης 5%, και με ρυθμό 2-20 μg/κιλό βάρους σώματος/λεπτό.

Η ντοπαμίνη είναι κατεχολαμίνη και παρουσιάζει θετική ινότροπο δράση, καθώς προκαλεί αύξηση του όγκου του παλμού, και της καρδιακής παροχής, εξαιτίας της αύξησης της συσταλτικότητας του μυοκαρδίου.

10º Ανακεφαλαιωτικό QUIZ:

1. Ποια αντιγόνα χαρακτηρίζονται ως απτίνες;

2. Υπάρχει περίπτωση ένας ασθενής να εκδηλώσει αλλεργία ύστερα από επαφή με οδοντιατρικά υλικά που δεν περιέχουν στη σύνθεσή τους ελαστικό κόμμι (latex);
α. Ναι
β. Όχι

3. Ποια από τις παρακάτω ομάδες αναισθητικών που χρησιμοποιούνται στην οδοντιατρική θεωρείται λιγότερο αλλεργιογόνος;
α. Αμιδικού τύπου
β. Εστέρες του παραβενζοϊκού οξέος

4. Αν σε έναν ασθενή, μετά την εκτέλεση στελεχιαίας αναισθησίας εκδηλωθούν μόνο σπασμοί, ποιο από τα παρακάτω είναι το σωστό;
α. Είναι εκδήλωση αλλεργικής αντίδρασης
β. Πρόκειται για τοξική αντίδραση
γ. Αποτελεί κλινική εκδήλωση ψυχικής αντίδρασης

5. Αν σε έναν ασθενή, μετά την εκτέλεση στελεχιαίας αναισθησίας εκδηλωθούν μόνο εφιδρώσεις, ποιο από τα παρακάτω είναι το σωστό;
α. Είναι εκδήλωση αλλεργικής αντίδρασης
β. Πρόκειται για τοξική αντίδραση
γ. Αποτελεί κλινική εκδήλωση ψυχικής αντίδρασης

6. Γιατί ένας αλλεργικός ασθενής θα πρέπει να αντιμετωπίζεται στην πρώτη προγραμματισμένη συνεδρία, χωρίς δηλαδή να έχει προηγηθεί συνεδρία με άλλον ασθενή;

7. Σε έναν αλλεργικό ασθενή, θεωρείται αποτρεπτική για την εκδήλωση αλλεργικής αντίδρασης, η προληπτική λήψη αντιισταμινικών ή κορτικοστεροειδούς πριν από την έναρξη μιας οδοντιατρικής συνεδρίας;
α. Ναι
β. Όχι

8. Γιατί σε έναν αλλεργικό ασθενή, απαιτείται η προληπτική διακοπή λήψης μη στεροειδών αντιφλεγμονωδών φαρμάκων, πριν από μια οδοντιατρική συνεδρία;
α. Επειδή κατά κανόνα οι ασθενείς που λαμβάνουν αυτά τα φάρμακα, ανθίστανται στη θεραπευτική αγωγή που εφαρμόζεται για την αντιμετώπιση άμεσης και σοβαρής αναφυλακτικής αντίδρασης
β. Επειδή σε ασθενείς που λαμβάνουν αυτά τα φάρμακα, σε περίπτωση εκδήλωσης άμεσης και σοβαρής αναφυλακτικής αντίδρασης προκύπτει έντονη αιμορραγία.

9. Σε έναν αλλεργικό ασθενή επιτρέπεται η χρήση αναισθητικών που περιέχουν αδρεναλίνη σε συγκέντρωση 1/100.000;

α. Ναι

β. Όχι

10. Όταν ένας ασθενής αναφέρει στον οδοντίατρό του ότι παρουσιάζει αλλεργία στην πενικιλλίνη, εκτός της αποφυγής χορήγησης οποιασδήποτε πενικιλλίνης, η χορήγηση ποιας από τις παρακάτω ομάδες αντιμικροβιακών χημειοθεραπευτικών φαρμάκων πρέπει να αποφεύγεται και γιατί;

α. Λινκοζαμίδες

β. Τετρακυκλίνες

γ. Κεφαλοσπορίνες

δ. Αμινογλυκοσίδες

11. Από ποια από τις παρακάτω νόσους όταν πάσχει ένας ασθενής στον οποίο θα χρειασθεί η χορήγηση αντιμικροβιακής χημειοπροφύλαξης πρέπει να αποφεύγεται η χορήγηση αμοξυκυλλίνης, επειδή σε ποσοστιαία αναλογία 100% των περιπτώσεων θα εκδηλώσει κηλιδοβλατιδώδες εξάνθημα;

α. Λοιμώδης μονοπυρήνωση

β. Ερπητική κυνάγχη

γ. Ρευματοειδή αρθρίτιδα

12. Σε άμεση και σοβαρή εκδήλωση αλλεργικής αντίδρασης, στην οποία ο ασθενής παρουσιάσει και βρογχόσπασμο, επιτρέπεται η χορήγηση σαλβουταμόλης;

α. Ναι

β. Όχι

ΓΥΝΑΙΚΕΣ
ΣΕ ΚΥΗΣΗ
ΚΑΙ ΓΑΛΟΥΧΙΑ

Η κυοφορούσα γυναίκα θεωρείται ειδικός ασθενής, καθώς στον οργανισμό της συμβαίνουν πολλές αλλαγές, οι οποίες κατά την παροχή οδοντιατρικής περίθαλψης, επιβάλλουν την ειδική αντιμετώπισή της. Η παροχή οδοντιατρικής περίθαλψης σε μια κυοφορούσα γυναίκα, αν δε ληφθούν συγκεκριμένα μέτρα, μπορεί να θέσει σε κίνδυνο την υγεία της, αλλά και την υγεία του κυήματος. Για παράδειγμα αναφέρεται η χορήγηση τετρακυκλινών. Σε μία κυοφορούσα γυναίκα η χορήγηση ορισμένων τετρακυκλινών μπορεί να προκαλέσει στην ίδια ηπατικές βλάβες, και στο κύημα οδοντικές και οστικές δυσπλασίες **(Εικ. 70)**.

Εικόνα 70. *Δυσχρωμία της μόνιμης οδοντοφυΐας ασθενή, που κατά τη διάρκεια του πρώτου τριμήνου της κύησης, η κυοφορούσα μητέρα του έλαβε τετρακυκλίνη (Ευγενής προσφορά του αναπληρωτή καθηγητή Κ. Λουλουδιάδη).*

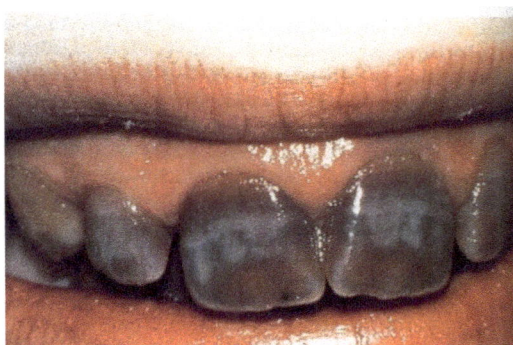

Σε γενικές γραμμές, η 9μηνη περίοδος της φυσιολογικής κύησης διακρίνεται σε τρία τρίμηνα, καθώς στο καθένα από αυτά η παροχή οδοντιατρικής περίθαλψης διαφέρει. Συγκεκριμένα:

Στο π ρ ώ τ ο τ ρ ί μ η ν ο της κύησης, είναι καλλίτερα να αποφεύγονται οι οδοντιατρικές πράξεις και η χορήγηση οποιουδήποτε φαρμάκου καθώς είναι η περίοδος που διαπλάθονται τα όργανα του εμβρύου (περίοδος οργανογέννεσης). Επιπλέον, στη κυοφορούσα γυναίκα η περίοδος αυτή χαρακτηρίζεται από συναισθηματική αστάθεια. Αν όμως, η εκτέλεση μιας οδοντιατρικής πράξης κρίνεται αναγκαία, μπορεί να πραγματοποιηθεί αυτή επιλέγοντας όμως την πιο συντηρητική πράξη, που θα ταλαιπωρήσει λιγότερο την ασθενή. Για παράδειγμα αναφέρεται ότι σε ένα οδοντοφατνιακό απόστημα, προτιμάται η παροχέτευση πύου δια μέσου του ριζικού σωλήνα, αν τούτο είναι εφικτό, και όχι η χειρουργική σχάση του αποστήματος ή η εξαγωγή του δοντιού.

Στο δεύτερο τρίμηνο της κύησης, μπορεί να γίνουν σημαντικότερες οδο-
ντιατρικές πράξεις (π.χ. εξαγωγές, ακόμη και έγκλειστων δοντιών), ενώ

στο τρίτο τρίμηνο της κύησης, πρέπει να αποφεύγονται οι μεγάλης διάρ-
κειας και εκτεταμένες χειρουργικές πράξεις. Τούτο επειδή η κυοφορούσα γυναίκα,
λόγω του όγκου της μήτρας αισθάνεται δυσφορία, και δεν αποκλείεται η πιθανότη-
τα πρόκλησης πρόωρου τοκετού. Αξιοσημείωτο είναι το γεγονός ότι θεραπεία τυχόν
εκδήλωσης περιοδοντικής νόσου, πρέπει να γίνεται πριν από την 28η εβδομάδα της
κύησης. Αν η θεραπευτική παρέμβαση γίνει μετά την 28η εβδομάδα, υπάρχει μεγαλύ-
τερος κίνδυνος πρόκλησης πρόωρου τοκετού.

Ως ειδική ασθενής χαρακτηρίζεται και μία γυναίκα στην περίοδο της γαλου-
χίας, επειδή η φαρμακευτική αγωγή που απαιτείται για την αντιμετώπιση οδοντια-
τρικών νόσων ή/και για την εκτέλεση οδοντιατρικών πράξεων, μπορεί να απεκκρι-
θεί με το μητρικό γάλα και να επηρεαστεί την υγεία του νεογνού.

Οδοντιατρική πράξη

Ο οδοντίατρος που θα χορηγήσει οδοντιατρική περίθαλψη σ' αυτές τις ασθενείς,
πρέπει να γνωρίζει ότι:

→ Η θέση της κυοφορούσας γυναίκας πρέπει να είναι καθιστή, ή με ελα-
φρά κλίση προς τα αριστερά, ώστε να μη συμπιέζεται η κάτω κοίλη φλέβα.
Τούτο επιτυγχάνεται τοποθετώντας ένα μικρό μαξιλαράκι κάτω από το δεξιό
γοφό της. Η ύπτια θέση, ιδιαίτερα στο τρίτο τρίμηνο της κύησης, μπορεί αφενός
να προκαλέσει διαταραχές στην αναπνευστική λειτουργία με αποτέλεσμα την
υποξαιμία και αφετέρου επειδή συμπιέζεται η κάτω κοίλη φλέβα, να προκληθεί
στάση της ροής του αίματος στις κάτω φλέβες, εμποδίζοντας την επιστροφή
του αίματος από τα κάτω άκρα προς την καρδιά. Επίσης, η τοποθέτηση σε
ύπτια θέση ευνοεί τη γαστροοισοφαγική παλινδρόμηση και τις όξινες αναγωγές
που εκδηλώνονται σε μεγάλο αριθμό γυναικών που κυοφορούν, κυρίως στο
πρώτο τρίμηνο της κύησης. Σε ύπτια θέση, τοποθετείται η κυοφορούσα μόνο σε
περίπτωση εκδήλωσης επιπλοκών ή αν χάσει την επαφή της με το περιβάλλον
και ανεξάρτητα με το τρίμηνο κύησης.

→ Πριν την οδοντιατρική συνεδρία, πρέπει να μετριέται η αρτηριακή
πίεση της γυναίκας. Η εκτέλεση της οδοντιατρικής πράξης, επιτρέπεται όταν
οι τιμές κυμαίνονται μέσα στα φυσιολογικά και αποδεκτά όρια. Πρέπει όμως
να επισημανθεί ότι στο 1ο και 2ο τρίμηνο της κύησης η αρτηριακή πίεση μειώ-
νεται κατά περίπου 10 mmHg, ενώ στο 3ο τρίμηνο οι τιμές επανέρχονται στο
φυσιολογικό. Αυξημένη πίεση πρέπει να προβληματίσει τον οδοντίατρο, καθώς
μπορεί να αποτελεί σημειολογία προεκλαμψίας, που είναι μια πολύ σημαντική
επιπλοκή της κύησης, η οποία εκδηλώνεται μετά την 20η εβδομάδα της κύησης
ή πιο σπάνια κατά τη λοχεία, και η οποία βάζει σε κίνδυνο τη ζωή της γυναίκας
και του κυήματος. Πρέπει όμως να τονιστεί ότι η αυξημένη αρτηριακή πίεση δε
σχετίζεται πάντα με την προεκλαμψία.

*Η προεκλαμψία είναι οξεία επιπλοκή της κύησης και μπορεί να εξελιχθεί
σε εκλαμψία. Η προεκλαμψία χαρακτηρίζεται από την αύξηση της αρτηριακής πί-*

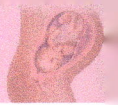

εσης της κυοφορούσας, λευκωματουρίας και την εκδήλωση οιδημάτων. Η εκλαμ-
ψία είναι μια πιο επικίνδυνη επιπλοκή που χαρακτηρίζεται από την αύξηση της
αρτηριακής πίεσης, λευκωματουρία, εκδήλωση οιδημάτων και σπασμών και σε
κάποιες περιπτώσεις και με απώλεια της συνείδησης.

→ Η λήψη οπισθομυλικών ακτινογραφιών, ακτινογραφιών δήξεως, ορ-
θοπαντομογραφημάτων, ακόμη και η χρήση υπολογιστικής τομογραφίας, για
την κεφαλή και τον τράχηλο είναι ασφαλείς, αλλά πρέπει να περιορίζεται μόνο
στις απόλυτα αναγκαίες περιπτώσεις. Όταν απαιτείται η χρήση υπολογιστικής
τομογραφίας, πρέπει να συστήνεται η χρήση υπολογιστικής τομογραφίας κωνι-
κής δέσμης επειδή η ακτινική επιβάρυνση είναι κατά πολύ μικρότερη σε σχέση
με αυτή της αξονικής τομογραφίας. Η εκτέλεση υπερηχογραφήματος ή μαγνη-
τικής τομογραφίας, παρουσιάζουν μηδενική ακτινική επιβάρυνση στο κύμα.

Κατά τη διάρκεια της έκθεσης της γυναίκας στην ακτινοβολία, απαραίτητο
είναι να προστατεύεται αυτή, με ακτινοπροστατευτικό κολάρο και με ακτινοπρο-
στατευτική ποδιά μολύβδου. Αξιοσημείωτο είναι ότι πολλές κυοφορούσες γυναίκες
αντιδρούν και αρνούνται την εκτέλεση οδοντιατρικών ακτινογραφιών, γεγονός
που πρέπει να σέβεται ο οδοντίατρος.

→ Επιτρέπεται η εκτέλεση τοπικής αναισθησίας και η χρήση αδρενα-
λίνης. Από τα αναισθητικά, πρώτη επιλογή θεωρείται η χρήση λιδοκαΐνης 2%
μόνη της ή σε συνδυασμό με αδρεναλίνη σε πυκνότητα 1/100.000. Αποδεκτή
είναι η χορήγηση ακόμη και περισσότερων των δύο φυσίγγων, ενώ αναφέρεται
ότι η μέγιστη επιτρεπτή ποσότητα χορήγησης ανέρχεται έως και 8 φύσιγγες. Σε
περιπτώσεις που απαιτείται στελεχιαία αναισθησία, ο οδοντίατρος θα πρέπει
να είναι ιδιαίτερα προσεχτικός ώστε να μην ενέσει το αναισθητικό, ενδοαγγει-
ακά. Το γεγονός αυτό επιβάλει την εκτέλεση της δοκιμασίας αναρρόφησης. Αξι-
οσημείωτο είναι ότι σε περίπτωση που η κυοφορούσα γυναίκα πάσχει και από
κάποια νόσο στην οποία αντενδείκνυται η χορήγηση ή η απρόσκοπτη χορήγηση
αδρεναλίνης, όπως π.χ. από αρτηριακή υπέρταση, από άσθμα, από υπερθυρε-
οειδισμό, κ.λπ. η χορήγηση αδρεναλίνης πρέπει να αποφεύγεται. Άλλα αναι-
σθητικά, όπως η αρτικαΐνη και η μεπιβακαΐνη αν και δεν υπάρχει επιστημονική
τεκμηρίωση, θεωρούνται λιγότερο ασφαλή.

Η καταστολή-αναλγησία με τη χρήση N_2O-O_2 είναι αποδεκτή, κυρίως στο 2ο
και 3ο τρίμηνο της κύησης. Η χρήση του δεν πρέπει να ξεπερνά σε χρονική διάρκεια
τα 30 λεπτά της ώρας, και πρέπει να αποφεύγονται οι επανειλημμένες συνεδρίες.

→ Η χορήγηση φαρμάκων πρέπει να γίνεται με ιδιαίτερη προσοχή. Σχε-
τικά με την ασφάλεια χορήγησής τους στις κυοφορούσες γυναίκες, ένα φάρ-
μακο κατατάσσεται σε μία από 5 ομάδες, οι οποίες χαρακτηρίζονται ως Α, Β, C,
D, και X.

Στην ομάδα Α περιλαμβάνονται φάρμακα που χαρακτηρίζονται ως **εντε-
λώς ακίνδυνα,** καθώς η λήψη τους, αποδεδειγμένα δεν περικλείει κανέναν κίν-
δυνο για το κύμα. Στην ομάδα Β περιλαμβάνονται τα φάρμακα που χαρακτηρίζο-
νται ως **ακίνδυνα,** καθώς δεν έχει καταγραφεί κίνδυνος για το κύμα ύστερα
από μελέτες που έγιναν σε ανθρώπους και ζώα. Στην ομάδα C, περιλαμβάνονται
φάρμακα που χαρακτηρίζονται ως **πιθανόν επικίνδυνα.** Οι σχετικές μας

γνώσεις προήλθαν από μελέτες σε πειραματόζωα που έδειξαν τοξικότητα, αλλά οι μελέτες στον άνθρωπο κρίνονται ανεπαρκείς. Στην ομάδα D περιλαμβάνονται τα φάρμακα που χαρακτηρίζονται ως **επικίνδυνα.** Οι σχετικές μας γνώσεις προήλθαν από κλινικές υπαρκτές αποδείξεις για τη τοξικότητά τους. Τέλος, στην ομάδα Χ, περιλαμβάνονται τα φάρμακα που χαρακτηρίζονται ως **αποδεδειγμένα επικίνδυνα.** Οι σχετικές μας γνώσεις προήλθαν από μελέτες σε πειραματόζωα και παρατηρήσεις σε ανθρώπους που αποδεικνύουν την τοξικότητά τους. Κατά την κύηση και τη γαλουχία μπορεί να χορηγηθούν φάρμακα που περιλαμβάνονται στις ομάδες Α και Β. Σε εξαιρετικά ειδικές περιπτώσεις μπορεί να προταθεί και η χορήγηση φαρμάκων της ομάδας C, όμως τούτο πρέπει να γίνει μόνο ύστερα από γνωμοδότηση και του γυναικολόγου γιατρού.

Επίσης, η συγκέντρωση των φαρμάκων στο αίμα της κυοφορούσης, μπορεί να ελαττωθεί, ιδιαίτερα για τα φάρμακα που αποβάλλονται με τη νεφρική λειτουργία. Τούτο αποδίδεται αφενός στην αύξηση του όγκου του αίματος και ως εκ τούτου την αραίωση της συγκέντρωσης και αφετέρου στην αύξηση του ρυθμού της κάθαρσης του πλάσματος κατά την κύηση, πιθανώς λόγω της αυξημένης νεφρικής απομάκρυνσης. Το δεδομένο αυτό πρέπει να λαμβάνεται πάντα υπ' όψη όταν καθορίζεται ένα δοσολογικό σχήμα.

♦ Από τα αναλγητικά φάρμακα, το πιο ασφαλές για χορήγηση, σε όλη τη διάρκεια της κύησης, είναι η παρακεταμόλη (ή ακεταμινοφαίνη), που περιλαμβάνεται στα φάρμακα της ομάδας Β. Αντίθετα η χορήγηση ασπιρίνης και των άλλων μη στεροειδών αντιφλεγμονοδών φαρμάκων πρέπει να αποφεύγεται. Τα εν λόγω φάρμακα κατατάσσονται στην ομάδα C. Πρέπει να σημειωθεί ιδιαίτερα, ότι η χορήγηση ινδομεθακύνης, στην περίοδο της γαλουχίας, έχει ως αποτέλεσμα την πολύ υψηλή συγκέντρωσή της στο μητρικό γάλα, γεγονός που μπορεί να επιβάλει ακόμη και τη διακοπή του θηλασμού.

♦ Από τα αντιμικροβιακά χημειοθεραπευτικά φάρμακα τα πιο ασφαλή για χορήγηση κατά τη διάρκεια της κύησης, είναι οι β-λακτάμες (πενικιλλίνες και κεφαλοσπορίνες) οι οποίες περιλαμβάνονται στα φάρμακα της ομάδας Β. Από τις πενικιλλίνες, ιδιαίτερα προτιμάται η χορήγηση της αμοξυκιλλίνης και της αμπικιλλίνης, μόνων τους ή σε συνδυασμό με αναστολείς των β-λακταμασών (κλαβουλανικό οξύ ή σουλβακτάμη). Όμως, η χορήγηση αμπικιλλίνης στη γαλουχία πρέπει να αποφεύγεται επειδή ενοχοποιείται για διάρροιες του νεογνού και αυξημένο ποσοστό εκδήλωσης καντιντίασης του βλεννογόνου του στόματος. Εξαιρετικό φάρμακο για χορήγηση στην περίοδο της γαλουχίας, επειδή δεν απεκκρίνεται με το μητρικό γάλα είναι η κεφαδροξίλη (κεφαλοσπορίνη 2ης γενιάς) που περιλαμβάνεται στην ομάδα Β.

Ασφαλή ανιμικροβιακά χημειοθεραπευτικά φάρμακα, τα οποία περιλαμβάνονται επίσης στην ομάδα Β, είναι και η κλινταμυκίνη, η μετρονιδαζόλη και από τις μακρολίδες η ερυθρομυκίνη και η αζιθρομυκίνη. Σχετικά ανασφαλής θεωρείται η χορήγηση των κινολονών και από τις μακρολίδες η χορήγηση της κλαριθρομυκίνης, φαρμάκων που περιλαμβάνονται στην ομάδα C. Τέλος, αντένδειξη χορήγησης, υπάρχει για τις τετρακυκλίνες, και τις αμινογλυκοσίδες οι οποίες περιλαμβάνονται στην ομάδα D.

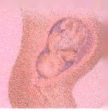

Αξιοσημείωτο είναι το γεγονός ότι στο 3ο τρίμηνο της κύησης, πρέπει να αποφεύγεται η χορήγηση αντιμικροβιακών φαρμάκων, που δεσμεύονται σε μεγάλη ποσοστιαία αναλογία με τις πρωτεΐνες του αίματος, όπως π.χ. οι ισοξαζολικές πενικιλλίνες, επειδή σε περίπτωση πρόωρου τοκετού ενοχοποιούνται για την πρόκληση νεογνικού ικτέρου.

♦ Από τα αντιερπητικά φάρμακα μπορεί να χορηγηθούν η βαλακυκλοβίρη και η φαμκυκλοβίρη που περιλαμβάνονται στην ομάδα Β. Αντίθετα, η ακυκλοβίρη περιλαμβάνεται στα φάρμακα της ομάδας C, και ως εκ τούτου η χορήγησή της πρέπει να αποφεύγεται.

♦ Τα αντιμυκητιασικά φάρμακα δε θεωρούνται ιδιαίτερα ασφαλή, καθώς στην πλειοψηφία τους περιλαμβάνονται στην ομάδα C.

♦ Η χρήση πρεδνιζόνης (κορτικοστεροειδές), στο 2ο και 3ο τρίμηνο της κύησης είναι αποδεκτή καθώς το φάρμακο περιλαμβάνεται στην ομάδα Β. Πρέπει όμως να τονιστεί ότι η λήψη κορτικοστεροειδών φαρμάκων κατά το 1ο τρίμηνο της κύησης, αυξάνει κατά 3,5 περίπου φορές την πιθανότητα εκδήλωσης σχιστιών, της στοματογναθοπροσωπικής χώρας **(Εικ. 71).**

Εικόνα 71. Η λήψη κορτικοστεροειδών από μία κυοφορούσα γυναίκα, κατά το 1ο τρίμηνο της κύησης, έχει ως αποτέλεσμα την αύξηση, κατά περίπου 3,5 φορές, της πιθανότητας εμφάνισης σχιστιών.

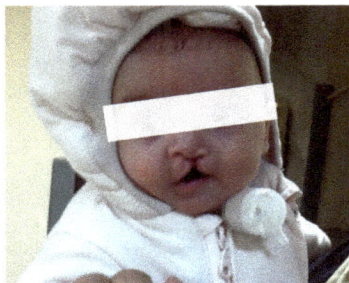

♦ Η χορήγηση πιλοκαρπίνης (σιαλαγωγό) αν και περιλαμβάνεται στην ομάδα C, είναι αποδεκτή.

→ Μία κυοφορούσα γυναίκα, διατρέχει μεγαλύτερο κίνδυνο, περίπου κατά 5 φορές, σε σχέση με μία υγιή γυναίκα, για εκδήλωση θρομβοεμβολικών επεισοδίων. Τούτο οφείλεται σε μεγαλύτερη πηκτικότητα που παρουσιάζει το αίμα της. Μάλιστα, αν η κυοφορούσα ασθενής πάσχει και από φλεβική θρόμβωση των κάτω άκρων, οι πιθανότητες εκδήλωσης πνευμονικής εμβολής ανέρχονται περίπου στο 20% των περιπτώσεων. Σε κάποιες επιλεγμένες περιπτώσεις (π.χ. σε γυναίκες με ιστορικό θρομβοεμβολής και προβλεπόμενης μεγάλης χρονικής διάρκειας χειρουργικής πράξης), για την αποφυγή θρομβοεμβολικών επεισοδίων, μπορεί να χορηγηθεί πριν την επέμβαση ηπαρίνη μικρού μοριακού βάρους (ενοξοπαρίνη – Clexane 20 mg).

→ Τέλος, σε κάποιες λίγες περιπτώσεις, κατά το 3ο τρίμηνο της κύησης, μπορεί να παρατηρηθεί μικρής έκτασης θρομβοπενία η οποία και ανατάσσεται μετά τον τοκετό.

11° Ανακεφαλαιωτικό QUIZ:

1. Αν σε μία κυοφορούσα γυναίκα απαιτηθεί θεραπεία περιοδοντικής νόσου, ποια είναι η καλλίτερη χρονική στιγμή για την πραγματοποίησή της;
α. Πριν την 28$^\eta$ εβδομάδα κύησης
β. Πριν την 30$^\eta$ εβδομάδα κύησης
γ. Μετά την 30$^\eta$ εβδομάδα κύησης

2. Τι είναι η προεκλαμψία και τι η εκλαμψία;

3. Πότε εκδηλώνεται η προεκλαμψία σε μια κυοφορούσα γυναίκα;
α. Πριν την 15$^\eta$ εβδομάδα κύησης
β. Μετά την 15$^\eta$ εβδομάδα κύησης
γ. Μετά την 20$^\eta$ εβδομάδα κύησης

4. Η εκτέλεση μαγνητικής τομογραφίας σε μία κυοφορούσα γυναίκα προκαλεί ακτινική επιβάρυνση στο κύημα;
α. Ναι
β. Όχι

5. Σε ποια ομάδα επικινδυνότητας φαρμάκων κατά την κύηση υπάγεται η παρακεταμόλη;
α. A
β. B
γ. C
δ. D
ε. X

6. Η χορήγηση κλινταμυκίνης θεωρείται ασφαλής κατά τη διάρκεια του 1^{ου} τριμήνου κύησης;
α. Ναι
β. Όχι

7. Σε ποια ομάδα επικινδυνότητας φαρμάκων κατά την κύηση υπάγεται η κλαριθρομυκίνη;
α. A
β. B
γ. C
δ. D
ε. X

8. Ποια από τις παρακάτω ομάδες αντιμικροβιακών χημειοθεραπευτικών φαρμάκων περιλαμβάνεται στην ομάδα D επικινδυνότητας φαρμάκων κατά την κύηση;

α. Κεφαλοσπορίνες

β. Μακρολίδες

γ. Τετρακυλίνες

δ. 5-νιτρο-ιμιδαζόλες

9. Η χορήγηση ποιου από τα αντιερπητικά φάρμακα θεωρείται πιο αποδεκτή κατά την κύηση;

10. Για πιο από τα παρακάτω, πολλαπλασιάζεται ο κίνδυνος εκδήλωσής του, αν μια κυοφορούσα γυναίκα που βρίσκεται στο 1ο μήνα κύησης λάβει πρεδνιζόνη;

α. Καρδιαγγειακές δυσπλασίες

β. Κώφωση

γ. Συσπλαστικές βλάβες στα άκρα

δ. Σχιστίες της στοματογναθοπροσωπικής περιοχής

ΑΣΘΕΝΕΙΣ ΣΕ ΑΓΩΓΗ ΜΕ ΔΙΦΩΣΦΟΝΙΚΑ ΚΑΙ ΑΛΛΑ ΑΝΤΙΟΣΤΕΟΠΕΝΙΚΑ ΦΑΡΜΑΚΑ

Το 2002, για πρώτη φορά στην ιστορία της ιατρικής περιγράφηκε μια νέα νοσολογική οντότητα που εκδηλώνονταν σε ασθενείς που για θεραπευτικούς λόγους λάμβαναν διφωσφονικά φάρμακα. Η νέα αυτή οντότητα χαρακτηριζόταν από νέκρωση του οστού των γνάθων και γι' αυτό το λόγο ονομάστηκε "Οστεονέκρωση των γνάθων από λήψη διφωσφονικών". Με την πάροδο του χρόνου, αποδείχθηκε ότι εκτός των διφωσφονικών φαρμάκων και άλλα αντιοστεοπενικά φάρμακα, όπως π.χ. η δενο-σουμάμπη (Prolia), προκαλούσαν οστεονέκρωση των γνάθων. Έτσι, το 2014 προτάθηκε και έγινε ευρέως αποδεκτή η μετονομασία της συγκεκριμένης νοσολογικής οντότητας σε "Οστεονέκρωση των γνάθων από λήψη φαρμάκων".

Η δενουσουμάμπη είναι ένας αντι-TNF παράγοντας και συγκεκριμένα ένα μονοκλωνικό αντίσωμα που συνδέεται στην επιφάνεια των οστεοκλαστών (περι-λαμβανομένων και των πρόδρομων μορφών τους) αναστέλλοντας το σχηματισμό, τη λειτουργία και την επιβίωσή τους. Μ' αυτούς τους τρόπους μειώνεται η οστική απορρόφηση.

Εξαιτίας του ότι: **α)** στην καθημερινή οδοντιατρική πράξη, ένας πολύ μεγάλος αριθμός ασθενών που λαμβάνουν τα εν λόγω φάρμακα προσέρχεται στα οδοντιατρεία για την εκτέλεση οδοντιατρικών πράξεων, **β)** οδοντιατρικές πράξεις ενοχοποιούνται για την πρόκληση της οστεονέκρωσης των γνάθων από φάρμακα, και **γ)** για την αντιμετώπιση αυτών ασθενών, μέχρι στιγμής τουλάχιστον, δεν υπάρχουν γενικά αποδεκτές κατευθυντήριες οδηγίες, γεγονός που προκαλεί έντονο προβληματισμό και αμηχανία στον οδοντίατρο, αποφασίσθηκε η συγγραφή αυτού του ξεχωριστού κεφαλαίου, που στοχεύει στην ενημέρωση των οδοντιάτρων για τα σχετικά με την εν λόγω νοσολογική οντότητα που ισχύουν σήμερα.

Τα διφωσφονικά φάρμακα είναι μια ομάδα συνθετικών φαρμάκων, που καθηλώνονται στα όρια των οστεολυτικών βλαβών και δρώντας στους οστεοκλάστες, εμποδίζουν την οστεολυτική διαδικασία. Εξαιτίας αυτής της ιδιότητάς τους, χρησιμοποιούνται στη θεραπευτική για την αντιμετώπιση της οστεοπενίας, της οστεοπόρωσης, της νόσου του Paget, του πολλαπλού μυελώματος, των

217

οστικών μεταστάσεων σε περιπτώσεις κακοηθειών και της υπερασβαιστιαιμίας που παρατηρούνται σε κάποιες κακοήθεις νόσους.

Με βάση τον τρόπο λήψης τους, τα διφωσφονικά φάρμακα διαχωρίζονται σε δύο ομάδες. Στην πρώτη ομάδα περιλαμβάνονται αυτά που λαμβάνονται **από το στόμα (per os)** και στην δεύτερη αυτά που λαμβάνονται **ενδοφλέβια.** Τα κύρια φάρμακα της πρώτης ομάδας είναι η αλεδρονάτη, η ετιδρονάτη, η ρισεδρονάτη, η ιβαδρουνάτη η τιλιδονάτη, κ.ά. και τα κύρια φάρμακα της δεύτερης ομάδας είναι το ζολεδρονικό οξύ και η παμιδρονάτη.

Σε γενικές γραμμές τα φάρμακα που χορηγούνται σε ενδοφλέβια λήψη προκαλούν οστεονέκρωση των γνάθων συχνότερα από αυτά που χορηγούνται από το στόμα. Υπολογίζεται ότι από το σύνολο των ασθενών που εκδηλώνουν οστεονέκρωση των γνάθων από λήψη διφωσφονικών, σε ποσοστιαία αναλογία περίπου 95-96% η οστεονέκρωση συμβαίνει ύστερα από ενδοφλέβια λήψη και σε ποσοστιαία αναλογία μόνο 4-5%, ύστερα από per os λήψη.

Με βάση την χημική δομή και τις ιδιότητές τους, τα διφωσφονικά φάρμακα διαχωρίζονται σε τρεις γενιές. Κατά κανόνα (και με εξαιρέσεις), η δράση των φαρμάκων από γενιά σε γενιά περίπου δεκαπλασιάζεται.

Ο βαθμός επικινδυνότητας εκδήλωσης της οστεονέκρωσης, εκτός του τρόπου λήψης και της δραστικότητας του φαρμάκου, σχετίζεται και από άλλους τοπικούς και γενικούς (ή συστηματικούς) παράγοντες.

Στους τοπικούς παράγοντες περιλαμβάνονται η κακή στοματική υγιεινή, η συνύπαρξη περιοδοντικής νόσου και άλλων λοιμογόνων εστιών (π.χ. περιακρορριζικού αποστήματος), η χρήση κινητών προσθέσεων που τραυματίζουν το βλεννογόνο, η εκτέλεση χειρουργικών πράξεων στη στοματική κοιλότητα (π.χ. εξαγωγή, βαθύς περιοδοντικός τραυματισμός, κ.ά.), η ταυτόχρονη ή προηγηθείσα ακτινοβολία στη στοματογναθοπροσωπική περιοχή, κ.λπ.

Στους γενικούς παράγοντες περιλαμβάνονται η μακροχρόνια λήψη του φαρμάκου (υπάρχουν όμως και εξαιρέσεις), η φύση της υποκείμενης νόσου για την οποία λαμβάνονται τα διφωσφονικά (πιο μεγάλος κίνδυνος στο πολλαπλούν μυέλωμα), η συνύπαρξη και άλλης νόσου (π.χ. μιας λοιμώδους νόσου), η προηγηθείσα ή ταυτόχρονη μακροχρόνια λήψη κορτικοστεροειδών, η προηγηθείσα ή ταυτόχρονη χημειοθεραπεία, η μεγάλη κατανάλωση οινοπνεύματος, το κάπνισμα, η προχωρημένη ηλικία του ασθενή, κ.ά.

Αξιοσημείωτο όμως είναι το γεγονός ότι σε αρκετές περιπτώσεις δεν εντοπίζεται κανένας προδιαθεσικός παράγοντας και η οστεονέκρωση εκδηλώνεται αυτόματα.

Για την πρόβλεψη του κινδύνου εκδήλωσης οστεονέκρωσης μπορεί να εφαρμοστεί η δοκιμασία CTX, τα αποτελέσματα της οποίας δεν είναι στον ίδιο βαθμό αξιόπιστα για όλες τις περιπτώσεις. Για παράδειγμα αναφέρεται ότι θεωρούνται αξιόπιστα σε περιπτώσεις οστεοπενίας ή οστεοπόρωσης, ενώ αντίθετα σε ασθενείς με κακοήθη νεοπλάσματα που δέχονται θεραπεία κατά κανόνα δεν θεωρούνται αξιόπιστα.

Στη συγκεκριμένη δοκιμασία γίνεται λήψη δείγματος περιφερικού φλεβικού αίματος του εξεταζόμενου (ύστερα από νηστεία) και ανιχνεύεται η ποσότητα του CTX στον ορό του αίματός του.

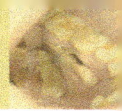

Όταν οι τιμές του CTX:

● είναι <100 pg/ml ο κίνδυνος εκδήλωσης οστεονέκρωσης είναι μεγάλος

● κυμαίνονται από 100 έως 150 pg/ml ο κίνδυνος εκδήλωσης οστεονέκρωσης είναι μέτριος

● είναι >150 pg/ml ο κίνδυνος εκδήλωσης οστεονέκρωσης είναι μικρός

Σε ασθενείς που λαμβάνουν διφωσφονικά από το στόμα, ο κίνδυνος εκδήλωσης οστεονέκρωσης, θεωρείται ότι είναι σημαντικός μετά την παρέλευση 3 χρόνων από τη χρονική στιγμή της έναρξης λήψης, ενώ σύμφωνα με πιο πρόσφατη άποψη, μετά την παρέλευση 4 χρόνων. Αντίθετα, για ασθενείς που λαμβάνουν τα διφωσφονικά με ενδοφλέβια χορήγηση, η οστεονέκρωση μπορεί να εκδηλωθεί ακόμα και μετά την πρώτη δόση του φαρμάκου.

Το CTX είναι πεπτίδιο του κολλαγόνου τύπου Ι. Το κολλαγόνο τύπου Ι αποτελεί βασικό δομικό στοιχείο του οστίτη ιστού.

Οδοντιατρική πράξη

Για τη χορήγηση οδοντιατρικής περίθαλψης σ' έναν ασθενή πριν από την έναρξη της χορήγησης των διφωσφονικών ή των άλλων φαρμάκων που ενοχοποιούνται για την εκδήλωση της οστεονέκρωσης, ο οδοντίατρος πρέπει να γνωρίζει ότι:

→ Αυτή είναι η καλύτερη περίοδος για την εκτέλεση οδοντιατρικών πράξεων.

→ Ιδιαίτερη σημασία πρέπει να δοθεί στον εντοπισμό παραγόντων που προδιαθέτουν στην εκδήλωση της οστεονέκρωσης και να γίνει προσπάθεια εξάλειψής των. Στα πλαίσια αυτού του κανόνα απαιτείται η θεραπευτική αντιμετώπιση κάθε πιθανής προϋπάρχουσας εγκατεστημένης λοίμωξης, και η εξάλειψη κάθε τραυματιογόνου παράγοντα (π.χ. οξύαιχμα δόντια ή κακότεχνες εμφράξεις, κ.λπ.). Σε περίπτωση που ο ασθενής φέρει κινητές προσθετικές εργασίες, θα πρέπει να ληφθεί πρόνοια ώστε αυτές να μην τραυματίζουν τον βλεννογόνο (π.χ. χρησιμοποίηση μαλακής επίστρωσης). Αν τούτο δεν είναι δυνατόν μπορεί να συστηθεί στον ασθενή, ακόμη να αποφεύγει να φορά τις οδοντοστοιχίες.

Για προληπτικούς λόγους, προτείνεται η εξαγωγή κάποιων δοντιών και ριζών η παρουσία των οποίων εκτιμάται ότι στο μέλλον μπορεί να προκαλέσει προβλήματα. Οι εξαγωγές κρίνονται άκρως επιτακτικές για:

♦ Δόντια και ρίζες, με περιοδοντικούς θυλάκους ≥6mm, με έντονη κινητικότητα ή/και πυόρροια,

♦ Δόντια και ρίζες, με περιακρορριζικές αλλοιώσεις,

♦ Κατεστραμμένα δόντια και ρίζες, με περιορισμένες ενδείξεις και πιθανότητες ανασύστασης, ώστε να γίνουν στο μέλλον λειτουργικά,

♦ Ημιέγκλειστα δόντια, ιδίως όταν προκαλούν συχνά φλεγμονές (περιστεφανίτιδες).

Μετά τις εξαγωγές, τα οστικά όρια των τραυμάτων πρέπει να λειαίνονται ώστε να μην παραμένουν οξύαιχμες ακίδες. Οι οξύαιχμες ακίδες τραυματίζουν τους καλυπτικούς ή/και τους παρακείμενους μαλακούς ιστούς και μπορεί να προδιαθέσουν στην εκδήλωση της οστεονέκρωσης.

→ Είναι σημαντικό ο ασθενής να κατανοήσει την αναγκαιότητα της δι-ατήρησης καλής στοματικής υγιεινής για την περίοδο που θα ακολουθήσει, και να εκπαιδευθεί στις τεχνικές που εφαρμόζονται για την επιτυχία αυτού του στόχου.

Για τη χορήγηση περίθαλψης σ' έναν ασθενή που βρίσκεται **στην περίοδο που λαμβάνει ήδη τα φάρμακα,** ο οδοντίατρος πρέπει να γνωρίζει ότι:

→ Σ' αυτή τη χρονική περίοδο είναι καλλίτερα να αποφεύγεται η εκτέλε-ση οποιασδήποτε οδοντιατρικής πράξης ιδιαίτερα χειρουργικών πράξεων. Αν όμως κρίνεται αναπόφευκτη μια τέτοια πράξη, τότε επιβάλλεται να ενημερωθεί ο ασθενής για το πρόβλημα που μπορεί να προκύψει, καθώς επίσης και για την αναγκαιότητα εκτέλεσης της οδοντιατρικής πράξης. Μετά την αναλυτική ενη-μέρωσή του πρέπει να συναινέσει για την εκτέλεση της οδοντιατρικής πράξης.
→ Απαιτείται η λήψη ενός πολύ καλού ιατρικού ιστορικού, ώστε να δι-ευκρινιστεί πιο από τα φάρμακα λαμβάνει ο ασθενής, για πόσο χρονικό διά-στημα, και με ποιόν τρόπο. Επίσης, πρέπει να γίνει έλεγχος για να εντοπισθούν πιθανοί προδιαθεσικοί παράγοντες και να γίνει προσπάθεια να εξαλειφθούν, αν τούτο είναι δυνατόν.
→ Είναι επιβεβλημένο ο οδοντίατρος να έρθει σε επαφή με το θεράπο-ντα γιατρό του ασθενή, ο οποίος μετά την ενημέρωσή του θα αποφασίσει για το αν ο ασθενής θα διακόψει τη λήψη των φαρμάκων και για πόσο χρονικό διάστημα.
→ Αν αποφασισθεί η διακοπή λήψης των φαρμάκων, η οδοντιατρική πράξη μπορεί να εκτελεστεί μετά τον 3ο μήνα από τη διακοπή. Είναι όμως αξι-οσημείωτη μία πιο πρόσφατη άποψη, που διατυπώθηκε το 2014, από ειδική επιστημονική επιτροπή που ασχολείται με το θέμα, ότι η οδοντιατρική πράξη μπορεί να εκτελεστεί μετά το 2ο μήνα από τη διακοπή.
Συνήθως η επανέναρξη της χορήγησης των φαρμάκων συστήνεται να γίνει μετά την πάροδο 2-3 μηνών από τη χρονική στιγμή της εκτέλεσης των οδοντιατρικών πράξεων.
→ Η εκτέλεση οδοντιατρικών πράξεων στην κάτω γνάθο περικλείει με-γαλύτερο κίνδυνο για την εκδήλωση οστεονέκρωσης. Η οστεονέκρωση των γνάθων από φάρμακα, εκδηλώνεται σε διπλάσια ποσοστιαία αναλογία στην κάτω γνάθο, σε σχέση με την άνω. Επίσης, πιο συχνά εκδηλώνεται στις οπίσθιες και πιο σπάνια στις πρόσθιες περιοχές των γνάθων.
→ Πριν την εκτέλεση της οδοντιατρικής πράξης πρέπει να ληφθούν όλα τα προληπτικά μέτρα που απαιτούνται για την αποφυγή ανάπτυξης λοιμώξε-ων, που θα μπορούσαν να συμβούν εξαιτίας της οδοντιατρικής πράξης (επιμό-λυνση τραύματος, μεταναστευτικές λοιμώξεις, σήψη). Μια τέτοια απαραίτητη πράξη είναι η διενέργεια στοματοπλύσεων με αντισηπτικά διαλύματα, συνήθως με χλωρεξιδίνη, λίγο πριν από την έναρξη της συνεδρίας. Η στοματόπλυση με αντισηπτικό διάλυμα μειώνει ποσοτικά τη χλωρίδα του στόματος και για ικα-νοποιητικό χρονικό διάστημα, που συνήθως αρκεί για την εκτέλεση των οδο-ντιατρικών πάξεων. Αξιοσημείωτο όμως είναι ότι μέχρι στιγμής τουλάχιστον

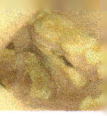

δεν υπάρχουν δεδομένα που τεκμηριώνουν την αναγκαιότητα λήψης αντιμικροβιακής χημειοπροφύλαξης.

→ Οι χειρισμοί πρέπει να είναι όσο το δυνατόν πιο ήπιοι, ώστε να αποφευχθούν μεγάλοι και εκτεταμένοι τραυματισμοί.

→ Μετά το τέλος χειρουργικών πράξεων, απαιτείται συρραφή του τραύματος.

12° Ανακεφαλαιωτικό QUIZ:

1. Ποιος είναι ο τρόπος δράσης των διφωσφονικών φαρμάκων;
α. δρουν στους οστεοκλάστες εμποδίζοντας τη δράση τους
β. Ενεργοποιούν στους οστεοβλάστες προκαλώντας μεγαλύτερη παραγωγή οστίτη ιστού

2. Για τη θεραπευτική αντιμετώπιση ποιας από τις παρακάτω νόσους δεν χορηγούνται διφωσφονικά φάρμακα;
α. οστεοπόρωση
β. απλαστική αναιμία
γ. πολλαπλούν μυέλωμα
δ. νόσο του Paget

3. Ποιο από τα παρακάτω δεν περιλαμβάνεται στα διφωσφονικά φάρμακα;
α. ζολεδρονικό οξύ
β. αλεδρονάτη
γ. ρισεδρονάτη
δ. αταλιμουμπάμη

4. Η δενοσουμάμπη ανήκει στα διφωσφονικά φάρμακα;
α. ναι
β. όχι

5. Ποιο από τα παρακάτω διφωσφονικά φάρμακα χορηγείται αποκλειστικά ενδοφλεβίως;
α. ζολεδρονικό οξύ
β. αλεδρονάτη
γ. ετιδρονάτη
δ. τιλιδονάτη,

6. Για ποια από τις παρακάτω νόσους η λήψη διφωσφονικών φαρμάκων ενέχει τον μεγαλύτερο κίνδυνο για την εκδήλωση οστεονέκρωσης;
α. νόσος του Paget
β. υπερασβεστιαιμίας που παρατηρείται σε κακοήθεις νόσους
γ. πολλαπλούν μυέλωμα

7. Τι είναι το CTX;

8. Όταν οι τιμές του CTX στον ορό του αίματος ενός ασθενή είναι 120 pg/ml ποιος είναι ο βαθμός επικινδυνότητας για την εκδήλωση οστεονέκρωσης;
α. μικρός
β. μέτριος
γ. μεγάλος

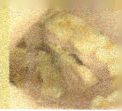

9. Σε ποια από τις παρακάτω περιπτώσεις ένας ασθενής παρουσιάζει μεγαλύτερο κίνδυνο να εκδηλώσει οστεονέκρωση των γνάθων;

α. έχει πάρει τρείς δόσεις ζολεδρονικού οξέως για υποκείμενο πολλαπλούν μυέλωμα και υποβάλλεται σε εξαγωγή του 36

β. άρχισε θεραπεία πριν από 6 μήνες με αλεδρονάτη για υποκείμενη οστεοπόρωση και υποβάλλεται σε εξαγωγή του 12

γ. άρχισε θεραπεία με ρισεδονάτη πριν από 1 χρόνογια υποκείμενη νόσο του Paget

10. Όταν μια ασθενής για τη θεραπευτική αντιμετώπιση υποκείμενης οστεοπόρωσης λαμβάνει αλοδρονάτη από τριετίας, και πρέπει να υποβληθεί σε εξαγωγή. Μετά από τη διακοπή ποιου χρονικού διαστήματος μπορεί να γίνει η εξαγωγή, ώστε ο κίνδυνος εκδήλωσης οστεονέκρωσης να είναι περιορισμένος;

α. 1 μηνός

β. 2 μηνών

γ. 3 μηνών

ΒΙΒΛΙΟΓΡΑΦΙΑ

Ελληνική βιβλιογραφία

1. Αλεξανδρίδης Κ. Διάγνωση και αντιμετώπιση επειγόντων ιατρικών προβλημάτων στο οδοντιατρείο. Στο: Αγγελόπουλος Α, Σπυρόπουλος Ν και Τσιχλάκης Κ. Σύγχρονη στοματική και γναθοπροσωπική διαγνωστική και ακτινολογία. 3η έκδοση. Αθήνα. Λίτσας. 2001.
2. Αραποστάθης Κ, Τοπίτσογλου Β, Κάλφας Σ. Ανατροπή στις οδηγίες για την πρόληψη της μικροβιακής ενδοκαρδίτιδας. Από τη χημειοπροφύλαξη στην κλασική πρόληψη. **Ελλ Στοματολ Χρον** 2009; 53: 279-290.
3. Αριστοτέλειο Πανεπιστήμιο Θεσσαλονίκης. Β΄ Παιδιατρική Κλινική. Επείγουσες καταστάσεις στην παιδιατρική. Θεραπευτικός οδηγός. 2η έκδοση. Θεσσαλονίκη. Ροτόντα. 2010.
4. Βλάχου Α, Τσινίδου Κ, Ουλής Κ. Οδοντιατρικά προβλήματα λευχαιμικών παιδιών και τρόπος αντιμετώπισής τους. **Παιδοδοντία** 2000; 14: 67-74.
5. Γεωργούλης Ι. Αιματολογία. Διαγνωστικές προσεγγίσεις. Θεσσαλονίκη, 2000.
6. Δερματά Α, Αρχάκης Α. Επιδράσεις του άσθματος στη στοματική υγεία των παιδιών και μέθοδοι προστασίας της. **Στόμα** 2012; 40: 217-223.
7. Δημητρίου Αικ, Ζερβού-Βάλβη Φ. Χρόνια νεφρική νόσος και στοματική υγεία. **Ελλ Νοσοκομ Οδοντιατρική** 2011; 4: 35-43.
8. Ζαμπέλη Δ, Αγουρόπουλος Α. Αλλεργία στο latex και οδοντιατρική περίθαλψη. **Παιδοδοντία** 2007; 21: 155-164.
9. Ζανάκης Σ, Καραμάνος Α, Ταγαρά Α, Σιουνα-Φατούρου Χ. Είναι ασφαλής η εξαγωγή οδόντων σε ασθενείς που λαμβάνουν αντιπηκτικά; **Στοματολ** 2006; 63: 180-184.
10. Ζορμπά Μ, Κολοκοτρώνης Α. Η χορήγηση αντιμικροβιακών χημειοθεραπευτικών φαρμάκων κατά την κύηση και τη γαλουχία. **Στόμα** 2009; 37: 197-201.
11. Ζουλούμης Λ, Παπαδιόχος Ι, Ιορδανίδης Σ. Η σύγχρονη οργάνωση του οδοντιατρείου για την πρόληψη και την αντιμετώπειση επειγουσων καταστάσεων: μια σύνοψη των απαραίτητων φαρμάκων και του βασικού εξοπλισμού. **Στόμα** 2009; 37: 13-18.
12. Ζουριδάκη Θ, Ζερβού-Βάλβη Φ. Αντιμικροβιακή χημειοπροφύλαξη στην οδοντιατρική για την πρόληψη της λοιμώδους ενδοκαρδίτιδας. **Ελλ Νοσοκομ Οδοντιατρική** 2010; 3: 13-20.
13. Ηλία Α, Αντωνιάδης Η, Αντωνιάδης Κ. Οδοντιατρικοί ασθενείς υπό αντιπηκτική αγωγή. Άμεσοι αναστολείς θρομβίνης. **Ελλ Στοματολ Χρον** 2012; 56: 225-238.
14. Θανούλης Π, Σαραπάρη Α. Ασθενής με νόσο του Πάρκινσον (ΝΠ). Οδοντιατρική προσέγγιση και αντιμετώπιση. **Στόμα** 2005; 33: 213-221.
15. Ιατρική Σχολή Αριστοτέλειου Πανεπιστήμιο Θεσσαλονίκης. Εσωτερική παθολογία. 4η έκδοση. Θεσσαλονίκη. University Studio Press. 2012.
16. Καββαδία Κ. Οδοντιατρική αντιμετώπιση παιδιών και εφήβων με καρδιολογικά προβλήματα. Στο: Οδοντιατρική Σχολή Πανεπιστημίου Αθηνών. Σημειώσεις Παιδοδοντιατρικής ΙΙ. Αθήνα. 2010.
17. Καββαδία Κ. Οδοντιατρική αντιμετώπιση παιδιών και εφήβων με αιμοστατικό έλλειμα. Στο: Οδοντιατρική Σχολή Πανεπιστημίου Αθηνών. Σημειώσεις Παιδοδοντιατρικής ΙΙ. Αθήνα. 2010.
18. Καββαδία Κ. Οδοντιατρική αντιμετώπιση παιδιών και εφήβων με νεοπλασματικές νόσους. Στο: Οδοντιατρική Σχολή Πανεπιστημίου Αθηνών. Σημειώσεις Παιδοδοντιατρικής ΙΙ. Αθήνα. 2010.
19. Καββαδία Κ, Νικολάτου-Γαλίτη Ο, Κίτρα-Ρούσσου Β. Οδοντιατρική αντιμετώπιση παιδιών με μεταμόσχευση αρχέγονων αιμοποιητικών κυττάρων. **Παιδοδοντία** 2001; 15: 175-181.
20. Κασφίκης Γ, Αντωνιάδης Κ. Λοιμώξεις στόματος και αντινεοπλασματική αγωγή. **Στόμα** 2007; 35: 299-307.
21. Κατωδρύτης Ν, Χαραλάμπους Χ, Παντέλας Γ, *και συν*. Στοματική οδοντιατρική φροντίδα και ακτινοθεραπεία. Αποφυγή εμφάνισης οστεοακτινονέκρωσης. **Στοματολ** 2009; 66: 83-89.
22. Κιοσπές Π, Παπαδήμας Χ, Τζέρμπος Φ. Νεότερα δεδομένα στην αντιμετώπιση ασθενούς με καρδιακές αρρυθμία. **Ελλ Στοματολ Χρον** 2012; 56: 307-319.
23. Κουρή-Καψαμπέλη Ε, Γράψα Ε, Σουμπαση Λ. Αντιμετώπιση νεφροπαθούς σε οδοντιατρείο. **Στολατολ** 2000; 57: 128-133.
24. Λαζαρίδης Κ. Χημειοπροφύλαξη και αντιμικροβιακή θεραπεία στις οδοντογενείς λοιμώξεις. **Στολατολ** 2003; 60: 55-64.

25. Λαζαρίδου Μ, Ζουλούμης Λ, Λαζαρίδου Δ, Ηλιόπουλος Χ. Η διαχείρηση της εγκύου ασθενούς στο οδοντιατρείο. **Στόμα** 2009; 37: 289-300.
26. Ματούλας Ε, Ναζάρογλου Ι, Χαριτούδη Δ, *και συν.* Χειρουργική στόματος που λαμβάνουν αντιαιμοπεταλιακή ή αντιπηκτική θεραπεία. **Στοματολ** 2009; 66: 43-51.
27. Μουρούζης Κ, Σαραντέας Θ, Ράλλης Γ. Οι γναθοχειρουργικοί ασθενείς με βρογχικό άσθμα: Νεώτερα δεδομένα στην αντιμετώπισή τους. **Ελλ Αρχ Στομ Γναθοπροσωπ Χειρ** 2002; 3: 101-106.
28. Μπογοσιάν Ε. Προετοιμασία για την αντιμετώπιση του ιατρικού επείγοντος στο οδοντιατρείο. Εξοπλισμός-φάρμακα. **Ελλ Νοσοκομ Οδοντιατρική** 2009; 2: 41-47.
29. Μπογοσιάν Ε. Εκτίμηση-αντιμετώπιση υπερτασικού ασθενή με βάση τις κατευθυντήριες οδηγίες για την υπέρταση. **Ελλ Νοσοκομ Οδοντιατρική** 2009; 2: 49-53.
30. Ντήτριχ ΕΜ, Νταμπαράκης Ν. Αλληλοεπιδράσεις φαρμάκων και τοπικών αναισθητικών. **Ελλ Νοσοκομ Οδοντιατρική** 2008; 1: 35-42.
31. Πανής Β, Κομπόλη-Κοντοβαζαινίτη Μ. Προβληματισμοί στην αντιμετώπιση ασθενών υπό φαρμακευτική θεραπεία. **Ελλ Στοματολ Χρον** 2009: 53: 193-204.
32. Παπαδάκης Β, Μελέτης ΓΧ. Απλαστική αναιμία στην παιδική ηλικία. Παθογενετικοί μηχανισμοί και σύγχρονη θεραπεία. Ανασκόπηση. **Αρχ Ελλ Ιατρ** 2010; 27: 897-906.
33. Παπαδημητρίου-Δελαντώνη Π, Δελαντώνα Α. Οδοντιατρικά προβλήματα σε συστηματικές παθήσεις. Πρακτικός οδηγός. Θεσσαλονίκη. University Studio Press.
34. Παπαδημητρίου-Δελαντώνη Π, Δελαντώνη Α, Αράβα Μ. Αλλεργία και αντιβιοτικά στην κλινική πράξη. **Ελλ Αρχ Στομ Γναθοπροσωπ Χειρ** 2004; 5: 136-139.
35. Παπαδημητρίου-Δελαντώνη Π, Δελαντώνη Α, Αράβα Μ. Μη ανοχή-ευαισθησία στα μη στεροειδή αναλγητικά. **Ελλ Αρχ Στομ Γναθοπροσωπ Χειρ** 2005; 6: 76-86.
36. Πασχαλίδης Θ, Αντωνιάδης Κ. Αντιμετώπιση οδοντιατρικών ασθενών που πάσχουν από χρόνια νεφρική ανεπάρκεια. **Στόμα** 2009; 37: 131-143.
37. Πασχαλίδης Θ, Νταμπαράκης Ν. Αντιμικροβιακή χημειοπροφύλαξη στη χειρουργική στόματος. **Στόμα** 2009; 37: 33-45.
38. Σιδηρόπουλος Ι. Φαρμακευτικές αλλεργίες. Θεσσαλονίκη. Εκδόσεις Ροτόντα. 2010.
39. Τεσσερομμάτη Χ. Φαρμακευτική θεραπεία παθήσεων στόματος. Αθήνα. Πασχαλίδης. 1998.
40. Τζακαρακουλάκη Ε, Λυγιδάκης ΝΑ. Η αντιμετώπιση του λευχαιμικού παιδιού στο οδοντιατρείο. **Παιδοδοντία** 1997; 11: 30-36.
41. Τζακαρακουλάκη Ε, Μόρφης Α, Λυγιδάκης ΝΑ. Η αντιμετώπιση του ασθματικού παιδιού στο οδοντιατρείο. **Παιδοδοντία** 1999; 13: 64-70.
42. Τζιάλλα Ν, Φωτιάδου Χ. Σακχαρώδης διαβήτης και οδοντικά εμφυτεύματα. **Ελλ Διαβητολ Χρον** 2013; 26: 116-125.
43. Τηλαβερίδης Ι, Ηλιόπουλος Χ, Λαζαρίδου Μ. Οστεοακτινονέκρωση. **Αρχ Ελλ Στομ Γναθοπροσωπ Χειρ** 2008; 9: 105-117.
44. Τριανταφυλλίδης ΙΚ, Τσερκέζου Μ. Χρήση αναλγητικών φαρμάκων από τον οδοντίατρο: Φαρμακευτικές αλληλοεπιδράσεις και προφυλάξεις. **Ελλ Νοσοκομ Οδοντιατρική** 2012; 5: 49-53.
45. Τσίρλης Α. Επείγουσες καταστάσεις στο οδοντιατρείο. 2η έκδοση. Θεσσαλονίκη. Φωτοτυπική. 2005.
46. Τσίρλης Α, Λιβέρδος Κ. Οδοντιατρική αντιμετώπιση ασθενών με καρδιακές αρρυθμίες. **Οδοντοστοματολ Πρόοδος** 2006; 60: 125-136.
47. Τσίρλης Α, Λίλλης Θ. Οι ιδιαιτερότητες του διαβητικού ασθενούς και η αντιμετώπισή του στο οδοντιατρείο. **Στοματολ** 2006; 63: 59-71.
48. Φανδριδής Ι, Καμπάς Ν, Λαμπαδάκης Ι. Εγκυμοσύνη και οδοντιατρική. **Στοματολ** 2000; 57: 108-117.
49. Φραγκίσκος Φ. Επείγοντα περιστατικά στο οδοντιατρείο. Αθήνα. 1999.
50. Φραγκίσκος Φ. Τοπική αναισθησία και καταστολή-αναλγησία στην οδοντιατρική. 2η έκδοση. Αθήνα. 2007.
51. Χαϊδοπούλου Κ. Ασθματικά φάρμακα και η χρήση τους στην παιδιατρική πράξη. **Παιδιατρ Βορ Ελλ** 2002; 14: 125-133.
52. Χατζηπέτρου Λ, Αντωνιάδης Κ, Αντωνιάδης Β. Πρόληψη και θεραπεία στοματικών λοιμώξεων σε καρκινοπαθείς. **Αρχ Ελλ Στομ Γναθοπροσωπ Χειρ** 2003; 4: 87-97.
53. Χούπης Κ, Χριστόπουλος Π. Αντιμετώπιση καταστάσεων ανάγκης στο οδοντιατρείο. V. Αλλεργικές αντιδράσεις-Αντιδράσεις στα τοπικά αναισθητικά-Αναπνευστική απόφραξη-Ορμονικές διαταραχές. **Αρχ Ελλ Στομ Γναθοπροσωπ Χειρ** 2002; 3: 59-64.

Διεθνής βιβλιογραφία

1. Alexander RE, Grogan DM. Management of dental patients with obstructive lung diseases. **Tex Dent J** 2008; 125: 228-240.
2. Annane D, Depondt J, Aubert P, *et al.* Hyperbaric oxygen therapy for radionecrosis of the jaw: a randomized placebo-controlled, double-blind trial from the ORN96 study group. **J Clin Oncol** 2004; 22: 4893-4900.
3. Atkinson J, Grisius M, Massey W. Salivary hypofunction and xerostomia: diagnosis and treatment. **Dent Clin North Am** 2005; 49: 309-326.
4. Bayetto K, Logan RM. Sjögren's syndrome: a review of aetiology, pathogenesis, diagnosis and management. **Aust Dent J** 2010; 55(suppl 1): 39-47.
5. Becker DE. Antithrombotic drugs: pharmacology and implications for dental practice. **Anesth Prog** 2013; 60: 72-79.
6. Becker DE. Drug allergies and implications for dental practice. **Anesth Prog** 2013; 60: 188-197.
7. Becker DE. Adverse drug reactions in dental practice. **Anesth Prog** 2014; 61: 26-34.
8. Beirne OR. Evidence to continue oral anticoagulant therapy for ambulatory oral surgery. **J Oral Maxillofac Surg** 2005; 63: 540–545.
9. Beena JP. Juvenile idiopathic arthritis: review of the literature and case report. **J Dent Child** 2013; 80: 25-30.
10. Bonacina R, Mariani U, Villa F, Villa A. Preventative strategies and clinical implacations for bisphosphonate-related osteonecrosis of the jaw: a review of 282 patients. **J Can Dent Assoc** 2011; 77: b147.
11. Boothby LA, Doering PL. FDA labeling system for drugs in pregnancy. **Ann Pharmacother** 2001; 35: 1485-1489.
12. Bousquet PJ, Kvedariene V, Co-Minh HB, *et al.* Clinical presentation and time course in hypersensivity reactions to beta-lactams. **Allergy** 2007; 62: 872-876.
13. Brown RS, Rhodus NL. Epinephrine and local anesthesia revisited. **Oral Surg Oral Med Oral Pathol Oral Radiol Endod** 2005; 100: 401-480.
14. Cheng KK, Leung SF, Liang RH, *et al.* Severe oral mucositis associated with cancer therapy ; impact on oral functional status and quality of life. **Support Care Cancer** 2010; 18: 1477-1485.
15. Cunha BA, D'Elia AA, Pawar N, Schoch P. Viridans streptococcal (Streptococcus intermedius) mitral valve subacute bacterial endocarditis (SBE) in a patient with mitral valve prolapse after a dental procedure: the importance of antibiotic prophylaxis. **Heart Lung** 2010; 39: 64-72.
16. Dalati MH, Kudsi Z, Koussayer LT, *et al.* Bleeding disorders seen in the dental practice. **Dent Update** 2012; 39: 266-268.
17. Deeming GM, Collingwood J, Pemberton MN. Methotrexate and oral ulceration. **Br Dent J** 2005; 198: 83-85.
18. Fatahzadeh M, Glick M. Stroke: epidemiology, classification, risk factors, complications, diagnosis, prevention, and medical and dental management. **Oral Surg Oral Meg Oral Pathol Oral Radiol Endod** 2006; 102: 180-191.
19. Fernández J, Torres MJ, Campos J, *et al.* Prospective, multicenter clinical trial to validate new products for skin tests in the diagnosis of allergy to penicillin. **J Investig Allergol Clin Immunol** 2013; 23: 398-408.
20. Findler M, Elad S, Kaufman E, Garfunkel AA. Dental treatment for high-risk patients with refractory heart failure: a retrospective observational comparison study. **Quintessence Int** 2013; 44: 61-70.
21. Firriolo FJ. Dental management of patients with end-stage liver disease. **Dent Clin North Am** 2006; 50: 563-590, vii.
22. Fiske J. Diabetes mellitus and oral care. **Dent Update** 2008; 31: 190-196.
23. Friedlander AH. Antibiotic prophylaxis. **J Am Dent Assoc** 2009; 140: 1347-8; author reply 1348-9.
24. Friedlander AH, Mahler M, Norman KM, Ettinger RL. Parkinson disease: systemic and orofacial manifestations, medical and dental management. **J Am Dent Assoc** 2009; 140: 658-669.
25. Gabardi S, Abramson S. Drug dosing in chronic kidney disease. **Med Clin North Am** 2005; 89: 649-687.
26. Greenwood M. Medical emergencies in dental practice: 2. Management of specific medical emergencies. **Dent Update** 2009; 36: 262-264, 266-268.

27. Gruchalla R, Pirmohamed M. Clinical practice. Antibiotic allergy. **N Engl J Med** 2006; 354: 601-609.
28. Golla K, Epstein JB, Cabay RJ. Liver disease: current perspectives on medical and dental management. **Oral Surg Oral Med Oral Pathol Oral Radiol Endod** 2004; 98: 516-521.
29. Guerrini R. Epilepsy in children. **Lancet** 2006; 367: 499-506.
30. Guggenheimer J, Eghtesad B, Stock DJ. Dental management of the (solid) organ transplant patient. **Oral Surg Oral Med Oral Pathol Oral Radiol Endod** 2003; 95: 383-389.
31. Guggenheimer J, Moore PA. The patient with asthma: implications for dental practice. **Compend Contin Educ Dent** 2009; 30: 200-202, 205-207; quiz 208, 210.
32. Guvener M, Pasaoglu I, Demircin M, Oc M. Perioperative hyperglycemia is a strong correlate of postoperative infection in type II diabetic patients after coronary artery bypass grafting. **Endocar J** 2002; 49: 531-537.
33. Halfpenny W, Fraser JS, Adlam DM. Comparison of 2 hemostatic agents for the prevention of postextraction hemorrhage In patients on anticoagulants. **Oral Surg Oral Meg Oral Pathol Oral Radiol Endod** 2001; 92: 257-259.
34. Henderson S. Allergy to local anaesthetic agents used in dentistry--what are the signs, symptoms, alternative diagnoses and management options? **Dent Update** 2011; 38: 410-412.
35. Herman WW, Ferguson HW. Dental care for patients with heart failure: an update. **J Am Dent Assoc** 2010; 141: 845-853.
36. Hupp WS. Dental management of patients with obstructive pulmonary diseases. **Dent Clin North Am** 2006; 50: 513-527, vi.
37. Jowett NI, Cabot LB. Patients with cardiac disease: considerations for the dental practitioner. **Br Dent J** 2000; 189: 297-302.
38. Kerr RA. Update on renal desease for the dental practioners. **Oral Surg Oral Meg Oral Pathol Oral Radiol Endod** 2001; 92: 9-16.
39. Knirsch W, Hassberg D, Beyer A, *et al.* Knowledge, compliance and practice of antibiotic endocarditis prophylaxis of patients with congenital heart disease. **Pediatr Cardiol** 2003; 24: 344-349.
40. Lafon A, Tala S, Lafon V, *et al.* Inflamation buccale et accidents vasculaires cérébraux ischémiques non fatal. **Med Buccale Chir Buccale** 2013; 19: 211-220.
41. Laurent F, Augustin P, Youngquist ST, Segal N. Medical emergencies in dental practice. **Med Buccale Chir Buccale** 2014; 20: 3-12.
42. Lazarus SC. Clinical practice. Emergency treatment of asthma. **N Engl J Med** 2010; 363: 755-764.
43. Lessard E, Glick M, Ahmed S, Saric M. The patient with a heart murmur: evaluation, assessment and dental considerations **J Am Dent Assoc** 2005; 136: 347-356; quiz 380-1.
44. Lisowska P, Daly B. Vagus nerve stimulation therapy (VNST) in epilepsy - implications for dental practice. **Br Dent J** 2012; 212: 69-72.
45. Little JW, Falace DA, Miller CS, Rhodus NL. Dental management of the medically compromised patient. 8th edition. Elsevier. 2013.
46. Livingston JH. Status epilepticus. In: Wallace SJ, Farrell K. Epilepsy in children. Arnold Press. London. 2004.
47. Lockhard PB, Gibson J, Pond SH, Leitch J. Dental management considerations for the patient with an acquired coagulopathy. Part 1: Coagulopathies from systemic disease. **Br Dent J** 2003; 195: 439-445.
48. Lockhard PB, Gibson J, Pond SH, Leitch J. Dental management considerations for the patient with an acquired coagulopathy. Part 2: Coagulopathies from drugs. **Br Dent J** 2003; 195: 495-501.
49. Maloney WJ, Maloney MP. President Calvin Coolidge's asthma and modern management of asthma patients in the dental setting. **N Y State Dent J** 2012; 78: 38-41.
50. Margaix Muñoz M, Jiménez Soriano Y, Poveda Roda R, Sarrión G. Cardiovascular diseases in dental practice. Practical considerations. **Med Oral Patol Oral Cir Bucal** 2008; 13: E296-302.
51. Marx RE, Cillo JE Jr, Ulloa JJ. Oral bisphosphonate-induced oteonecrosis: risk factors, prediction of risk using serum CTx testing, prevention and treatment. **J Oral Maxillofac Surg** 2007; 65: 2397-2410.
52. Marx RE, Stern D. Management of irradiated patients ad osteonecrosis. In: Oral and

maxillofacial pathology. A rational for diagnosis and treatment. Quintessence Publ. Carol Stream. 2003.

53. Mays JW, Sarmadi M, Moutsopoulos NM. Oral manifestations of systemic autoimmune and inflammatory diseases: diagnosis and clinical management. **J Evid Based Dent Pract** 2012; 12(3 suppl): 265-282.

54. McBee WL, Koerner KR. Review of hemostatic agents used in dentistry. **Dent Today** 2005; 24: 62-65; quiz 65, 61.

55. McEntee J. Dental local anaesthetics and latex: advice for the dental practitioner. **Dent Update** 2012; 39: 508-510.

56. Mehta A, Sequeira PS, Sahoo RC. Bronchial asthma and dental caries risk: results from a case control study. **J Contemp Dent Pract** 2009; 10: 59-66.

57. Miley DD, Terezhalmy GT. The patient with diabetes mellitus: etiology, epidemiology, principles of medical management, oral disease burden, and principles of dental management. **Quintessence Int** 2005; 36: 779-795.

58. Muller MP, Hansel M, Stehr SN, *et al*. A state-wide survey o medical emergency managenment in dental practices: incidence of emergencies and training experience. **Emerg Med J** 2008; 25: 296-300.

59. Nalliah R. Prevalance of bisphosphonate-related osteonecrosis in patients with cancer could be as high as 13,3 percent. **J Am Dent Assoc** 2012; 143: 170-171.

60. Nicolatou-Galitis O. Oral lesions in the oncology patient. Bonnissel Pub. Athenes. 2001.

61. Nicolatou-Galitis O, Migkou M, Psyrri A, *et al*. Gingival bleeding and jaw bone necrosis in patients with metastatic renal cell carcinoma receiving sunitinib: report of 2 cases with clinical implications. **Oral Surg Oral Med Oral Pathol Oral Radiol** 2012; 113: 234-238.

62. Nicolatou-Galitis O, Papadopoulou E, Sarri T, *et al*. Osteonecrosis of the jaw in oncology patients treated with bisphosphonates: prospective experience of a dental oncology referral center. **Oral Surg Oral Med Oral Pathol Oral Radiol Endod** 2011; 112: 195-202.

63. Nicolatou-Galitis O, Sarri T, Bowen J, *et al*. Systematic review of anti-inflammatory agents for the management of oral mucositis in cancer patients. **Support Care Cancer** 2013; 21: 3179-3189.

64. Nizamaldin Y, Samson J. Hémostase local en chirurgie orale. 2ème partie : efficacité de la colle de fibrine. **Med Buccale Chir Buccale** 2012; 18: 193-210.

65. Nizarali N, Rafique S. Special care dentistry: part 3. Dental management of patients with medical conditions causing acquired bleeding disorders. **Dent Update** 2013; 40: 805-808, 810-812.

66. Palmer NO, Fleming P, Randall C. Pharmaceutical prescribing for children. Part 6. The management of medical emergencies in children in dental practice. **Prim Dent Care** 2007; 14: 29-33.

67. Patatanian E, Fugate SE. Hemostatic mouthwashes in anticoagulated patients undergoing dental extraction. **Ann Pharmmacother** 2006; 40: 2205-2210.

68. Pinto A, Glick M. Management of patients with thyroid disease: oral health considerations. **J Am Den Assoc** 2002; 133: 849-858.

69. Pototski M, Amenabar JM. Dental management of patients receiving anticoangulation or antiplatelet treatment. **J Oral Sci** 2007; 49: 253-258.

70. Poveda Roda R, Began JV, Sanchis Bielsa JM, Carbonell Pastor E. Antibiotic use in dental practice. A review. **Med Oral Patol Oral Cir Bucal** 2007; 12: E186-192.

71. Powers DB. Systemic lupus erythematosus and discoid lupus erythematosus. **Oral Maxillofac Surg Clin North Am** 2008; 20: 651-662.

72. Proctor R, Kumar N, Stein A, *et al*. Oral and dental aspects of chronic renal failure. **J Dent Res** 2005; 84:199-208.

73. Radmand R, Schilsky M, Jakab S, *et al*. Pre-liver transplant protocols in dentistry. **Oral Surg Oral Med Oral Pathol Oral Radiol** 2013; 115: 426-430.

74. Rhodus NL, Vibeto BM, Hamamoto DT. Glycemic control in patients with diabetes mellitus upon admission to a dental clinic: considerations for dental management. **Quitessence Int** 2005; 36: 474-482.

75. Romano A, Demoly P. Recent advances in the diagnosis of the drug allergy. **Curr Opin Allergy Clin Immunol** 2007; 7: 299-303.

76. Russell L. Dental anxiety, dental health attitudes, and bodily symptoms as correlates of asthma symptoms in adult dental patients with asthma. **J Dent Hyg** 2004; 78: 3.

77. Scully C, Cawson RA. Medical problems in dentistry. 5th edition. Elsevier. Edinburg. 2005.

78. Scannapieco FA, Bush RB, Paju S. Periodontal disease as a risk factor for adverse pregnancy outcomes. A systemic review. **Ann Periodontol** 2003; 8: 70-78.

79. Schenkein HA, Loos BG. Inflammatory mechanisms linking periodontal diseases to cardiovascular diseases. **J Periodonol** 2013; 14(suppl): 51-69.

80. Singh Y, Saini M, Siwach A, Mittal R. Management of a post-radiotherapy xerostomic patient : a case report. **Gerodontology** 2012; 29: e1172-1175.

81. Société Française de chirurgie orale. Prise en charge des foyers infectieux bucco-dentaires. Recommandations. **Med Buccale Chir Buccale** 2012; 18: 251-314.

82. Suresh L, Radfar L. Pregnancy and lactation. **Oral Surg Oral Med Oral Pathol Oral Radiol Endod** 2004; 97: 672-682.

83. Szczeklik A, Sanak M. The broken balancein aspirin hypersentivity. **Eur J Pharmacol** 2006; 533: 145-155.

84. Tallman M, Gilliland DG, Row JM. Drug therapy for acute myeloid leukemia. **Blood** 2006; 106: 1154-1163.

85. Tejwani A, Shenhbong W, Yuxia J, et al. Increased risk of high-grade dermatologic toxicities with radiation plus epidermal growth factor receptor inhibitor therapy. **Cancer** 2009; 115: 1286-1299.

86. Tammannavar P, Pushpalatha C, Jain S, Sowmya SV. An unexpected positive hypersensitive reaction to eugenol. **BMJ Case Rep** 2013; 18: 2013.

87. Termine N, Panzarella V, Ciavarella D, et al. Antibiotic prophylaxis in dentistry and oral surgery: use and misuse. **Int Dent J** 2009; 59: 263-270.

88. Tsong-Long H, Ming-Yen C, Alice W, et al. Relationship between unstimulated and stimulated salivary flow rate of children with type 1 diabetes and oral health. **Med J** 2008; 31: 99-100.

89. Vickers JL, Matherne RJ, Mainous EG, Kelly BC. Acute localized exanthematous pustulosis: a cutaneous drug reaction in a dental setting. **J Am Dent Assoc** 2008; 139: 1200-1203.

90. Xanthinaki A, Nicolatou-Galitis O, Athanassiadou P, et al. Apoptotic and inflammation markers in oral mucositis in head and neck cancer patients receiving radiotherapy: preliminary report. **Support Care Cancer** 2008; 16: 1025-1033.

INDEX

www.ingramcontent.com/pod-product-compliance
Lightning Source LLC
Chambersburg PA
CBHW050345230326
41458CB00102B/6369

* 9 7 8 6 1 8 5 1 6 3 2 5 9 *